Fortschritte der operativen
und onkologischen Dermatologie, Band 8

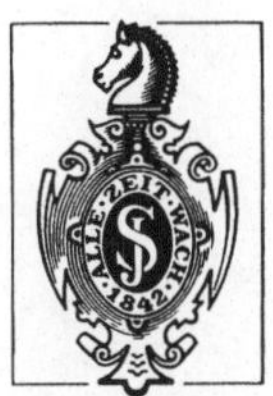

G. Mahrle   H.-J. Schulze   T. Krieg   (Hrsg.)

Wundheilung – Wundverschluß

Theorie und Praxis, chirurgische und konservative Maßnahmen

Mit 83 Abbildungen und 24 Tabellen

Springer-Verlag

Berlin Heidelberg New York London Paris
Tokyo Hong Kong Barcelona Budapest

Prof. Dr. med. GUSTAV MAHRLE

Priv.-Doz. Dr. med. HANS-JOACHIM SCHULZE

Prof. Dr. med. THOMAS KRIEG

Klinik und Poliklinik für Dermatologie
und Venerologie der Universität zu Köln
Joseph-Stelzmann-Straße 9
D-50924 Köln

ISBN-13:978-3-642-79174-1

Die Deutsche Bibliothek – CIP-Einheitsaufnahme
Wundheilung, Wundverschluss: Theorie und Praxis, chirurgische und konservative Massnahmen; 35 Tabellen/
G. Mahrle... (Hrsg.). – Berlin; Heidelberg; New York; London; Paris; Tokyo; Hong Kong; Barcelona; Budapest:
Springer, 1994
  (Fortschritte der operativen und onkologischen Dermatologie; Bd. 8)
  ISBN-13:978-3-642-79174-1   e-ISBN-13:978-3-642-79173-4
  DOi: 10.1007/978-3-642-79173-4

NE: Mahrle, Gustav [Hrsg.]; GT

Vorwort

1992 konnte die Vereinigung für Operative und Onkologische Dermatologie (VOD) auf ihrer Tagung in Köln auf ein 15jähriges erfolgreiches Bestehen zurückblicken. Ein Großteil dieser Tätigkeit hat ihren Niederschlag in der Publikationsreihe „Fortschritte der operativen Dermatologie" gefunden.

Der vorliegende Kongreßband setzt diese Tradition fort. Er enthält aktualisierte Beiträge zum Thema „Wundheilung und Wundverschluß", die auf den während der Tagung gehaltenen Referaten beruhen. Im Zentrum der Themen stehen Hautplastiken und Nahttechniken sowie die Wundkonditionierung. Vorangestellt ist ein Kapitel über die theoretischen Grundlagen der Wundheilung an der Haut. Besondere therapeutische Fragestellungen werden in den Kapiteln zur Behandlung des Ulcus cruris, von Strahlennarben und Keloiden angesprochen. Die Einengung des Tagungsthemas gewährleistet auch für einen Kongreßband eine weitgehende Einheitlichkeit der Beiträge und eine umfassende Darstellung der Probleme.

Wundheilung ist ein grundsätzliches Phänomen, weit über die Haut hinaus. Aber gerade an der Haut lassen sich diese Abläufe am besten wissenschaftlich und klinisch erforschen. Dieser Band soll dazu beitragen, unser Wissen auf diesem Gebiet zu vertiefen.

G. MAHRLE   H.-J. SCHULZE   T. KRIEG

Inhaltsverzeichnis

Mitarbeiterverzeichnis

ALTMEYER, PETER, Prof. Dr. med.
Dermatologische Klinik der Ruhr-Universität Bochum, St. Josef-Hospital,
Gudrunstraße 56, 44791 Bochum

BALDA, BERND-R., Prof. Dr. med. Prof. h.c.
Klinik für Dermatologie und Allergologie, Zentralklinikum, Stenglinstraße 2,
86156 Augsburg

BAUR, MARKUS
Deutsches Krebsforschungszentrum (DKFZ), Im Neuenheimer Feld 280,
69120 Heidelberg

BAUM, HANS-PETER, Dr. med.
Hautklinik der Universität des Saarlandes, Oscar-Orth-Straße, 66424 Homburg

BELLMANN, KLAUS-PETER, Dr. med.
Dermatologische Klinik und Poliklinik der Medizinischen Fakultät (Charité)
der Humboldt-Universität, Schumannstraße 20–21, 10117 Berlin

BERTLICH, RANDOLF, Dr. med.
Universitäts-Hautklinik, Sigmund-Freud-Straße 25, 53127 Bonn

BREITKREUTZ, DIRK, Dr. med.
Deutsches Krebsforschungszentrum (DKFZ), Im Neuenheimer Feld 280,
69120 Heidelberg

BREUNINGER, HELMUT, Priv.-Doz., Dr. med.
Universitäts-Hautklinik, Liebermeisterstraße 25, 72076 Tübingen

BRÖCKER, EVA-BETTINA, Prof. Dr. med.
Josef-Schneider-Straße 2, 97080 Würzburg

BUDDE, JÜRGEN, Dipl.-Kfm., Dr. med.
Hautklinik der Städt. Kliniken, Beurhausstraße 40, 44137 Dortmund

DIEM, EDGAR, Univ.-Doz., Dr. med.
Klinik für Dermatologie, Abt. I, Währinger Gürtel 18–20, A-1090 Wien

ECKES, BEATE, Dr. rer. nat.
Klinik und Poliklinik für Dermatologie und Venerologie der Universität zu Köln,
Joseph-Stelzmann-Straße 9, 50924 Köln

FRATILA, ALINA A. M., Dr. med.
Röttgener Straße 125a, 53127 Bonn

FROSCH, PETER J., Prof. Dr. med.
Hautklinik der Städt. Kliniken, Beurhausstraße 40, 44137 Dortmund

FUSENIG, NORBERT E., Prof. Dr. med.
Deutsches Krebsforschungszentrum (DKFZ), Im Neuenheimer Feld 280,
69120 Heidelberg

GROTH, WOLFGANG, Priv.-Doz., Dr. med.
Klinik und Poliklinik für Dermatologie und Venerologie der Universität zu Köln,
Joseph-Stelzmann-Straße 9, 50924 Köln

HAAF, ULRICH, Dr. med.
Universitäts-Hautklinik, Liebermeisterstraße 25, 72076 Tübingen

HACKERT, INGRID, Dr. med.
Klinik für Hautkrankheiten der Medizinischen Hochschule „Carl Gustav Carus",
Fetscherstraße 74, 01307 Dresden

HAGEDORN, MANFRED, Prof. Dr. med.
Hautklinik der Städt. Kliniken, Heidelberger Landstraße 370, 64297 Darmstadt

HAMM, HENNING, Prof. Dr. med.
Josef-Schneider-Straße 2, 97080 Würzburg

HANEKE, ECKART, Prof. Dr. med.
Hautklinik, Ferdinand-Sauerbruch-Klinik, Arenbergstraße 20–56,
42117 Wuppertal

HARTSCHUH, WOLFGANG, Priv.-Doz., Dr. med.
Universitäts-Hautklinik, Voßstraße 2, 69115 Heidelberg

HOFFMANN, KLAUS P. J., Dr. med.
Dermatologische Klinik der Ruhr-Universität Bochum, Gudrunstraße 56,
44791 Bochum

HOFFMANN, KORNELIUS, Dr. med.
Hautklinik im Klinikum Minden, Portastraße 7–9, 32423 Minden

HUNDHAMMER, KARL-J., Dr. med.
Klinik für Dermatologie und Allergologie, Zentralklinikum, Stenglinstraße 2,
86156 Augsburg

JATZKE, MARION, Dr. med.
Klinik für Hautkrankheiten der Medizinischen Hochschule „Carl Gustav Carus",
Fetscherstraße 74, 01307 Dresden

KAHLE, BIRGIT, Dr. med.
Universitäts-Hautklinik, Voßstraße 2, 69115 Heidelberg

KATSCH, JÜRGEN, Dr. med.
Dermatologische Klinik des Kreiskrankenhauses Lemgo, Rintelner Straße 85,
32657 Lemgo

KAUFMANN, ROLAND, Priv.-Doz., Dr. med.
Dermatologische Klinik der Universität, Oberer Eselsberg 40, 89081 Ulm

KEILBACH, JAKOB, Dr. med.
Universitäts-Hautklinik, Liebermeisterstraße 25, 72076 Tübingen

KIRCHBERG, KATJA, Dr. med.
Hautklinik der Heinrich-Heine-Universität, Moorenstraße 5, 40225 Düsseldorf

KLUESS, HOLGER G., Dr. med.
Universitäts-Hautklinik, Sigmund-Freud-Straße 25, 53105 Bonn

KOHL, PETER K., Priv.-Doz., Dr. med.
Universitäts-Hautklinik, Voßstraße 2, 69115 Heidelberg

KRAUSSE, STEFAN, Dr. med.
Dermatologische Klinik des Kreiskrankenhauses Lemgo, Rintelner Straße 85,
32657 Lemgo

KREYSEL, HANS-WILHELM, Prof. Dr. med.
Haut- und Poliklinik der Rheinischen Friedrich-Wilhelms-Universität Bonn,
Sigmund-Freud-Straße 25, 53105 Bonn

KRIEG, THOMAS, Prof. Dr. med.
Klinik und Poliklinik für Dermatologie und Venerologie der Universität zu Köln,
Joseph-Stelzmann-Straße 9, 50924 Köln

KURTE, ANTONIUS, Dr. med.
Hautklinik der Städt. Kliniken, Beurhausstraße 40, 44137 Dortmund

LANGE, T. SASCHA, Dr. med.
Hautklinik der Heinrich-Heine-Universität, Moorenstraße 5, 40225 Düsseldorf

LANGE-IONESCU, SABINE, Dr. med.
Hautklinik der Städt. Kliniken, Beurhausstraße 40, 44137 Dortmund

LAPIERE, CHARLES M., Prof. Dr. med.
Centre Hospitalier Universitaire de Liège, Service Dermatologie,
Domaine Universitaire du Sart Tilman, B. 35-4000 Liège 1, Belgien

LEHNERT, WOLFGANG, Priv.-Doz., Dr. med.
Dermatologische Klinik und Poliklinik der Medizinischen Fakultät (Charité)
der Humboldt-Universität, Schumannstraße 20–21, 10117 Berlin

LUGER, THOMAS, Prof. Dr. med.
Klinik und Poliklinik für Hautkrankheiten, Westfälische Wilhelms-Universität,
Von-Esmarch-Straße 56, 48149 Münster

MAUCH, CORNELIA, Dr. med., Dr. rer. nat.
Klinik und Poliklinik für Dermatologie und Venerologie der Universität zu Köln,
Joseph-Stelzmann-Straße 9, 50924 Köln

MAICHLE, ALBERT, Dr. med.
Universitäts-Hautklinik, Liebermeisterstraße 25, 72076 Tübingen

Mössler, Klio, Dr. med.
Hautklinik der Städt. Kliniken, Heidelberger Landstraße 379, 64297 Darmstadt

Müller, Roland P. A., Prof. Dr. med.
Dermatologische Klinik des Kreiskrankenhauses Lemgo, Rintelner Straße 85,
32657 Lemgo

Nau, Patricia
Universitäts-Hautklinik, Liebermeisterstraße 25, 72076 Tübingen

Niedecken, Heinz W., Priv.-Doz., Dr. med.
Haut- und Poliklinik der Rheinischen Friedrich-Wilhelms-Universität,
Sigmund-Freud-Straße 25, 53105 Bonn

Oono, Takashi, Dr. med.
Klinik und Poliklinik für Dermatologie und Venerologie der Universität zu Köln,
Joseph-Stelzmann-Straße 9, 50924 Köln

Petres, Johannes, Prof. Dr. med.
Hautklinik der Städt. Kliniken Kassel, Mönchebergstraße 41–43, 34125 Kassel

Petzold, Detlef, Prof. Dr. med.
Universitäts-Hautklinik, Voßstraße 2, 69115 Heidelberg

Pleier, Robert, Dr. med.
Klinik für Dermatologie und Allergologie, Zentralklinikum, Stenglinstraße 2,
86156 Augsburg

Rabe, Eberhardt, Dr. med.
Universitäts-Hautklinik, Sigmund-Freud-Straße 25, 53105 Bonn

Rippert, Gisela, Dr. med.
Dermatologische Klinik der Ruhr-Universität Bochum, Gudrunstraße 56,
44791 Bochum

Rompel, Rainer, Dr. med.
Hautklinik der Städt. Kliniken Kassel, Mönchebergstraße 41–43, 34125 Kassel

Sattler, Gerhard, Dr. med.
Hautklinik der Städt. Kliniken, Heidelberger Landstraße 379, 64297 Darmstadt

Scharffetter-Kochanek, Karin, Priv.-Doz., Dr. med.
Klinik und Poliklinik für Dermatologie und Venerologie der Universität zu Köln,
Joseph-Stelzmann-Straße 9, 50924 Köln

Scheicher, Stephan, Dr. med.
Hautklinik der Universität des Saarlandes, Oscar-Orth-Straße, 66424 Homburg

Schippert, Winfried, Dr. med.
Universitäts-Hautklinik, Liebermeisterstraße 25, 72076 Tübingen

Schmidt, Kerstin, Dr. med.
Hautklinik, Portastraße 7–9, 32423 Minden

SCHOLZ, ALBRECHT, Prof. Dr. med.
Medizinische Akademie „Carl Gustav Carus", Zentrale Hochschul-Poliklinik,
Abt. für Hautkrankheiten, Fetscherstraße 74, 01307 Dresden

SEBASTIAN, GÜNTHER, Prof. Dr. med.
Klinik für Hautkrankheiten der Medizinischen Akademie „Carl Gustav Carus",
Fetscherstraße 74, 01307 Dresden

SOLLBERG, STEPHAN, Dr. med.
Klinik und Poliklinik für Dermatologie und Venerologie der Universität zu Köln,
Joseph-Stelzmann-Straße 9, 50924 Köln

SPROSSMANN, ANDREA, Dr. med.
Dermatologische Klinik, Akademische Lehrabteilung der Universität Münster,
Klinikum Lippe-Lemgo, Rintelner Straße 85, 32657 Lemgo

STADLER, RUDOLF, Prof. Dr. med.
Hautklinik, Portastraße 7–9, 32423 Minden

STARK, HANS-JÜRGEN, Dr. rer. nat.
Deutsches Krebsforschungszentrum (DKFZ), Im Neuenheimer Feld 280,
69120 Heidelberg

STIELER, WOLFGANG, Dr. med.
Hautklinik, Portastraße 7–9, 32423 Minden

STÜCKER, MARKUS, Dr. med.
Dermatologische Klinik der Ruhr-Universität Bochum, St. Josef-Hospital,
Gudrunstraße 56, 44791 Bochum

SZABO, ZOLTAN, Dr. med.
Dermatologische Poliklinik der Medizinischen Hochschule, Ricklinger Straße 5,
30449 Hannover

WEGMANN, KARIN, Dr. med.
Klinik und Poliklinik für Hautkrankheiten, Westfälische Wilhelms-Universität,
Von-Esmarch-Straße 56, 48149 Münster

WERFEL, THOMAS, Dr. med.
Hautklinik Linden, Ricklinger Straße 5, 30449 Hannover

WINTER, HELMUT, Prof. Dr. med.
Dermatologische Klinik und Poliklinik der Medizinischen Fakultät (Charité)
der Humboldt-Universität, Schumannstraße 20–21, 10117 Berlin

Zelluläre und molekulare Grundlagen
der Wundheilung

Das bindegewebige Stroma und seine Regulation

B. Eckes, C. Mauch, T. Oono und T. Krieg

Zusammenfassung

Die räumlich und zeitlich koordinierte Ablagerung von Bindegewebsstrukturen während der Wundheilung setzt einerseits den Abbau von vorliegendem verletztem Gewebe und andererseits die Synthese und Ablagerung von neuem Gewebe voraus. Beide Prozesse unterliegen strikten Kontrollmechanismen, die zum Teil auf molekularer Ebene gut aufgeklärt werden konnten.

So wird die Neusynthese durch Zytokine und Wachstumsfaktoren, die in frühen Phasen der Wundheilung von infiltrierenden Entzündungszellen sezerniert werden, sowohl positiv als auch negativ beeinflußt. Darüber hinaus steuern Zytokine aber auch die Synthese und Aktivierung von Proteasen, die die abgelagerte Matrix abbauen.

Am Beispiel eines in-vitro-Modells konnte ferner gezeigt werden, daß die Zellen des Bindegewebes nicht nur Matrixbestandteile wie Kollagene, Fibronektin und Proteoglykane synthetisieren, sondern mit diesen intensive Wechselwirkungen eingehen, die die zelluläre Syntheseaktivität zu regulieren vermag.

Hier soll kurz dargestellt werden, in welcher Weise der Bindegewebsstoffwechsel durch die von Zytokinen vermittelte Zell-Zell-Interaktion und durch die Wechselwirkung der Bindegewebszellen mit der sie umgebenden Matrix reguliert werden kann.

Einleitung

Der Bindegewebsstoffwechsel der Haut, aber auch aller anderen Organe unterliegt einem dynamischen Gleichgewicht zwischen Synthese und Abbau. Dieses wird einerseits von den einzelnen Bestandteilen der extrazellulären Matrix selbst beeinflußt, zum anderen aber auch ganz wesentlich durch Zytokine und Wachstumsfaktoren gesteuert. Pathologische Situationen, wie z.B. die Bildung von Keloiden oder auch Fibrosen entstehen immer dann, wenn ein solches Gleichgewicht verschoben wird.

Komponenten der extrazellulären Matrix in der Haut

Eine ganze Reihe unterschiedlicher Zelltypen sind in der Haut für die Bildung von Bindegewebe wesentlich. Bei der Wundheilung entscheidend scheinen vor allem Myofibroblasten und Fibroblasten zu sein, aber auch Endothelzellen und Keratinozyten können Bindegewebsbestandteile produzieren. Die extrazelluläre Matrix der Haut hat eine komplexe Struktur und setzt sich aus vielen unterschiedlichen Bestandteilen zusammen (Tabelle 1). Prinzipiell kann man Basalmembranen von interstitiellem Bindegewebe unterscheiden. In der Basalmembran finden sich vor allem die

Tabelle 1. Extrazelluläre Matrixkomponenten in der Haut

Basalmembranzone	Interstitielles Bindegewebe
Kollagen IV	Kollagen I, III, V, VI
Kollagen VII	Kollagen XII, XIV,
Nidogen	Proteoglykane
Laminin	Fibronektin
Heparansulfatproteoglykan	Fibrillin

Kollagene IV und VII sowie Laminin und Nidogen. Typ IV-Kollagen kommt in der Lamina densa vor, Typ VII-Kollagen ist das molekulare Gerüst der Verankerungsfibrillen, die die Basalmembran mit dem darunter liegenden Bindegewebe der Dermis verbinden. Im interstitiellen Bindegewebe finden sich als wichtigste Bestandteile die verschiedenen Kollagene, wie z.B. I, III, V und VI, welche in eine Grundsubstanz aus Proteoglykanen eingebettet sind [8].

Interstitielle Kollagene werden von Fibroblasten in der Dermis synthetisiert, Endothelzellen und Keratinozyten dagegen sind zumindest teilweise für den Aufbau der Basalmembran mit der Synthese von Typ IV-Kollagen, Laminin und Nidogen

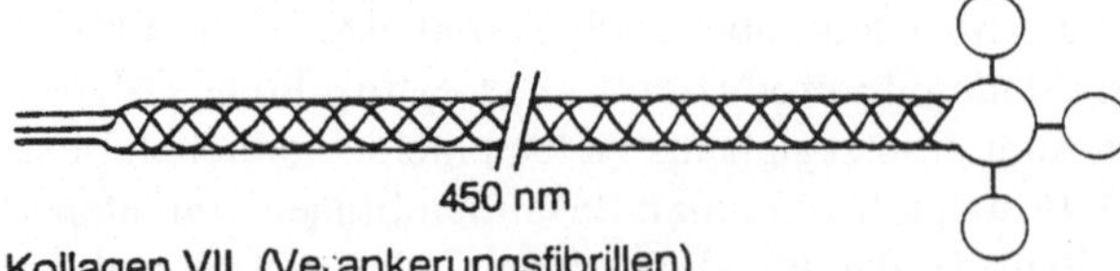

Abb. 1. Domänenstruktur einiger Kollagene

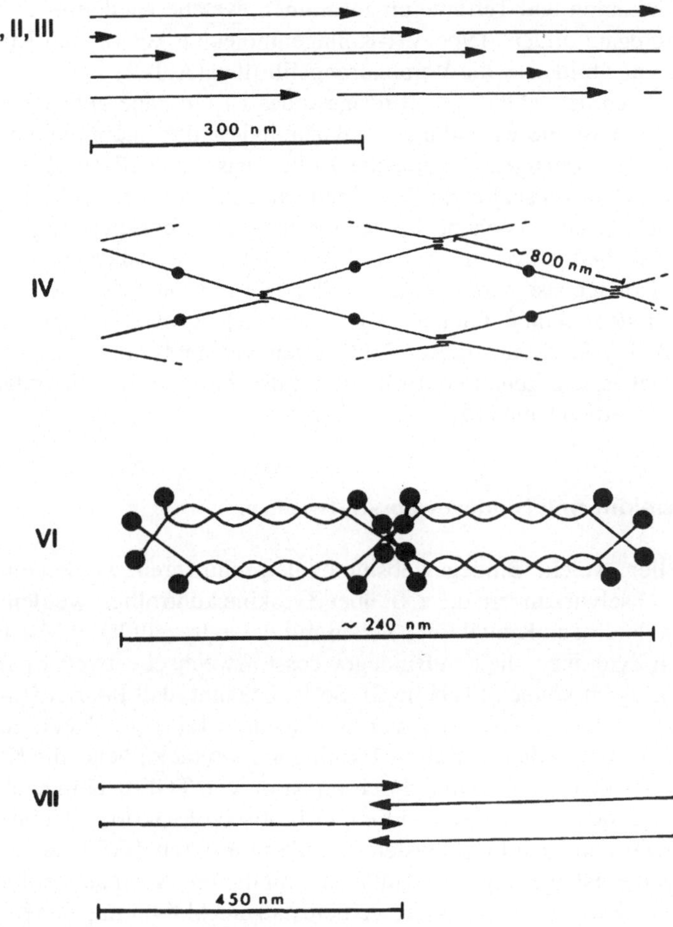

Abb. 2. Supramolekulare Anordnung unterschiedlicher Kollagene

verantwortlich. Viele Beispiele aus physiologischen Veränderungen, wie z. B. während der Wundheilung, zeigen, daß die Bindegewebssynthese genau kontrolliert zeitlich und räumlich an- bzw. abgeschaltet werden kann [13]. Diese exakte Kontrolle ist Voraussetzung für den Aufbau eines funktionsfähigen Gewebes. Nicht nur die Genexpression ist dabei von Bedeutung, sondern darüber hinaus auch die Kontrolle einer ganzen Reihe von sog. posttranslationalen Modifikationen sowie die Bildung komplexer Superstrukturen (Abb. 1) [7]. Diese sind abhängig einmal von der Selektion der einzelnen Kollagentypen, dann aber wiederum von der Ausprägung der erwähnten posttranslationalen Modifikation und von der Interaktion der kollagenen Matrixbestandteile mit anderen Komponenten des Bindegewebes. So finden sich die fibrillären Kollagene I, II und III in einer charakteristischen sog. „staggered" Anordnung, während Typ IV-Kollagen in einer netzartigen Struktur vorliegt. Typ VI-Kollagen ist ein Molekül mit einer sehr kleinen kollagenen Domäne; es besteht aus einer relativ kurzen Tripel-Helix und zwei großen globulären Bereichen. Diese lagern sich zu Dimeren und Tetrameren zusammen, welche wiederum größere, sehr komplexe Aggregate bilden. Type VII-Kollagenmoleküle lagern sich Kopf and Kopf zusammen und bilden so die Verankerungsfibrillen (Abb. 2).

Auch der Abbau des Bindegewebes ist ein ganz genau kontrollierter Vorgang. Bedingt ist dieses dadurch, daß zumindest die interstitiellen Kollagene lediglich durch ein einziges Enzym, die Kollagenase, spezifisch abgebaut werden können. Dieses Enzym spaltet die Tripelhelix an einer definierten Stelle, so daß zwei kleinere Bruchstücke entstehen, die dann unter physiologischen Bedingungen denaturieren und schließlich von unspezifischen Proteasen degradiert werden können [5].

Kollagenase wird in einer Vorläuferform produziert, die jeweils im Gewebe aktiviert werden muß. Gleichzeitig existiert eine große Zahl spezifischer Inhibitoren, so daß die Aktivierung dieses Schlüsselenzyms und somit der Gesamtabbau des Bindegewebes sehr genau kontrolliert und den biologischen Erfordernissen gemäß angepaßt werden kann [15].

Zytokine und Bindegewebsstoffwechsel

Zellen, welche Bindegewebsmoleküle produzieren, werden einmal durch Zell-Zell-Wechselwirkungen, die z. B. über Zytokine kontrolliert werden, reguliert, zum anderen durch den Kontakt der Zellen mit der extrazellulären Matrix. Es gibt eine Reihe von Zytokinen, die den Bindegewebsstoffwechsel entweder positiv oder negativ beeinflussen können (Tabelle 2). So ist bekannt, daß Interleukin 1 zu einer Induktion von Kollagen, aber auch von Kollagenase führt [4]. Noch ausgeprägter als Interleukin 1 stimuliert der „transforming growth factor beta" die Kollagensynthese [10]. Dieses kann man einmal durch Injektion von TGF-beta in nackte Mäuse zeigen, bei denen sich am Injektionsort eine fibrotische Reaktion ausbildet. Zum anderen aber lassen sich auch Fibroblasten in Zellkultur durch TGF-beta zu einer sehr deutlichen Synthesesteigerung von Kollagen stimulieren. Auch auf molekularer Ebene konnte in der Zwischenzeit geklärt werden, daß die Aktivierung der Kollagensynthese durch TGF-beta über einen bestimmten Bereich der Promotoren, nämlich die NF-1-Bindungsstelle, funktioniert [11].

Es gibt aber auch Zytokine, die über einen negativen Einfluß auf die Kollagensynthese verfügen. Hierzu gehört Interferon-gamma, das die Synthese von Typ I- und

Tabelle 2. Zytokine und Bindegewebsstoffwechsel

	Kollagensynthese	Kollagenaseaktivität	Fibronektinsynthese
TGF-β	↑ ↑	–	↑ ↑
PDGF	↑	–	–
IFN-γ	↓ ↓	(↑)	–
II-1	↑	↑ ↑	↑
II-6	(↑)	↑	(↑)
FGF	–	↑	–
TNF-α	↓	↑ ↑	↓

Typ III-Kollagen dosisabhängig reduziert [3]. Wesentlich ist weiterhin, daß Interferon-gamma gemeinsam mit „tumor necrosis factor" wirken kann, dann aber zu einer sehr viel massiveren potenzierten Reduktion der Kollagensynthese führt [14]. Neben der Kollagensynthese hemmt Interferon-gamma weiterhin andere Funktionen von Fibroblasten, wie z.B. die Proliferation, die Migration und die Chemotaxis [1]. Insgesamt können daher diese Zytokine entweder einzeln oder gemeinsam für die Kontrolle der Bindegewebssynthese in späteren Phasen der Wundheilung verantwortlich sein, in denen eine Rückregulation auf eine normale Synthesemenge gefordert wird.

Zell-Matrix-Interaktion und Zellfunktion

Die Interaktion der Zellen mit der extrazellulären Matrix kann ganz entscheidende Funktionen, wie z.B. Migration, Chemotaxis, Proliferation und Differenzierung der Synthese von Proteinen oder von Proteasen von Fibroblasten kontrollieren (Tabelle 3). Für diese Untersuchungen konnte ein in-vitro-Modell etabliert werden, das Zellmatrixwechselwirkungen unter kontrollierten Bedingungen analysieren läßt [2].

Tabelle 3. Bedeutung der EZM für zelluläre
Funktionen

- Migration und Chemotaxis
- Proliferation
- Differenzierung
- Sekretion von Proteasen
- Expression von Rezeptoren

Hierzu werden Fibroblasten in eine in vitro aus Typ-I-Kollagen rekonstituierte Matrix eingesät; diese kontrahieren die Matrix in wenigen Tagen, bis eine dichte gewebeähnliche Struktur entstanden ist. Wesentlich ist, daß der Vorgang der Kontraktion begleitet wird von einer Rückregulation der Kollagensynthese, ähnlich wie dieses auch in vivo bei der Wundheilung geschieht [9]. In der letzten Zeit konnte herausgearbeitet werden, daß Fibroblasten an ihrer Oberfläche bestimmte Rezeptoren enthalten, die als Liganden Proteine der extrazellulären Matrix erkennen [6]. Zu diesen Rezeptoren gehören Proteoglykane, Anchorine, vor allen Dingen aber die große Klasse der Integrine. Diese binden sehr spezifisch an die unterschiedlichen Matrixproteine im extrazellulären Raum. Sie weisen dabei eine sehr hohe Spezifität auf und können sogar bestimmte strukturelle Domänen dieser großen multifunktionellen Moleküle erkennen. Die Interaktion der Zellen mit der extrazellulären Matrix durch solche Integrine beeinflußt sehr spezifisch zelluläre Funktionen und auch die Kontrolle der Kollagensynthese wird wahrscheinlich durch eine solche spezifische Interaktion mediiert.

Diskussion

Bei der Wundheilung scheinen also eine ganze Reihe sehr unterschiedlicher Regulationsmechanismen abzulaufen. Vor allem die Wirkung von Zytokinen sowie die Aktivität der extrazellulären Matrix selbst kontrolliert die wesentlichen Funktionen der bei der Wundheilung beteiligten Zellen. Früher wurden beide Faktoren getrennt gesehen, heute weiß man, daß auch Matrixproteine Zytokine binden können und dadurch als Reservoir für solche Faktoren fungieren können [12]. Darüber hinaus konnte gezeigt werden, daß die extrazelluläre Matrix selbst Wachstumsfaktorsequenzen hat und als solche auch biologisch aktiv werden kann. In den frühen Phasen der Wundheilung wandern daher inflammatorische Zellen in zersetztes Gewebe ein, sie setzen dort Zytokine frei, die in anderen Zellen die Neusynthese von Bindegewebe stimulieren können. Gleichzeitig finden sich aber Zytokine auch in gebundener Form im Gewebe, hier weisen sie eine spezifische Interaktion mit Matrixproteinen auf (Tabelle 4). In dieser Form sind sie allerdings biologisch oft nicht aktiv und werden erst

Tabelle 4. Assoziation von Wachstumsfaktoren und Matrixproteinen

Kollagene	PDGF
Fibronektin	EGF
Proteoglykan	TGF-β
Laminin	FGF

durch die Freisetzung von diesen Matrixproteinen biologisch wirksam. Dann können sie lokal sehr begrenzt ihre Wirkung ausüben. Solange dieser Regelkreis im Gleichgewicht ist, erfolgt eine normale Wundheilung und durch die kontrollierte Freisetzung inhibierender Zytokine und die Interaktion der Zellen mit der immer dichter werdenden Matrix ist auch eine Rückregulation der Synthese gewährleistet. Ist das Gleichgewicht jedoch gestört, wird entweder zu viel oder zu wenig Gewebe abgelagert, und es kommt zur Bildung von Keloiden oder anderen Wundheilungsstörungen.

Literatur

1. Adelmann-Grill BC, Hein R, Wach F, Krieg T (1988) Inhibition of fibroblast chemotaxis by recombinant human interferon alpha and interferon gamma. J Cell Physiol 130: 280–285
2. Bell E, Ivarsson B, Merrill C (1979) Production of a tissue-like structure by contraction of collagen lattices by human fibroblasts of different proliferative potential in vitro. Proc Natl Acad Sci 76: 1274–1278
3. Czaja MJ, Weiner FR, Eghbali M, Giambrone MA, Eghbali M, Zern MA (1987) Differential effects of γ-interferon on collagen and fibronectin gene expression. J Biol Chem 262: 13348–13351
4. Duncan MR, Berman B (1989) Differential regulation of collagen, glycosaminoglycan, fibronectin and collagenase production in cultured human dermal fibroblasts by interleukin-1 alpha and beta and tumor necrosis factor alpha and beta. J Invest Dermatol 92: 699–706

5. Frisch SM, Werb Z (1989) Molecular biology of collagen degradation. In: Olsen BR, Nimni ME (eds) Collagen, molecular biology. Academic Press, New York, Vol IV, pp 85–108
6. Hynes RO, Lander AD (1992) Contact and adhesive specificities in the associations, migrations, and targeting of cells and axons. Cell 68:303–322
7. Kühn K (1987) The classical collagens. In: Mayne R, Burgeson RE (eds) Structure and function of collagen types. Academic Press, New York, pp 1–42
8. Kühn K, Krieg T (1986) Connective tissue: biological and clinical aspects. Karger, Basel
9. Mauch C, Hatamochi A, Scharffetter K, Krieg T (1988) Regulation of collagen synthesis in fibroblasts within a three-dimensional collagen gel. Exp Cell Res 178:493–503
10. Roberts AB, Sporn MB, Assoin RK, Smith JM, Roche NS, Wakefield LM, Heine UI, Liotta LA, Falanga V, Kehre JH, Fauci AS (1986) Transforming growth factor type beta: rapid induction of fibrosis and angiogenesis in vivo and stimulation of collagen formation in vitro. Proc Natl Acad Sci 83:4167–4171
11. Rossi P, Karsenty G, Roberts AB, Roche NS, Sporn MB, de Crombrugghe B (1988) A nuclear factor 1 binding site mediates the transcriptional activation of a type I collagen promoter by transforming growth factor-beta. Cell 52:405–414
12. Ruoslahti E, Yamaguchi Y (1992) Proteoglycans as modulators of growth factor activities. Cell 64:867–869
13. Scharffetter K, Kulozik M, Stolz W, Lankat-Buttgereit B, Hatamochi A, Söhnchen R, Krieg T (1989) Localization of collagen alpha1 (I) gene expression during wound healing by in situ hybridzation. J Invest Dermatol 93:405–412
14. Scharffetter K, Heckmann M, Hatamochi A, Mauch C, Stein B, Riethmüller G, Ziegler-Heitbrock H-WL, Krieg T (1989) Synergistic effect of tumor necrosis factor alpha and interferon gamma on collagen synthesis of human skin fibroblasts in vitro. Exp Cell Res 181:409–419
15. Woessner JF Jr (1991) Matrix metalloproteinases and their inhibitors in connective tissue remodelling. FASEB J 5:2145–2154

Zytokine und ihre Bedeutung
für Wundheilungsprozesse

T. Luger

Zusammenfassung

Unter dem Begriff Zytokine versteht man Mediatoren, die unter normalen Bedingungen sowie im Verlauf von pathologischen Vorgängen Zellfunktionen regulieren und neuerdings auch zu Therapiezwecken eingesetzt werden. Zytokine werden von allen Zellen des Organismus gebildet und üben vielfältige, teilweise synergistische oder antagonistische Wirkungen aus, so daß die Existenz eines komplexen Netzwerkes angenommen werden muß. Im Rahmen der multiplen Vorgänge der Wundheilung bestehend aus Entzündungsreaktion und Gewebserneuerung spielen Zytokine eine entscheidende Rolle. Diese Mediatoren können von allen am Wundheilungsgeschehen beteiligten Zellen gebildet werden, wobei deren Synthese und Freisetzung durch Mikroorganismen, Matrixproteine und Zytokine selbst geregelt wird. Während Interleukine vorwiegend den Ablauf der Entzündungsreaktion beeinflussen, steuern Wachstumsfaktoren hauptsächlich Fibroplasie, Gewebserneuerung und Reepithelisierung. Die wichtige Rolle von Zytokinen im Rahmen der Wundheilung ist auch schon durch erste vielversprechende Ergebnisse bei deren Anwendung zur Behandlung von schlecht heilenden Wunden dokumentiert.

Einleitung

Mediatoren, die Zellwachstum und -differenzierung sowie Entzündungsreaktionen regulieren, werden als Zytokine bezeichnet. Dazu zählt man: Interleukine, Interferone, Tumornekrosefaktoren, hämatopoietische Wachstumsfaktoren und Zellwachstumsfaktoren. Zytokine haben ein breites Wirkungsspektrum und können nach Stimulierung wahrscheinlich von jeder Zelle gebildet werden [2]. Da unterschiedliche Zytokine sich in ihrer Wirkung sowohl in synergistischer als auch antagonistischer Weise beeinflussen, kann die Existenz eines komplexen Netzwerkes von verschiedenen Mediatoren angenommen werden. Dieses Zytokinnetzwerk steht auch in enger Beziehung zu anderen Mediatoren wie Ecosanoiden und Hormonen, welche, wie sich in letzter Zeit herausstellte, ebenfalls auf den Verlauf von Entzündungsreaktionen einen entscheidenden Einfluß ausüben können [2, 36].

Das ubiquitäre Vorkommen und die komplexen Wechselwirkungen von Zytokinen lassen eine möglicherweise bedeutende Rolle dieser Mediatoren im Rahmen der Wundheilung erwarten. Daher werden in der folgenden Arbeit die wichtigsten Zytokine kurz beschrieben und deren mögliche Funktionen während der verschiedenen Phasen der Wundheilung aufgezeigt.

Interleukine

Interleukine sind jene Zytokine, die hauptsächlich die Funktion von Entzündungszellen modulieren. Bisher konnten 12 verschiedene Interleukine charakterisiert werden [25].

Man unterscheidet 2 verschiedene Formen von IL-1, IL-1α und IL-1β, die nach Bindung an gemeinsame Rezeptoren dasselbe Wirkungsspektrum entfalten [8]. Obwohl viele Zellen sowohl IL-1α als auch IL-1β synthetisieren, sezernieren Keratinozyten im Gegensatz zu Monozyten überwiegend IL-1α [36]. Ein kürzlich charakterisierter IL-1-Rezeptor Antagonist (IL-1RA) ist ein dem IL-1 ähnliches Protein, welches an den IL-1 Rezeptor bindet, ohne eine Signalübertragung zu bewirken und somit das gesamte Wirkungsspektrum von IL-1 hemmt [7].

IL-1 ist ein multifunktionelles Zytokin, welches Funktionen von Lymphozyten und Monozyten reguliert. In der Epidermis stimuliert IL-1 gemeinsam mit GM-CSF die Reifung von Langerhans-Zellen in dendritische Zellen [36]. Die proinflammatorischen Aktivitäten von IL-1 umfassen die Stimulierung von Hepatozyten zu einer vermehrten Produktion von Akutphaseproteinen, sowie die Induktion von Fieber und Proteolyse. Außerdem induziert IL-1 die Bildung von Matrixproteinen durch Fibroblasten und reguliert Funktionen von Endothelzellen und Keratinozyten [6, 8].

Interleukin-2 wurde zunächst als „T-cell growth factor" (TCGF) bezeichnet, wird von aktivierten T-Zellen und leukämischen T-Zellinien gebildet und bewirkt die Proliferation von aktivierten T-Lymphozyten nach Bindung an Rezeptoren (IL-2R), welche in 3 verschiedenen Formen vorliegen. Außerdem stimuliert IL-2 die Aktivität von zytotoxischen T-Lymphozyten und natürlichen Killerzellen [32, 38].

Interleukin-4, ursprünglich als „B-cell-stimulating-factor" beschrieben, wird von T-Helfer-Zellen gebildet, induziert nach Bindung an hochaffine Rezeptoren das Wachstum von B-Lymphozyten, stimuliert die Expression von Klasse-II-Histokompatibilitätsantigen, Fcε-Rezeptoren sowie die Produktion von IgG und IgE. Zusätzlich ist IL-4 ein Wachstumsfaktor für bestimmte T-Lymphozyten und Mastzellen, aktiviert Makrophagen und fördert die Proliferation von hämatopoietischen Stammzellen [5, 40].

Interleukin-5 ist ebenfalls ein vorwiegend von T-Zellen produzierter Faktor, der verschiedene Funktionen von B-Lymphozyten reguliert und ursprünglich als „T-cell replacing factor" beschrieben wurde. Abgesehen von den Effekten auf B-Zellen stimuliert IL-5 auch die Differenzierung von Stammzellen in eosinophile Granulozyten und wurde daher vormals auch als „eosinophil differentiation factor" bezeichnet. Der IL-5-Rezeptor wurde kürzlich identifiziert und besteht aus 2 Untereinheiten [23, 33].

Interleukin-6 ist ein multifunktionelles Zytokin, das von den meisten Zellen des Organismus gebildet wird. Spezifische Rezeptoren für IL-6, welche aus 2 Untereinheiten bestehen, wurden auf verschiedenen Zellen, u. a. auch Keratinozyten, nachgewiesen. Die proinflammatorischen Wirkungen von IL-6 beinhalten die Stimulierung der Synthese von Akutphaseproteinen sowie die Induktion von Proteolyse und Fieber. IL-6 stimuliert auch die Differenzierung von B-Zellen zu Plasmazellen sowie die Immunglobulinproduktion, ist ein Wachstumsfaktor für Hybridom- und Myelomzellinien und beeinflußt das Wachstum und die Differenzierung verschiedener Tumoren [37, 39]. Für Keratinozyten dürfte IL-6 ein autokriner Wachstumsfaktor sein. Außerdem kann IL-6 die Aktivität von zytotoxischen und natürlichen Killerzellen potenzieren und die Differenzierung von Stammzellen beeinflussen [36, 37].

Interleukin-7 wird ebenfalls von vielen verschiedenen Zellen gebildet und stimuliert nach Bindung an verschiedene Rezeptoren die Proliferation von Prä-B-Zellen, ohne deren Differenzierung zu bewirken. Außerdem ist IL-7 ein Wachstumsfaktor für Thymozyten und bestimmte T-Lymphozyten. Es induziert die IL-2 Produktion sowie die Expression von IL-2R. IL-7 stimuliert auch die Proliferation und Differenzierung von zytotoxischen Zellen sowie LAK-Zellen und ist ein Wachstumsfaktor für Leukämiezellen vom B-Zelltyp [14, 16].

Interleukin-8 gehört zu einer aus 2 Untergruppen bestehenden Familie von inflammatorischen und chemotaktischen Zytokinen, welche neuerdings auch als „Chemokrine" bezeichnet werden. Mitglieder der einen, vorwiegend für Neutrophile chemotaktischen Gruppe, sind u. a. IL-8 und „melanoma growth stimulating activity/ growth related gene product" (MGSA/GRO). Die zweite Gruppe besteht aus Mediatoren, welche nicht für Neutrophile, aber für verschiedene andere Leukozyten chemotaktisch sind, wie z. B. „monocyte chemotactic activating factor/monocyte chemotactic protein 1" (MCAF/MCP-1) und „regulated on activation, normal T expressed and secreted" (RANTES) sowie „macrophage inflammatory protein 1α" (MIP-1α) und MIP-1β. Nach Bindung an hochaffine Rezeptoren stimuliert IL-8 bei Neutrophilen Chemotaxis und Enzymfreisetzung, zeigt jedoch keine Effekte auf Eosinophile oder Monozyten. Außerdem kann IL-8 unter bestimmten Voraussetzungen auch eine chemotaktische Wirkung auf basophile Granulozyten, Lymphozyten und Keratinozyten ausüben [35].

MCP-1 ist spezifisch chemotaktisch für Monozyten und stimuliert auch die Histaminfreisetzung aus Basophilen und Mastzellen. MIP-1α, welches auch von Langerhans-Zellen gebildet werden kann, inhibiert die Proliferation von Keratinozyten, hat einen hemmenden Einfluß auf Stammzellen und ist chemotaktisch für memory T-Lymphozyten, während MIP-1β für naive T-Lymphozyten chemotaktisch ist [19, 35].

Interleukin-9 wird von stimulierten CD4+ T-Lymphozyten produziert und ist ein Wachstumsfaktor für Helfer-T-Zellen, megakaryoblastische Leukämiezellen, Mastzellen und stimuliert die Bildung von erythropoietischen Kolonien [28].

Interleukin-10, welches zunächst als „cytokine synthesis inhibitory factor" (CSIF) beschrieben wurde und große Homologie mit BCRF-1, einem Produkt des Epstein-Barr-Virus, aufweist, ist ein von zahlreichen verschiedenen Zellen gebildetes Zytokin. IL-10 hemmt die Produktion von verschiedenen Zytokinen wie IL-1, IL-2, TNFα, IFNγ und GM-CSF, aber stimuliert Thymozyten und Mastzellen [15].

Interleukin-11 ist ein von Stromazellen gebildetes multifunktionelles Zytokin, welches die Megakaryozytenkolonienbildung und die Immunglobulin-Produktion durch B-Lymphozyten stimuliert sowie die Adipogenese in Präadipozyten inhibiert [26].

Interleukin-12 ursprünglich „cytotoxic lymphocyte maturation factor" (CLMF) genannt, wird von B-Lymphozyten produziert und steigert die Proliferation von aktivierten T-Lymphozyten und natürlichen Killerzellen [12].

Tumornekrosefaktoren

Unter diesem Begriff werden 2 Mediatoren – TNFα (Kachektin) und TNFβ (Lymphotoxin) zusammengefaßt, die sich aufgrund ihrer Struktur wesentlich voneinander unterscheiden, aber nach Bindung an gemeinsame Rezeptoren ein ähnliches Wirkungsspektrum entfalten [1]. Beide Mediatoren bewirken die hämorrhagische Nekrose von Tumoren, sind zytotoxisch für bestimmte Tumorzellen, aktivieren Granulozyten und Makrophagen, stimulieren die Kollagenaseproduktion durch Fibroblasten und bewirken Fieber sowie Proteolyse. Außerdem aktivieren TNF Endothelzellen, Granulozyten, Makrophagen, Lymphozyten sowie Stammzellen und inhibieren in Kombination mit Interferon die Replikation bestimmter Viren. TNF dürfte auch eine wichtige Rolle bei der Sensibilisierung spielen, ist einer der Mediatoren, der die Funktion von Langerhans-Zellen moduliert und ist für die Entstehung von apoptotischen Keratinozyten, den sog. Sonnenbrandzellen, von Bedeutung [1, 3].

Hämatopoietische Wachstumsfaktoren

Diese Mediatoren werden von zahlreichen verschiedenen Zellen produziert und verursachen Wachstum und Differenzierung von Stammzellen. Man unterscheidet zwischen Erythropoetin (Epo) und den „Colony stimulating factors" (CSF). Epo bewirkt ausschließlich Wachstum und Differenzierung von Zellen der erythropoetischen Reihe. Zu den CSF zählt man: Multi-CSF (IL 3), Granulozyten-Makrophagen-CSF (GM-CSF), Granulozyten-CSF (G-CSF) und Makrophagen-CSF (M-CSF) [22].

Interleukin-3 wird vorwiegend von T-Lymphozyten produziert und ist ein unspezifischer Faktor, der sowohl auf pluripotente als auch auf determinierte Stammzellen einwirkt. Der IL-3-Rezeptor konnte an Stammzellen, Monozyten und T-Zellen nachgewiesen werden und besteht ähnlich wie der IL-5R und der GM-CSF-R aus zwei verschiedenen Ketten, wobei die β-Kette für alle 3 Zytokine identisch ist [23, 24].

Granulozyten-Makrophagen-CSF (GM-CSF) wird von verschiedenen Zellen gebildet und ist wie IL-3 ein Multi-Kolonie-Stimulierender-Faktor. GM-CSF stimuliert die Funktion von reifen Neutrophilen, Eosinophilen und Makrophagen und ist ein Wachstumsfaktor für bestimmte myeloleukämische Zellen. Außerdem ist GM-CSF einer der Mediatoren, der für die Reifung von Langerhans-Zellen in dendritische Zellen verantwortlich ist [34, 36].

Granulozyten-CSF (G-CSF) wird auch von Zellen unterschiedlichen Typs produziert und bewirkt vornehmlich die Bildung von Granulozytenkolonien, aktiviert aber auch reife Neutrophile zur Phagozytose, Chemotaxis, Sauerstoffradikalbildung und Enzymfreisetzung [22, 34].

Makrophagen-CSF (M-CSF) konnte als Produkt von verschiedenen Zellen identifiziert werden, welches die Proliferation und Differenzierung von Makrophagen induziert. M-CSF bindet an einen spezifischen Rezeptor, der an Monozyten exprimiert wird und mit dem Produkt des c-fms Onkogens identisch ist [22, 34].

Interferone

Interferone (IFN), die ursprünglich als antivirale Mediatoren charakterisiert wurden, haben, wie sich herausstellte, zahlreiche andere biologische Effekte. Man unterscheidet Interferon α, Interferon β und Interferon γ. Interferon α (IFNα) wird hauptsächlich von Leukozyten gebildet, Interferon β (IFNβ) wird von Fibroblasten und

Epithelzellen produziert, während Interferon γ (IFNγ) von Lymphozyten freigesetzt wird. Zahlreiche verschiedene Subtypen von IFNα konnten charakterisiert werden, während IFNβ und IFNγ nur von einem Gen kodiert werden. Interferon α und β üben ihre Wirksamkeit über einen gemeinsamen Zellmembranrezeptor aus, hingegen besitzt IFNγ einen eigene Rezeptor [27].

Abgesehen von der antiviralen Wirksamkeit beinhaltet das Wirkungsspektrum der Interferone die Regulierung von Zellwachstum, -differenzierung und Rezeptorexpression sowie die Modulierung zellulärer und hormonaler Immunreaktionen. Im Vergleich zu IFNα und β ist jedoch IFNγ wesentlich aktiver an der Regulierung von Immunreaktionen beteiligt. Demnach aktiviert IFNγ Monozyten, Lymphozyten und natürliche Killerzellen, moduliert die Zytokinfreisetzung und die Expression von Rezeptoren, Histokompatibilitätsantigenen und Adhäsionsmolekülen. Interferon α und β spielen eine wichtige Rolle bei der Steuerung von Zellproliferation sowie Onkogenexpression und können die mitogene Aktivität von verschiedenen Wachstumsfaktoren inhibieren. Weiter dürften einige Interferone auch direkt zytotoxisch für verschiedene Tumorzellen sein [11].

Wachstumsfaktoren

Zu den Wachstumsfaktoren, welche wie die Zytokine ein vielfältiges Wirkungsspektrum besitzen, zählt man: „epidermal growth-factor" (EGF), „transforming growth-factor" (TGF), „fibroblast growth factor" (FGF), „platelet derived growth factor" (PDGF), „nerve growth factor" (NGF) und „insulin like growth factors" (IGF).

Man unterscheidet zwischen TGFα und TGFβ. EGF und TGFα weisen eine ähnliche Struktur auf und binden an einen gemeinsamen Rezeptor, der große Ähnlichkeit mit dem v-erb Onkogenprodukt aufweist. Die biologischen Wirkungen von TGFα bestehen in der Stimulierung von Tumorzellwachstum, Onkogenexpression, Induktion der Angiogenese, Stimulierung der Kalzium-Resorption sowie Förderung der Wundheilung [10].

Die verschiedenen Subtypen von TGFβ (TGF β 1–5) unterscheiden sich erheblich von TGFα und binden nicht an den EGF-Rezeptor. Abgesehen von seiner Wirkung als Wachstumsfaktor stimuliert TGFβ die Expression von Fibronektin, Kollagen und Adhäsionsproteinen in Fibroblasten, fördert die Knorpelbildung und die Differenzierung von Epithelzellen. TGFβ vermag auch die Aktivität von verschiedenen Zytokinen wie IL-1, IL-2 und CSF zu blockieren und moduliert die Funktion von Lymphozyten. TGFβ-Transkripte wurden in normaler und psoriatischer Epidermis gefunden [18, 36].

Zwei verschiedene Fibroblastenwachstumsfaktoren „acidic" FGF (aFGF) und „basic" FGF (bFGF), die zur Gruppe der Heparin-bindenden Proteine gehören und von verschiedenen Zellen produziert werden, können derzeit unterschieden werden. FGF sind Wachstumsfaktoren für zahlreiche verschiedene Zellen wie Fibroblasten, Endothelzellen, Keratinozyten und verschiedene Tumorzellen. Auch „keratinocyte growth factor" (KGF) gehört zu der Gruppe der bFGF. Man unterscheidet vier verschiedene Typen von FGF-Rezeptoren, wobei die FGF-R 1–3 sowohl aFGF als auch bFGF binden, während der FGF-R 4 nur bFGF bindet. Wahrscheinlich exprimieren unterschiedliche Zellen verschiedene FGF-R Subtypen [13].

Platelet derived growth factor wurde zunächst aus Thrombozyten isoliert, kann von sehr vielen verschiedenen Zellen produziert werden und besteht aus einer A- und B-Kette wobei die B-Kette ein Produkt des c-sis Onkogen ist. Das pleiotrope Wirkungsspektrum von PDGF, welcher an spezifische Rezeptoren bindet, beinhaltet die Regulierung der Produktion von Matrixproteinen und die Induktion von Eicosanoiden. Außerdem ist PDGF chemotaktisch für verschiedene Zellen wie Fibroblasten, Epithelzellen u. a. und reguliert die Proliferation von Fibroblasten und Chondrozyten. Außerdem stimuliert PDGF die antigenspezifische T-Zell-Proliferation, die Induktion von Klasse-II-Histokompatibilitätsantigenen und die Erythropoiese [29].

Nerve growth factor wird von vielen unterschiedlichen Zelltypen synthetisiert und bewirkt in erster Linie Wachstum und Differenzierung von peripheren Nervenzellen. Außerdem kann NGF auch die Funktion von verschiedenen Immun- und Entzündungszellen regulieren. NGF entfaltet seine Wirkung über 2 Rezeptoren mit unterschiedlicher Affinität, welche an vielen Zellen exprimiert werden können. Der hochaffine NGF-Rezeptor wurde auch als das Produkt des trk-Proto-Onkogens erkannt [9].

Beide „insulin like growth factors" wurden ursprünglich als Serumfaktoren mit Insulin ähnlicher Wirkung isoliert und sind Wachstumsfaktoren für verschiedene Zellen. IGF werden hauptsächlich in der Leber gebildet, können aber auch von zahlreichen anderen Zellen produziert werden. Man unterscheidet 2 verschiedene Klassen von IGF-Rezeptoren, welche beide IGF-Typen mit unterschiedlicher Affinität binden und an zahlreichen Zellen exprimiert werden. Die Wirkung von IGF kann auch durch zahlreiche im Serum zirkulierende IGF-bindende Proteine beeinträchtigt werden [31].

Zytokine und Wundheilung

Wundheilung ist ein komplexes Geschehen, bei der sowohl Eliminierung von Fremdmaterial, Mikroorganismen und Debris als auch reparative Vorgänge koordiniert werden müssen. Die verschiedenen Vorgänge im Rahmen der Wundheilung sind eng miteinander verkettet, dennoch lassen sich überlappende Phasen unterscheiden wie Entzündung, Granulation sowie Neovaskularisierung, Reepithelisierung, Bildung von extrazellulärer Matrix und Gewebeumbildung [4]. Der Verlauf dieser verschiedenen Wundheilungsphasen wird von vielen Mediatoren wie Zytokinen und Wachstumsfaktoren entscheidend beeinflußt. Diese Mediatoren werden einerseits von Epidermalzellen und dermalen Fibroblasten, andererseits von Entzündungszellen gebildet. Die Produktion von Zytokinen während der Wundheilung wird durch die in die Wunde eindringenden Mikroorganismen, Matrixproteine und Zytokine selbst geregelt. Der Verlauf der Wundheilung in den verschiedenen Phasen unterliegt der Steuerung durch ein komplexes Zusammenspiel von verschiedenen Mediatoren, welches erst teilweise aufgeklärt ist (Abb. 1) [4, 36].

Während der Entzündungsphase stehen Mediatoren mit proinflammatorischer Aktivität wie die Interleukine im Vordergrund. Initial führen z. B. IL-1 und TNFα zur Expression von Adhäsionsmolekülen auf Endothelzellen, wodurch die Adhäsion von Granulozyten, Monozyten und Lymphozyten bewirkt wird. Die Entzündungszellen werden in der Folge durch Mediatoren wie IL-1, IL-8, MCP-1 und PDGF zur

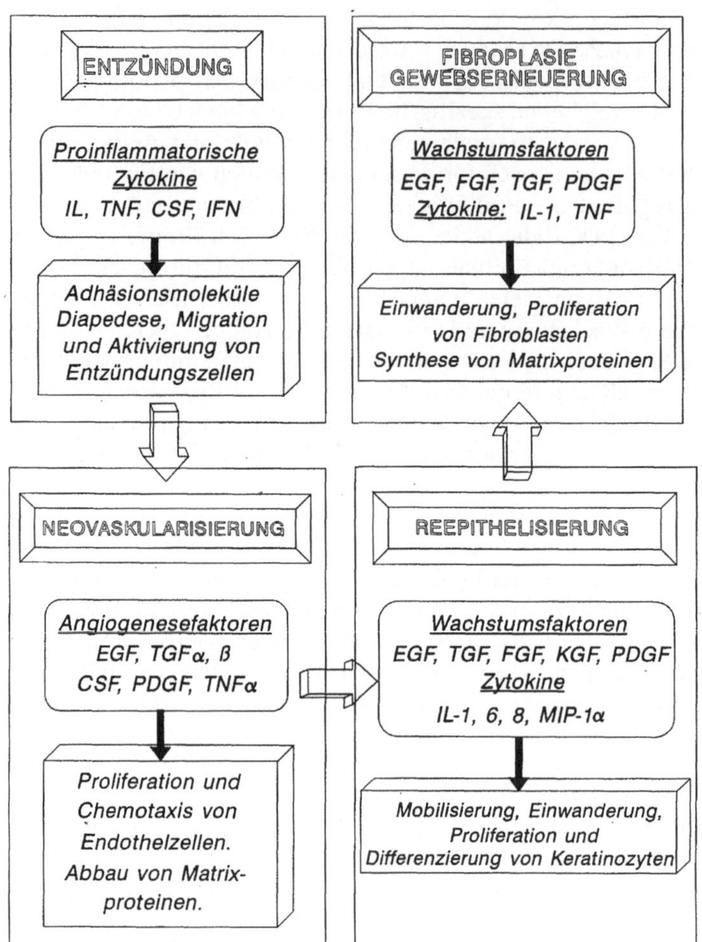

Abb. 1. Wundheilung – Rolle von Zytokinen und Wachstumsfaktoren

Diapedese und Migration angeregt. Für die Aktivierung und Proliferation von Entzündungs- und immunkompetenten Zellen sind hauptsächlich Interleukine und die Kolonie stimulierenden Faktoren verantwortlich [21, 30].

Im Rahmen der Neovaskularisierung führen verschiedene Faktoren mit angiogenetischer Wirksamkeit zur Proliferation und Chemotaxis von Endothelzellen, verbunden mit einem Abbau von Matrixproteinen. Dabei kann man Angiogenesefaktoren mit mitogener Wirksamkeit (FGF, TGFα, GMCSF und PDGF) sowie solche, welche nicht mitogen wirksam sind (TNFα, TGFβ), unterscheiden. Für die Reepithelisierung ist das Zusammenspiel von verschiedenen Interleukinen und Wachstumsfaktoren ebenfalls entscheidend. Mediatoren wie EGF, PDGF und IL-8 sind für die Mobilisierung und Wanderung von Keratinozyten verantwortlich. TGF, IL-1, IL-8, IL-6, FGF und KGF sind Wachstumsfaktoren für Keratinozyten und MIP-1α wurde kürzlich als Keratinozytendifferenzierungsfaktor erkannt [21, 30].

Fibroplasie und Gewebserneuerung im Rahmen der Wundheilung werden überwiegend durch das Zusammenwirken verschiedener Wachstumsfaktoren wie EGF, TGF, PDGF, FGF, IL-1 und TNFα gesteuert. Diese Faktoren sind von entscheidender Bedeutung für Einwanderung und Wachstum von Fibroblasten und regulieren die Synthese von Matrixproteinen [20].

Obwohl die Rolle von Zytokinen und Wachstumsfaktoren im Rahmen der komplexen Vorgänge bei der Wundheilung erst teilweise geklärt werden konnte, dürfte ihre Bedeutung für den reibungslosen Ablauf des Heilungsprozesses unumstritten sein. Dies konnte auch durch erste therapeutische Anwendungen mit Wachstumsfaktoren bestätigt werden. Demnach wurde durch topische Anwendung von verschiedenen Wachstumsfaktoren eine deutlich beschleunigte Wundheilung erzielt [17]. Trotz dieser vielversprechenden ersten Ergebnisse ist es Aufgabe weiterer Untersuchungen, die genaue Wirkungsweise der einzelnen Faktoren sowie deren Kombination in vivo und den richtigen Zeitpunkt sowie die Art der Applikation zu bestimmen.

Literatur

1. Adolf GR, Grell M, Scheurich P (1993) Tumor necrosis factor. In: Luger TA, Schwarz T (eds) Epidermal cytokines and growth factors. Dekker, New York, pp 63–88
2. Balkwill FR, Burke F (1989) The cytokine network [see comments]. Immunol Today 10: 299–304
3. Beutler B, Cerami A (1990) Cachectin (tumor necrosis factor), an endogenous mediator of shock and inflammatory response. In: Oppenheim JJ, Shevach EM (eds) Immunophysiology; the role of cells and cytokines in immunity and inflammation. Oxford University Press, NewYork, pp 226–237
4. Clark RAF, Hensan PM (1988) The molecular and cellular biology of wound repair. Plenum, New York London
5. Coffman RL, O'Garra A, Volkmann D (1990) Interleukins and interferons acting on B-lymphocytes. In: Oppenheim JJ, Shevach EM (eds) Immunophysiology; the role of cells and cytokines in immunity and inflammation. Oxford University Press, New York, pp 88–103
6. Dinarello CA (1989) Interleukin-1 and its biologically related cytokines. Adv Immunol 44: 153–205
7. Dinarello CA, Thompson RC (1991) Blocking IL-1: Interleukin 1 receptor antagonist in vivo and in vitro. Immunol Today 12:404–410
8. Durum SK, Oppenheim JJ, Neta R (1990) Immunophysiologic role of interleukin-1. In: Oppenheim JJ, Shevach EM (eds) Immunophysiology; the role of cells and cytokines in immunity and inflammation. Oxford University Press, New York, pp 210–225
9. Ebendal T (1992) Function and evolution in the NGF family and its receptors. J Neurosci Res 32:461–470
10. Elder JT (1993) Transforming growth factor alpha and related factors: In: Luger TA, Schwarz T (eds) Epidermal cytokines and growth factors. Dekker, New York, pp 205–240
11. Friedmann RM (1990) Interferons. In: Oppenheim JJ, Shevach EM (eds) Immunophysiology; the role of cells and cytokines in immunity and inflammation. Oxford University Press, New York, pp 194–209
12. Gately MK, Desai BB, Wolitzky AG, Quinn PM, Dwyer CM, Podlaski FJ, Familletti PC, Sinigaglia F, Chizonnite R, Gubler U et al. (1991) Regulation of human lymphocyte proliferation by a heterodimeric cytokine, IL-12 (cytotoxic lymphocyte maturation factor). J Immunol 147:874–882
13. Halaban R, Moellmann G (1993) Fibroblast growth factor. In: Luger TA, Schwarz T (eds) Epidermal cytokines and growth factors. Dekker, New York, pp 273–289
14. Henney CS (1990) Interleukin 7: effects of early events in lymphopoiesis. Immunol Today 10:170–173

15. Howard M, O'Garra A (1992) Biological properties of interleukin 10. Immunol Today 13: 198–200
16. Kaczmarski RS, Mufti GJ (1991) The cytokine receptor superfamily. Blood 5:193–203
17. Luger TA, Trautinger F, Schwarz T (1993) Cytokines-Therapeutic aspects for skin diseases. In: Luger TA, Schwarz T (eds) Epidermal cytokines and growth factors. Dekker, New York, pp 453–473
18. Massague J (1987) The TGF-beta family of growth and differentiation factors. Cell 49: 437–438
19. Matsushima K, Oppenheim JJ (1989) Interleukin 8 and MCAF: novel inflammatory cytokines inducible by IL 1 and TNF. Cytokine 1:2–13
20. Mauch C, Oono T, Eckes B, Krieg T (1993) Cytokines and wound healing. In: Luger TA, Schwarz T (eds) Epidermal cytokines and growth factors. Dekker, New York, pp 325–344
21. McKay IA, Leigh IM (1991) Epidermal cytokines and their roles in cutaneous wound healing. Br J Dermatol 124:513–518
22. Metcalf D (1990) The colony stimulating factors. Discovery, development, and clinical applications. Cancer 65:2185–2195
23. Miyajima A, Kitamura T, Harada N, Yokota T, Arai K (1992) Cytokine receptors and signal transduction. Annu Rev Immunol 10:295–331
24. Moore MAS (1988) Interleukin-3, an overview: In: Schrader JW (ed) Lymphokines, vol 15. Academic Press, San Diego, p 219
25. O'Garra A (1989) Interleukins and the immune system 1. Lancet 1:943–947
26. Paul SR, Schendel P (1992) The cloning and biological characterization of recombinant human interleukin 11. Int J Cell Cloning 10:134–142
27. Pestka S (1993) The interferons. In: Luger TA, Schwarz T (eds) Epidermal cytokines and growth factors. Dekker, New York, pp 163–201
28. Renauld JC, Goethals A, Houssiau F, Merz H, Van Roost E, Van Snick J (1990) Human P40/IL-9. Expression in activated CD4+ T cells, genomic organization, and comparison with the mouse gene. J Immunol 144:4235–4241
29. Ross R (1989) Platelet-derived growth factor. Lancet 1:1179–1182
30. Rothe M, Falanga V (1989) Growth factors. Their biology and promise in dermatologic disease and tissue repair. Arch Dermatol 125:1390–1398
31. Rotwein P (1991) Structure, evolution, expression and regulation of insulin-like growth factors I and II. Growth Factors 5:3–18
32. Ruscetti FW (1990) Interleukin-2. In: Oppenheim JJ, Shevach EM (eds) Immunophysiology; the role of cells and cytokines in immunity and inflammation. Oxford University Press, New York, pp 46–66
33. Sanderson CJ, Campbell HD, Young Ig (1988) Molecular and cellular biology of eosinophil differentiation factor (interleukin-5) and its effects on human and mouse B cells. Immunol Rev 102:29–50
34. Schrader JW (1993) Colony stimulating factors and the skin. In: Luger TA, Schwarz T (eds) Epidermal cytokines and growth factors. Dekker, New York, pp 147–162
35. Schröder JM (1992) Chemotactic cytokines in the epidermis. Exp Derm 1:12–19
36. Schwarz T, Luger TA (1992) Pharmacology of cytokines in the skin. In: Muhktar H (ed) Pharmacology of the skin. CRC Press, Boca Raton, pp 283–314
37. Sehgal PB (1990) Interleukin-6: molecular pathophysiology. J Invest Dermatol 94:2S–6S
38. Taniguchi T (1992) Structure and function of IL-2 and IL-2 receptors. Behring Inst Mitt 91:87–95
39. Wong GG, Clark SC (1988) Multiple actions of interleukin 6 within a cytokine network. Immunol Today 9:137–139
40. Yokota T, Arai N, de Vries J, Spits H, Banchereau J, Zlotnik A, Rennick D, Howard M, Takebe Y, Miyatake S et al. (1988) Molecular biology of interleukin 4 and interleukin 5 genes and biology of their products that stimulate B cells, T cells and hemopoietic cells. Immunol Rev 102:137–187

Der Einsatz von Wachstumsfaktoren bei der Wundheilung

C. M. Lapière

Zusammenfassung

Eine verzögerte pathologische Wundheilung beim Menschen beruht u. a. auf Stoffwechsel-störungen, Störungen der immunologischen und phagozytären Aktivität. Experimentelle Modelle am Tier oder in der Zellkultur ermöglichen es, den Einfluß dieser Faktoren auf verschiedene Wundheilungsparameter isoliert zu untersuchen. So attraktiv der Einsatz von Wachstumsfaktoren in der Praxis zur Stimulation der Wundheilung auch erscheinen mag, so begrenzt sich dieser durch die ungewollte systemische Wirkung der Wachstumsfaktoren und deren relativ hohe Kosten.

Einleitung

Wundheilung ist eine physiologische Gewebsreaktion, die durch ein Trauma ausgelöst wird und die Intaktheit des Organismus gewährleistet. Dieser Reparaturprozeß wird durch Zellen über die Freisetzung von Zytokinen und Wachstumsfaktoren reguliert. Bei einfachen Wunden, d. h. bei einem Defekt, der nicht kompliziert ist durch zusätzliche lokale oder systemische Veränderungen, ist der Heilungsprozeß schnell und führt zu einer Narbe. Unter pathologischen Bedingungen ist die Wundheilung gestört und der Verschluß der Wunde erfolgt verzögert oder ist sogar unterdrückt. Unterschenkelulzera sind Beispiele letzterer Vorgänge und eine potentielle Indikation für die klinische Anwendung von Zytokinen und Wachstumsfaktoren. Diese Ulzera heilen wegen einer gestörten arteriellen oder venösen Durchblutung, wegen Veränderung der Lymphgefäße oder neurologischer Erkrankungen schlecht. Die Ulzera können auch durch systemische Erkrankungen, bei denen Metabolite die Haut nicht erreichen (z. B. bei Anämie, Diabetes, etc.), Störungen der immunologischen oder phagozytären Aktivität oder angeborene Stoffwechselstörungen etc. verursacht werden. Jede Heilung endet mit Narbenbildung, die ein neu gebildetes Bindegewebe darstellt, welches sich in seinen physikalischen und morphologischen Eigenschaften von dem ursprünglichen gestörten Gewebe unterscheidet. Wachstumsfaktoren regulieren die Funktion der Zellen, die an dieser Reaktion teilhaben. Eine Veränderung dieses Prozesses durch Beeinflussung der Zellreaktion könnte zu einem Wundschluß ohne sichtbare Narbenbildung bei adäquaten mechanischen Eigenschaften führen. Umgekehrt kann eine abnormale Gewebsreaktion der verletzten Haut eine hypertrophe Narbe, mit oder ohne gestörte mechanische Eigenschaften, zur Folge haben. Keloide und Retraktionsphänomene, wie sie nach Verbrennungen gesehen werden, stellen ernste kosmetische und funktionelle Probleme dar. Erkrankungen, bei denen ein Immundefekt eine Rolle spielt, wie z. B. bei Sklerodermie oder verschiedenen fibrosierenden Prozessen (z. B. Leberzirrhose, Lungenfibrose, etc.), könnten möglicherweise auch eine Indikation für den Einsatz von Wachstumsfaktoren darstellen.

Experimentelle Modelle

Es wurden Wundheilungsmodelle beim Tier, die die klinischen Verhältnisse beim Menschen sehr gut wiedergeben, erarbeitet, um den Einfluß der Wachstumsfaktoren zu untersuchen. Beim Nager kann durch die Beeinflussung lokaler oder systemischer Faktoren eine verzögerte Heilung hervorgerufen werden. Ein langer Hautlappen, der nur durch einen schmalen Stiel versorgt wird, zeigt eine defekte Heilung und eine Spitzennekrose. An diesem Modell können Bedingungen getestet werden, welche die vaskuläre Versorgung verbessern, indem man die Größe der Nekrose nach der Behandlung ausmißt. Lokale oder systemische Applikation von Mitosehemmern oder Glukokortikoiden [6, 10], toxischen Substanzen oder Röntgenstrahlen [1], können langanhaltende Nekrosen hervorrufen. Ein Diabetes, der chemisch induziert wird oder spontan bei genetisch determinierten Tieren auftritt, führt auch hier zu Wundheilungsstörungen. Eine narbenfreie Wundheilung wurde bei Wunden von Tierembryonen beobachtet. Eine solche konnte auch postnatal durch Injektion von anti-TGF-beta erzielt werden [15]. Auf der anderen Seite ist es nicht möglich, Keloide unter experimentellen Bedingungen zu induzieren. Eine Sklerodermie und andere fibrotische Erkrankungen werden beim sog. Thight-Skin-Mouse Modell und bei einigen Hühnerstämmen beobachtet. Allerdings sind diese Erkrankungen nicht hundertprozentig identisch mit der menschlichen Sklerodermie.

Der überwiegende Teil unserer Erfahrung über Wachstumsfaktoren stammt von In-vitro-Studien an Zellkulturen. Grundsätzlich können alle Zelltypen, die an der Wundheilung teilhaben, untersucht werden. Fibroblasten können relativ leicht aus der Haut angezüchtet werden. Glatte Muskelzellen kann man aus verschiedenen Blutgefäßen gewinnen. Endothelzellen können aus großen Blutgefäßen oder von der Mikrovaskulatur der Haut kultiviert werden. Keratinozyten lassen sich ebenfalls in vitro gut vermehren. Es ist bekannt, daß die Zellen zum Wachstum im definierten Medium fetales Kälberserum oder Wachstumsfaktoren benötigen. Man kann sagen, daß das Konzept der Wachstumsfaktoren überwiegend aus solchen In-vitro-Studien stammt.

Alle grundsätzlichen Mechanismen, die an der Heilung beteiligt sind, können in vitro untersucht werden:

T – Chemotaxie
X – Proliferation
S – Synthese
D – Abbau
C – Kontraktion

Die Chemotaxie (T) zum Beispiel ist die Eigenschaft der Zellen entlang eines Konzentrationsgradienten des Chemoattraktans zu wandern. Dies kann in der Boyden-Kammer oder mit Hilfe anderer Techniken gemessen werden. Die Chemokinese ist ein weiterer Parameter für die Zellbeweglichkeit. Haptotaxis ist die Eigenschaft der

Tabelle 1. Aktivität der Wachstumsfaktoren in vitro (Die Symbole (X, T, D, S und C) entsprechen denen im Text. X- bedeutet eine verminderte Zellproliferation und S? widersprüchliche Angaben. *EZ* Endothelzellen, *F* Fibroblasten, *GMZ* glatte Muskelzellen, *K* Keratinozyten)

	EZ	F	GMZ	K
PDGF	X	X, T, S, C	X, S, C	–
FGF	X, T, D	X	X, S, C	X, T, S
EGF	X, T	X, D	X, C	X, T
TGF beta	X–, S	X–, T, S, C	X–, T, S	X–, T, D
TNF	X–, T	X, S?, D	X–, S	X

Zelle, im Kontakt mit unlöslichen Matrixmolekülen zu wandern. Die Zellvermehrung (X) kann mit Hilfe verschiedener Verfahren gemessen werden. Die Bestimmung der Zellzahl nach einer bestimmten Zeit in der Kultur ist einfach, wenn die Zellen leicht separiert werden können. Die Messung der DNA ist eine weitere Methode. Der Einbau von radiomarkiertem Thymidin gibt zusätzliche Informationen. Der Phänotyp unterschiedlicher Zellen kann aufgrund ihrer biosynthetischen Aktivität (S) bestimmt werden. In der Kultur kann dies durch die Messung biosynthetischer Produkte mit Hilfe immunologischer Methoden, der Chromatographie oder der Elektrophorese in Acrylamidgel nach Markierung mit Radioisotopen oder mit Hilfe der Messung des Steady-state-Levels der spezifischen mRNA erfolgen. Der Abbau (D) von Matrixmolekülen erfolgt durch Enzyme unterschiedlicher Spezifität. Diese können mit Hilfe spezifischer Substrate gemessen werden. Die Enzyme aus der Gruppe der Metalloproteinasen und die verschiedenen Typen der Kollagenasen bedürfen hierzu häufig einer Aktivierung. Hemmer dieser Enzyme, in Form sezernierter Polypeptide, können ebenfalls mit bestimmten Methoden gemessen werden. So kann das Aktivitätsmuster der Zellen im Hinblick auf die Biosynthese dieser Enzyme durch den Steady-state-Level der spezifischen mRNA bestimmt werden. Die meisten an der Wundheilung beteiligten Zellen interagieren mit der Trägermatrix über spezifische Membranrezeptoren. Der Kontakt der Zellen mit einem Netzwerk polymerer Makromoleküle führt zur Kontraktion derselben. Die Messung des Durchmessers eines frei flotierenden Kollagengels als Funktion der Zeit ist ein Maßstab für die zelluläre kontraktile Aktivität (C).

Die Wirkung verschiedener Wachstumsfaktoren, die bei der Heilung beteiligt sind, wurde bereits an mehreren Zellarten mit den obigen Methoden charakterisiert. Entsprechend der Tabelle 1 können sie in zwei Kategorien unterteilt werden. Die ersten drei Wachstumsfaktoren, nämlich PDGF, FGF und EGF-TGF-alpha, sind mitogen für die meisten Zellen. PDGF scheint allerdings keinen Effekt auf die Keratinozyten zu haben. Die chemotaktische Aktivität von TGF beschränkt sich auf die Endothelzellen, die von PDGF auf Fibroblasten. Alle drei beeinflussen nur gering den biosynthetischen Phänotyp der Zellen mit Ausnahme von PDGF und FGF bei glatten Muskelzellen, PDGF bei Fibroblasten und FGF bei Keratinozyten. Die Kontraktion wird in der Regel durch diese Wachstumsfaktoren stimuliert. Zwei weitere Wachstumsfaktoren, TGF-beta und TNF, zeigen eine etwas andere Aktivität, da sie die biosynthetische Aktivität der Zellen stimulieren (anders für TNF-alpha, [8]). Sie wirken in der Regel antimitogen (X-). Mit Ausnahme der Fibroblasten, haben sie keinen Einfluß auf die kontraktile Aktivität der Zellen.

Tabelle 2. Verfügbare Wachstumsfaktoren

Rekombinant und/oder gereinigt
– EGF-TGF alpha
– PDGF
– FGF
– TGF beta
– TNF

Der klinische Einsatz von Wachstumsfaktoren

Die überwiegende Zahl der Wachstumsfaktoren (Tabelle 2) sind als gereinigte Polypeptide oder in rekombinanter Form kommerziell erhältlich. Aufgrund der Untersuchungen am Tier und beim Menschen fördern sie alle den Prozeß der Wundheilung. Um nur einige Beispiele aus der neuesten Literatur zu nennen, ein günstiger Effekt von PDGF konnte im Rahmen der Wundheilung diabetischer Mäuse [4], bei der Beschleunigung von Regeneration des periodontalen Halteapparates [7], bei der Kontrolle der Matrixbildung [11] und bei der Behandlung von Hypertonie-Ulzera beim Menschen beobachtet werden [14]. FGF zeigt in diesem Zusammenhang eine stimulierende Wirkung [3, 4, 11] ebenso wie EGF [6, 16]. TGF-beta kontrolliert die Narbenbildung [10, 11, 15]. TNF zeigte eine günstige [9] oder eine nachteilige Wirkung auf die Wundheilung [12].

Die Wachstumsfaktoren werden von Zellen an ganz bestimmten Stellen und zu ganz bestimmten Phasen während des Prozesses der Wundheilung freigesetzt oder sezerniert. Die Blutkoagulation und die Freisetzung von Granula aus den Plättchen sind verantwortlich für ihre frühe Präsenz während des Heilungsprozesses. Später dann werden sie durch einen anderen Satz von Wachstumsfaktoren ersetzt, die in genau definierten Mengen von anderen migrierenden Zellen wie Makrophagen, Lymphozyten und polymorphkernigen Leukozyten freigesetzt werden. Kurz darauf kann das Muster der Wachstumsfaktoren erneut wechseln bedingt durch Zunahme anderer zellulärer Elemente, die an der Angiogenese oder an der Bildung des kollagenen Netzwerkes beteiligt sind, welches letztendlich zur Narbenbildung führt. Bei einem solch komplizierten physiologischen Prozeß kann man annehmen, daß die Zugabe von Wachstumsfaktoren, die wahrscheinlich schon in ausreichenden Mengen vorhanden sind, wenig bringt. Außerdem muß man davon ausgehen, daß eine fortlaufende Applikation zu einer Abnahme ihrer Rezeptoren auf der Zellmembran führt und somit zu einer Suppression ihrer Aktivität. Die Situation dürfte bei der pathologischen Wundheilung etwas anders sein, da hier die Blutversorgung, die Bereitstellung erforderlicher Zellen oder Metabolite gestört ist. Weitere experimentelle und klinische Untersuchungen sind notwendig, um die Menge, die Art, den Zeitpunkt der Applikation von Wachstumsfaktoren und die günstige galenische Form, die eine optimale Aktivität gewährleistet, herauszufinden.

Mögliche ethische Probleme sollten auch Berücksichtigung finden. Die Menge von Wachstumsfaktoren, selbst wenn sie äußerlich auf die Wunde angewendet werden, ist meist groß genug, um den Organismus mit sehr wirksamen Mediatoren zu überschwemmen. Diese Wachstumsfaktoren sind bekanntlich auch an vielen anderen Prozessen beteiligt [2, 13]. Verschiedene Zelltypen können durch sie beeinflußt werden. Zellen, welche stimuliert werden, eine größere Menge von Membranrezeptoren zu exprimieren, könnten zur Proliferation angeregt werden. Dies könnte zu einer Vermehrung neoplastischer Zellen führen, die ohne diese Stimulation in einem Ruhezustand geblieben wären. Mögliche Risiken bestehen auch im Falle von Zellen, die einen gestörten Metabolismus aufweisen. So kann durch eine abnorme Modulation der metabolischen Aktivität glatter Muskelzellen in der Wand großer Gefäße als ernster Nebeneffekt eine Sklerose entstehen oder gefördert werden. Darüber hinaus können andere abnorme zelluläre Gewebsreaktionen induziert werden. Die Leber- und Lungenfibrose hängt tatsächlich von Wachstumsfaktoren ab, die aus dem zellulären Infiltrat stammen. Exogene Wachstumsfaktoren können möglicherweise den gleichen Reaktionstyp induzieren.

Ökonomische Probleme sind ein weiterer Punkt, über den man nachdenken sollte. Die Herstellung von Wachstumsfaktoren erfordert Techniken mit hohem Investitionsaufwand. Obwohl nach dem heutigen Stand der Technik große Mengen zu vernünftigen Preisen hergestellt werden können, müssen aber auch die Investitionen abgeschrieben werden. Der Preis der gereinigten Polypeptide ist hoch und wird wahrscheinlich hoch bleiben. Die Kosten sind auch im Verhältnis zum Nutzen zur Zeit noch ziemlich hoch. Dies sollte bei der Behandlung mit Wachstumsfaktoren berücksichtigt werden.

Literatur

1. Bernstein EF, Harisiadis L, Salomon G, Norton J, Sollberg S, Uitto J, Glatstein E, Glass J, Talbot T, Russo A, Mitchell JB (1991) Transforming growth factor-beta improves healing of radiation-impaired wounds. J Invest Dermatol 97:430–434
2. Border WA, Ruoslahti E (1992) Transforming growth factor-beta in disease – The dark side of tissue repair. J Clin Invest 90:1–7
3. Davidson JM, Broadley KN (1991) Manipulation of the wound-healing process with basic fibroblast growth factor. In: Baird A, Klagsbrun M, (eds) The fibroblast growth factor family. Ann New York Acad Sci, New York, pp 306–315
4. Greenhalgh DG, Sprugel KH, Murray MJ, Ross R (1990) Stimulated wound healing in the genetically diabetic mouse. Am J Pathol 136:1235–1246
5. Ksander GA (1989) Exogenous growth factors in dermal wound healing. Ann Rep Med Chem 24:223–232
6. Laato M, Heino J, Kahari VM, Niinikoski J, Gerdin B (1989) Epidermal growth factor (EGF) prevents methylprednisolone-induced inhibition of wound healing. J Surg Res 47:354–359
7. Lynch SE, Williams RC, Polson AM, Howell TH, Reddy MS, Zappa UE, Antoniades HN (1989) A combination of platelet-derived and insulin-like growth factors enhances periodontal regeneration. J Clin Per 16:545–548
8. Mauviel A, Heino J, Kahari VM, Hartmann DJ, Loyau G, Pujol JP, Vuorio E (1991) Comparitive effects of interleukin-1 and tumor necrosis factor-alpha on collagen production and corresponding procollagen messenger-RNA levels in human dermal fibroblasts. J Invest Dermatol 96:243–249
9. Mooney DP, Oreilly M, Gamelli RL (1990) Tumor necrosis factor and wound healing. Ann Surg 211:124–129
10. Pierce GF, Mustoe TA, Lingelbach J, Masakowski VR, Gramates P, Deuel TF (1989) Transforming growth factor-beta reverses the glucocorticoid-induced wound-healing defi-

cit in rats – Possible regulation in macrophages by platelet-derived growth factor. Proc Natl Acad Sci 86:2229–2233
11. Pierce GF, Tarpley JE, Yanagihara D, Mustoe TA, Fox GM, Thomason A (1992) Platelet-derived growth factor (BB homodimer), transforming growth factor-beta1, and basic fibroblast growth factor in dermal wound healing – Neovessel and matrix formation and cessation of repair. Am J Pathol 140:1375–1388
12. Rapala K, Laato M, Niinikoski J, Kujari H, Soder O, Mauviel A, Pujol JP (1991) Tumor necrosis factor alpha inhibits wound healing in the rat. Eur Surg Res 23:261–268
13. Roberts AB, McCune BK, Sporn MB (1992) TGF-Beta: Regulation of extracellular matrix. Kidney Int 41:557–559
14. Robson MC, Phillips LG, Thomason A, Robson LE, Pierce GF (1992) Platelet-derived growth factor-BB for the treatment of chronic pressure ulcers. Lancet 339:23–25
15. Shah, M, Foreman DM, Ferguson MWJ (1992) Control of scarring in adult wounds by neutralizing antibody to transforming growth factor beta. Lancet 339:213–214
16. Woodley DT, Peterson HP (1990) Enhancement of wound healing by epidermal growth factor. N Engl J Med 322:134

Mechanismen der zellulären Migration

K. Scharffetter-Kochanek, T. S. Lange und K. Kirchberg

Zusammenfassung

Die Migration unterschiedlicher Zellen spielt bei der Wundheilung eine zentrale Rolle. Es werden die wesentlichen Faktoren, die die Migration ermöglichen, wie Adhäsion, De-Adhäsion, Chemoattraktantien und Bestandteile der extrazellulären Matrix bei verschiedenen, am Wundheilungsprozeß beteiligten Zellen dargestellt. Die experimentellen Möglichkeiten, die Migration und damit die Wundheilung zu beeinflussen, umfassen u. a. sowohl den Einsatz von rekombinanten Wachstumsfaktoren und Zytokinen als auch dagegen gerichteter, neutralisierender Antikörper und „antisense Oligonukleotide".

Einleitung

Die kutane Wundheilung ist ein sehr komplexes zellbiologisches Geschehen. Es müssen verschiedene zelluläre und biochemische Vorgänge zeitlich koordiniert ablaufen, damit es zur Rekonstitution der Haut bzw. des Organismus kommen kann. Dabei spielt die subtil regulierte Migration unterschiedlicher Zellspezies eine entscheidende Rolle. So kommt es initial zur Einwanderung von polymorphkernigen neutrophilen Granulozyten, die Bakterien phagozytieren und den Gewebsdebris weiter abbauen. Etwas später migrieren Makrophagen, Endothelzellen und wundrandständige Fibroblasten in das Wundbett ein und bilden gemeinsam das Granulationsgewebe (Abb. 1). Während den einwandernden Makrophagen eine wesentliche Rolle in der perpetuierten Freisetzung von Wachstumsfaktoren zukommt, sorgen die einsprossenden Kapillaren für die nutritive Versorgung des neugebildeten Ersatzgewebes. Schließlich gleichen die ins Wundbett einwandernden wundrandständigen Fibroblasten durch die Synthese von extrazellulären Matrixproteinen den Gewebedefekt aus [24, 37, 38]. Darüber hinaus ist die Migration von Epidermiszellen für die parallel zur dermalen Wundheilung ablaufende Reepithelialisierung eine wesentliche Voraussetzung für die Differenzierung einer gegen Umwelteinflüsse resistenten und den Verbund zur Dermis leistenden Epidermis (Abb. 2).

Zu späten Phasen der Wundheilung konnten vermehrt T-Zellen im Ersatzgewebe nachgewiesen werden. Diese sind vermutlich nach erfolgtem Gewebeersatz für die Rückregulation der erhöhten Matrixsynthese verantwortlich [4, 5]. Die Migration dieser histogenetisch ganz unterschiedlichen Zellen muß subtil aufeinander abgestimmt sein, sonst kommt es zu Wundheilungsstörungen, die sich in hypertrophen Narben, Keloiden, Wunddehiszenzen, Kontrakturen und Atrophien manifestieren.

Der Migration dieser Zellspezies liegen komplizierte zellbiologische Mechanismen zugrunde. Im Folgenden werden die Zusammenhänge der für die Motilität von

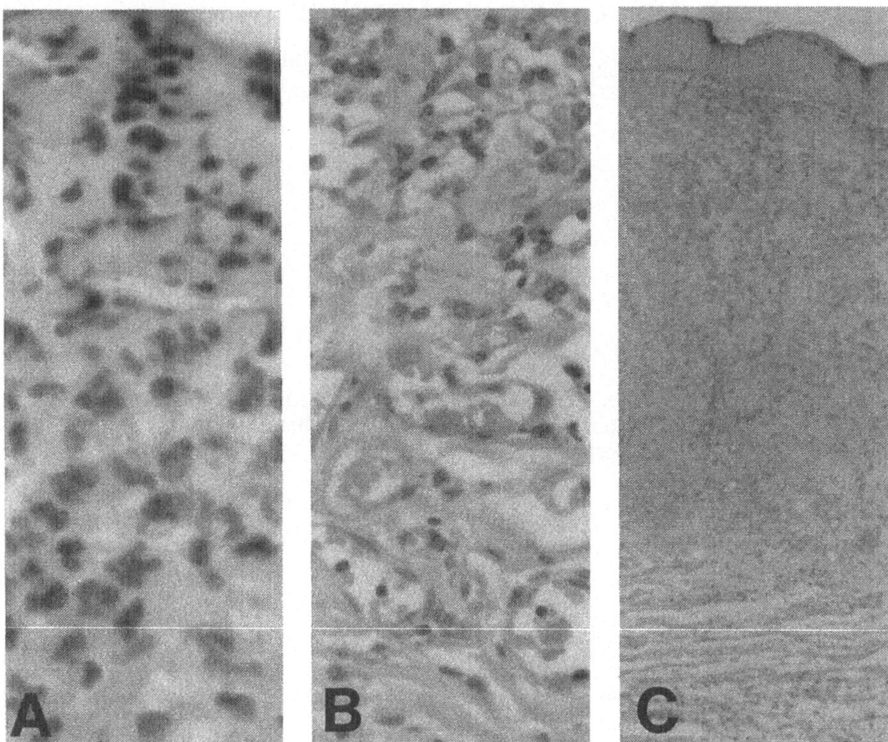

Abb. 1 A–C. Migration verschiedener Zelltypen während der Wundheilung. **A** Während initialer Phasen der Wundheilung kommt es zur Ansammlung von zahlreichen aktiv in die Wunde migrierenden polymorphkernigen neutrophilen Granulozyten. × 400. **B** 4 Tage nach Verletzung sind Endothelzellen, Makrophagen und Fibroblasten in das Wundbett eingewandert und bilden das Granulationsgewebe. × 250. **C** 13 Tage nach Verletzung findet sich eine zellreiche Narbe, die vorwiegend aus Fibroblasten besteht. × 100

Zellen wesentlichen Faktoren unter besonderer Berücksichtigung von chemoattraktiven Substanzen, Adhäsionsmolekülen und der extrazellulären Matrix dargestellt.

Bedeutung der chemoattraktiven Substanzen bei der Migration

Chemoattraktive Substanzen vermitteln die Chemotaxis. Diese ist als gerichtete Migration entlang eines Konzentrationsgradienten eines löslichen Chemoattraktans definiert. Es sind für verschiedene Zellspezies unterschiedliche chemoattraktive Substanzen bekannt. Diese umfassen einmal kleinere Peptide, die von Bakterienwänden stammen, wie bespielsweise N-Formyl-Methionin-Peptid-Rezeptor, Komplementfaktoren wie C5a, aber auch Zytokine vom Typ der Wachstumsfaktoren, wie dem Plättchenwachstumsfaktor (PDGF), dem Transformierenden Wachstumsfaktor-beta (TGF-β), Interleukin-1 (IL-1) und sog. „SIG-Interkrine" („Small-inducible-genes"), eine kürzlich entdeckte Gruppe, zu der auch IL-8, Thromboglobulin, Plättchenfak-

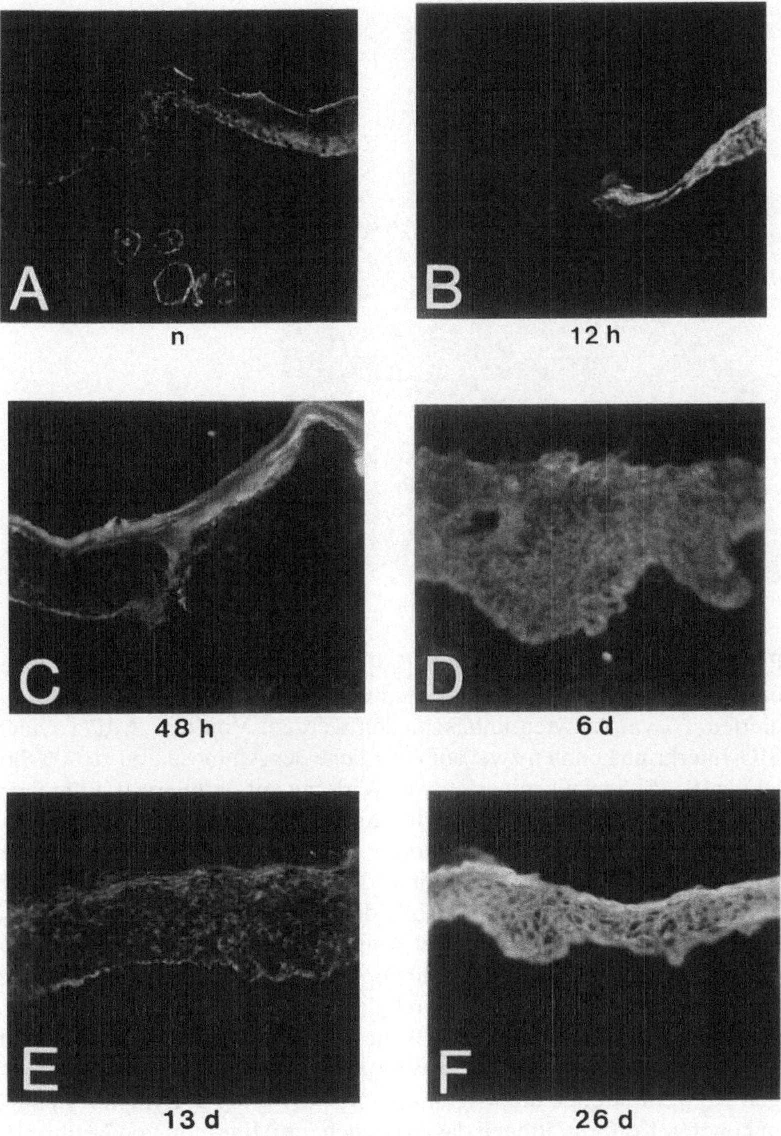

Abb. 2 A–F. Epidermale Wundheilung. **A** Intakte Haut, Antikörper gegen Keratin K5 markieren Epidermis und Haarfollikel. × 100. **B, C** Nach Verletzung migrieren epidermale Zellen über das Ersatzgewebe. × 100. **D** 6 Tage nach Verletzung ist die Epidermis hyperplastisch. × 100. **E, F** Die hyperplastische Epidermis wird auf die Ausgangsbreite remodelliert. × 100

tor-4 (PF-4), Makrophage Inflammatory Proteins (MIP-1α, MIP-1β) und Rantes gehören [31, 35, 44, 54].

Das besondere an den „SIG-Interkrinen" ist, daß einige Mitglieder dieser Familie eine ganz selektive chemoattraktive Wirkung auf bestimmte Leukozyten haben. So konnte für Rantes eine ganz selektive Wirkung auf T-Zellen vom „Memory/Helfer-

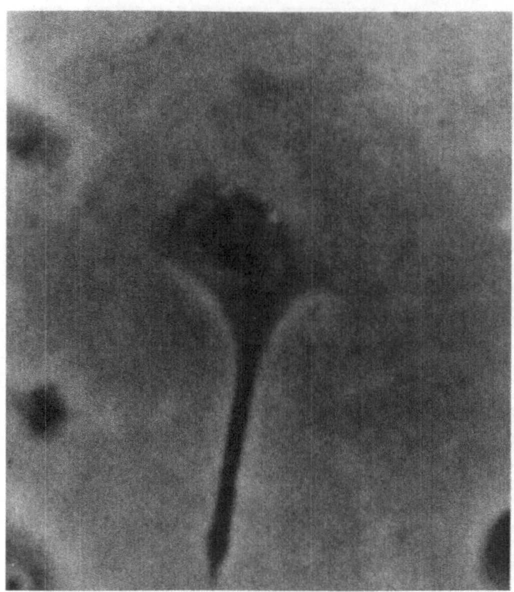

Abb. 3. Migrierender Keratinozyt mit Frontlamelle und schmalen hinteren Zytoplasmaanteilen. × 400

Phänotyp" nachgewiesen werden [36]. Memory-T-Lymphozyten können durch eine bestimmte Isoform des „Leukozyten-Common-Antigens" CD45 von nicht determinierten T-Lymphozyten unterschieden werden. Von der „MIP-1-Untergruppe" der SIG-Interkrine konnten zwei auf der Ebene der Aminosäuren zu 60% homologe Moleküle [8, 45], jeweils mit selektiver Wirkung auf definierte T-Lymphozyten-Subpopulationen, identifiziert werden. In vitro konnte gezeigt werden, daß MIP-1α auf T-Lymphozyten vom Killer-Phänotyp und B-Lymphozyten chemoattraktiv wirkt, während MIP-1β vorwiegend nicht determinierte Helfer-T-Zellen zur gerichteten Migration stimuliert [35]. Die Rolle der einzelnen Familienmitglieder der „SIG-Interkrine" bei der Wundheilung ist weitgehend ungeklärt. Es ist jedoch zu vermuten, daß die Anhäufung von T-Zell-Subpopulationen während späterer Phasen der Wundheilung durch eine gerichtete, durch definierte „SIG-Interkrine" stimulierte Migration bedingt ist. IL-8, das ebenfalls zu den „SIG-Interkrinen" gehört, entfaltet seine zellspezifische chemoattraktive Wirkung dosisabhängig. So stimuliert IL-8 in geringen Konzentrationen die Migration von aktivierten T-Lymphozyten (0,001 µg/ml), in höheren Konzentrationen dagegen auch die Migration von Neutrophilen [25].

Auch die länger bekannten Wachstumsfaktoren, wie TGF-β, stimulieren die gerichtete Wanderung von unterschiedlichen Zellspezies wie Makrophagen, Fibroblasten und Keratinozyten. Diese gleichzeitige Stimulation unterschiedlicher Zellspezies führt zur Koordination der epidermalen und der dermalen Wundheilung, insbesondere wenn man bedenkt, daß TGF-β die wundrandständigen Fibroblasten nicht nur zur Migration in das Wundbett, sondern auch deren Kollagensynthese stimuliert, und damit verschiedene für die Wundheilung wesentliche Fibroblastenfunktionen koordiniert.

Zusammenfassend spielen chemoattraktive Substanzen im Prozeß der Migration insofern eine ganz wesentliche Rolle, als sie die Affinität, aber auch die numerische

Zahl von Adhäsionsmolekülen, wie z.B. LFA-1 und β_1-Integrine ([20], Kirchberg, persönliche Mitteilung), sowie das motile Zytoskelett verändern können. Darüber hinaus wissen wir heute, daß chemoattraktive Substanzen die Richtung der zellulären Migration durch Bestandteile der extrazellulären Matrix festlegen können. Die molekularen Mechanismen der durch chemoattraktive Substanzen vermittelten zellulären Wanderung sind am besten an Leukozyten untersucht. Demnach handelt es sich um einen Rezeptor-vermittelten Prozeß [15, 42, 47]. Es gibt heute indirekte Hinweise dafür, wie eine Zelle einen Konzentrationsgradienten eines Chemoattraktans erkennt und mit gerichteter Migration antwortet. Wahrscheinlich führt der Konzentrationsgradient einer migrationsstimulierenden Substanz zu einer unterschiedlichen Besetzung der korrespondierenden zellmembrangebundenen Rezeptoren. Wenn man davon ausgeht, daß die Bindung des chemoattraktiven Liganden an den entsprechenden Rezeptor zu intrazellulären Veränderungen des Zytoskeletts führt, so könnte es zu einer Polarisierung der Zelle und damit zur gerichteten Migration kommen [19] (Abb. 3). Zumindest ist eine Polarisierung des N-Formyl-Methionin-Peptid-Rezeptors und des $\alpha_2\beta_1$-Integrins im Bereich der Frontlamelle von migrierenden Leukozyten und Epidermiszellen beobachtet worden [40, 52]. Nach Bindung des migrationstimulierenden Chemoattraktans kommt es zu einer Reihe von Reaktionen, wie verändertem Ionenfluß, Methylierung von Phospholipiden und Membranproteinen, sowie zur Zunahme verschiedener zyklischer Nukleotide. Diese Ergebnisse führen über bisher nicht geklärte Mechanismen zur Reorganisation des motilen Zytoskeletts [42].

Rolle der Adhäsionsmoleküle bei der Migration

Gerade in der letzten Zeit ist die Bedeutung der Adhäsionsmoleküle bei der Migration deutlich geworden, und bevor auf die Interaktion der Adhäsionsmoleküle untereinander und mit chemoattraktiven Substanzen eingegangen wird, sollen die einzelnen Familien der Adhäsionsmoleküle vorgestellt werden.

Bisher sind vier Familien von Adhäsionsmolekülen bekannt. Diese gehören zu der Familie der Integrine, der Immunglobuline, der Selektine und der Proteoglykanrezeptoren [13, 16, 21, 22, 34, 48–50].

Die Integrine sind Heterodimere, die aus kovalent miteinander verbundenen α- und β-Ketten aufgebaut sind. Zur Zeit lassen sich entsprechend der bekannten β-Ketten 6 Integrinuntergruppen unterscheiden. LFA-1, MAC-1 und p150,95 gehören zur β_2-Unterfamilie der Integrine und sind für die Adhäsion von Leukozyten an das Endothel von Blutgefäßen verantwortlich. Diese β_2-Integrine spielen eine große Rolle bei der aktiven Emigration von Leukozyten aus Blutgefäßen. Bei Patienten mit einer Mutation der β_2-Kette („Leukocyte adhesion deficiency") oder nach Behandlung von gesunden Leukozyten mit Antikörpern gegen die β_2-Kette können diese nicht mehr an Endothelzellen „andocken" und damit das Blutgefäß nicht mehr verlassen [3, 26]. Die β_2-Integrine auf Leukozyten binden an das endotheliale ICAM-1 [10, 46], LFA-1 kann zusätzlich noch über ICAM-2 an Endothelzellen binden [10]. ICAM-1 und ICAM-2 werden zur Familie der Immunglobulinähnlichen Adhäsionsmoleküle gerechnet [9, 53]. Diese Adhäsionsmoleküle spielen eine zentrale Rolle bei der Migration von residenten Zellen, aber auch von nicht residenten Zellen. So beruht beispielsweise die Ansammlung von polymorphkernigen neutrophilen Granulozyten während der initialen Phasen der Wundheilung oder auch letztlich von Makrophagen und T-Lymphozyten nicht darauf, daß Blut durch die Verletzung in das Gewebe austritt, sondern es handelt sich vielmehr um einen aktiven Prozeß. Diese in Blut- oder Lymphgefäßen befindlichen Zellen müssen aktiv und gezielt zunächst entgegen der Schwerkraft des Blutstroms an das Endothel der Blutgefäße anhaften, um dann transendothelial und durch die Basalmembran und das interstitielle Gewebe gezielt in Richtung eines Chemoattraktans zu migrieren.

Dieser erste Schritt der Adhäsion von nicht motilen Leukozyten an das Endothel als Voraussetzung für die zeitlich und örtlich koordinierte Migration ins Gewebe wird durch die Zusammenarbeit der Selektine mit β_2-Integrinen und Wachstumsfaktoren überhaupt erst möglich. Selektine sind die zuletzt entdeckte Familie der Adhäsionsmoleküle [49]. Sie bestehen aus einer aminoterminalen Lektin-Domäne, einer EGF-Domäne und sog. „consensus repeats". Lawrence u. Springer [27] konnten in eleganten Versuchen mit CD62 und ICAM-1 rekonstituierten Lipidfilmen unter den Bedingungen des strömenden Blutes zeigen, daß das Selektin CD62 Leukozyten aus dem Blut „fängt". Dabei rollen die Leukozyten zunächst auf dem endothelialen CD62, und erst nach Aktivierung mit definierten Chemoattraktantien können Leukozyten wahrscheinlich durch Affinitätsänderungen von LFA-1 bzw. Mac-1 an ICAM-1 binden [12, 23, 27]. Ohne die Vorarbeit der Selektine und der durch Chemoattraktantien induzierten Affinitätsänderungen von Leukozyten-Integrinen ist die dem Blutstrom widerstehende Adhäsion an das Endothel nicht möglich. Dabei sind Selektine nicht kontinuierlich auf der Endothelzelle exprimiert. Zumindest von CD62 ist bekannt, daß es in Weibel-Palade-Körperchen der Endothelzelle verpackt vorliegt und nur durch definierte Zytokine und Gerinnungsfaktoren stimuliert auf der Oberfläche der Endothelzelle exprimiert wird. Auf diese Weise ist auch die für die Adhäsion notwendige „Rolling" der Leukozyten sehr subtil reguliert. Ähnliche Beobachtungen wurden auch für ein anderes endotheliales Selektin (LECAM-1/Gp90[mel]) gemacht [46]. Zudem wird auch ICAM-1 durch verschiedene, während der entzündlichen Phase der Wundheilung freigesetzte Substanzen und chemoattraktive Zytokine, wie Lipopolysaccharid (LPS), IL-1, Tumor-Nekrose-Faktor-alpha (TNFα) durch Neusynthese induziert und trägt mit einer Verzögerung von einigen Stunden ebenfalls zur verbesserten Adhäsion von Leukozyten and Endothelzellen bei [14, 48]. Nach der Adhäsion des Leukozyten an die Endothelzelle muß er sich von der nicht motilen Zelle in eine aktiv und gezielt migrierende Zelle umwandeln, die sich zunächst mit der Basalmembran der Gefäße und dann mit den Strukturproteinen des dermalen Bindegewebes, wie Kollagen, Fibronektin und Laminin auseinandersetzen muß. Dabei sind insbesondere die β_1-Integrine von Bedeutung, wenn auch die molekularen Mechanismen weitgehend unbekannt sind. Zusätzlich werden auf Leukozyten verschiedene β_2-Integrine exprimiert. Wahrscheinlich läßt sich die Beobachtung, daß die Motilität von normalen humanen T-Lymphozyten auf mit bovinem Serumalbumin beschichteten Petrischalen deutlich stimuliert ist, nur über eine Kollagenrezeptor ($\alpha_1\beta_1$, $\alpha_2\beta_1$) vermittelte Interaktion mit Kollagen erklären, ähnlich unseren Befunden der Kollagen-induzierten „Random-Migration" von Epidermiszellen [40].

Interessant ist, daß β_1-Integrine und LFA-1 von Lymphozyten koordiniert reguliert werden. So nimmt erst nach Stimulation mit Phorbolestern oder Vernetzung des T-Zell-Rezeptors die Affinität zu einzelnen Bestandteilen der extrazellulären Matrix

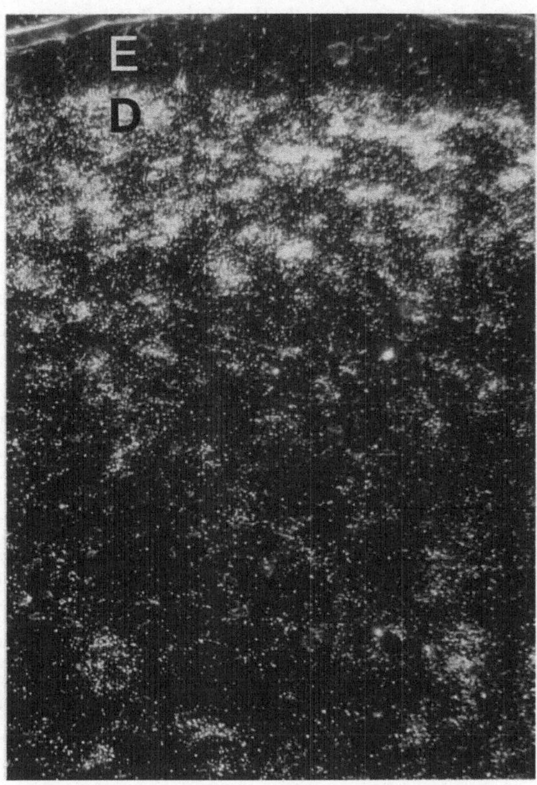

Abb. 4. In-situ-Hybridisierung – Dunkelfeldmikroskopie. 13 Tage nach Verletzung findet sich unter der Epidermis *(E)* eine starke Markierung der in der neugebildeten Dermis *(D)* befindlichen Fibroblasten. Hybridisierung mit der „α_1(I)-antisense-RNS-Probe" ($1,5 \times 10^6$ cpm/Schnitt). $\times 250$

stark zu. Das könnte bedeuten, daß der Lymphozyt, nachdem er aus dem Blutstrom „herausgefangen" wurde, an das Endothel bindet und dann durch hochaffine β_1-Integrine bereit ist, mit Bestandteilen der Basalmembran des Gefäßes und Bestandteilen des dermalen Bindegewebes zu interagieren.

Die Rolle der β_1-Integrine bei der Kollagen- und Fibronektin-induzierten Migration konnten wir für Fibroblasten und Keratinozyten aufklären, und es ist möglich, daß Integrine auch bei der Wanderung durch die dreidimensionale Matrix eine Rolle spielen. Bei der Kollagen-induzierten Migration von Epidermiszellen (HaCaT), primären Keratinozyten und Fibroblasten spielt das $\alpha_2\beta_1$-Integrin eine entscheidende Rolle. Das konnte durch Verwendung von funktionsblockierenden Antikörpern gegen unterschiedliche Integrinuntereinheiten im Migrationsassay gezeigt werden [40]. Durch Antikörper gegen die α_2-Untereinheit kann die Kollagen-induzierte Migration vollständig blockiert werden, nicht jedoch durch Antikörper gegen die α_3-, α_6-Untereinheit oder Antikörper gegen die HLA I-Determinante [40]. Die Spezifität der Inhibition der Kollagen-induzierten Migration durch Antikörper gegen die α_2-Untereinheit konnte dadurch erhärtet werden, daß die Fibronektin-induzierte Wanderung völlig unverändert in Anwesenheit des Antikörpers gegen die α_2-Untereinheit war, jedoch, wie zu erwarten, durch den Antikörper gegen die β_1-Untereinheit blockiert werden konnte. Ähnliche Befunde konnten auch für die Kollagen-induzierte Migration bei Fibroblasten gezeigt werden (Scharffetter-Kochanek, nicht veröffentlicht).

Dadurch kommt dem Kollagen insofern eine zentrale Rolle bei der kutanen Wundheilung zu, als es auf der einen Seite die Reepithelialisierung fördert, auf der anderen Seite aber auch an der Rekrutierung der wundrandständigen Fibroblasten in das Wundbett beteiligt ist. Mit der In-situ-Hybridisierung konnten wir zeigen, daß in späten Phasen der Wundheilung die Kollagensynthese direkt unter der sich rekonstituierenden Epidermis stattfindet [37, 38] (Abb. 4), so daß bei einer noch nicht wieder aufgebauten Basalmembranzone ein direkter Kontakt der Epidermis zum neusynthetisiertem Kollagen gegeben ist.

Die Migration kann als koordiniertes Zusammenspiel von Adhäsion und De-Adhäsion verstanden werden. Dabei gibt es bereits Hinweise, daß die unterschiedliche und transiente Affinitätserholung des $\alpha_2\beta_1$-Rezeptors, aber auch verschiedener β_2-Integrine bei der Migration von Fibroblasten, Keratinozyten und Lymphozyten eine Rolle spielen könnte ([18, 48], Lange, persönliche Mitteilung).

Die unterschiedliche und wechselnde Affinität des Rezeptors würde der Zelle die Möglichkeit bieten, sich nach Adhäsion an Kollagen mittels des Zytoskeletts an diese Haftstelle zu ziehen, die Haftung müßte dann „gelöst" werden (Umschalten vom hochaffinen zum niederaffinen Rezeptor), damit die Zytoplasmaanteile, die jetzt vor der Haftstelle liegen, wiederum über die hochaffine Adhäsion die rückwärtigen Zytoplasmaanteile nachziehen können. Neben der transienten Affinitätsänderung der Migration vermittelnden Integrine wäre die Lösung der Bindung des $\alpha_2\beta_1$-Rezeptors an Kollagen (De-Adhäsion) auch durch lokalisiert sezernierte Proteasen denkbar. Der wandernde Fibroblast oder Keratinozyt könnte sich so proteolytisch den Weg durch die extrazelluläre Matrix bahnen. So konnte bereits gezeigt werden, daß die Schnittstelle der 72-kd-Kollagenase der Bindungsstelle des entsprechenden Integrins an Kollagen-Typ IV entspricht [52]. Bisher gibt es zahlreiche Daten zur Migration von Tumorzellen durch unterschiedliche Komponenten des Bindegewebes im Rahmen der Tumorinvasion oder Metastasierung [28]. Dabei konnte gezeigt werden, daß Tumorzellen an der Zelloberfläche Proteasen exprimieren [7], die lokalisiert sezerniert zur Degradation von Basalmembranproteinen [17, 30] und interstitiellen Kollagenen führen.

Wir konnten zeigen, daß TNF-α die Fibroblastenkollagenase (MMP-1) stimuliert [39]. Nur mit TNF-α vorinkubierte Fibroblasten sind in der Lage, durch eine Kollagenmatrix in Richtung des Chemoattraktans zu migrieren [43]. Dagegen wird die Wanderung vom Fibroblasten durch Kollagen-Typ IV und Laminin durch Vorinkubation der Fibroblasten mit TNF-α nicht verändert. Diese Ergebnisse machen es wahrscheinlich, daß die Migration des Fibroblasten durch ein dreidimensionales Kollagengel durch die Zytokin-induzierte interstitielle Kollagenase vermittelt wird. Der genaue molekulare Mechanismus ist jedoch nicht detailliert untersucht, und es ist unklar, ob bei der Migration durch eine Kollagenmatrix neben den degradierenden Matrix-Metalloproteinasen Integrinrezeptoren eine Rolle spielen.

Bedeutung der extrazellulären Matrix bei der Migration

Bisher gibt es zahlreiche Hinweise, daß Keratinozyten, Fibroblasten und Endothelzellen durch eine Reihe unterschiedlicher Strukturproteine zur Migration stimuliert werden [1, 2, 6, 11, 29, 32, 33]. Wir konnten jetzt zeigen, daß die Migration der humanen Keratinozytenzellinie HaCaT, aber auch die Migration von primären humanen Keratinozyten und Fibroblasten durch Kollagen-Typ I, III, V und Fibronektin induziert werden kann, während Laminin keinerlei Einfluß auf die Migration von Epidermiszellen und Fibroblasten hat. Da die Epidermiszellen während der kutanen Wundheilung direkten Kontakt mit unterschiedlichen dermalen Strukturproteinen haben, ist es biologisch sinnvoll, daß einige dieser sequentiell während der Wundheilung synthetisierten Proteine des dermalen Ersatzgewebes die gerichtete Migration und damit die Reepithelialisierung fördern, andere Proteine dagegen, nach erfolgter Reepithelialisierung, die Migration inhibieren [41].

Perspektiven

Es ergeben sich experimentell mehrere Möglichkeiten, die Migration und damit die Wundheilung zu beeinflussen. Zum einen konnten bestimmte Aminosäuresequenzen im Fibronektin identifiziert werden, die für die migrationstimulierende Wirkung von Fibronektin verantwortlich sind. Es ist denkbar, diese Peptide gegen den Angriff von Proteasen in der Wundflüssigkeit durch chemische Modifikation zu stabilisieren und so ihren migrationsfördernden Effekt auszunutzen. Zudem stehen heute zahlreiche Wachstumsfaktoren und Zytokine, die die Migration unterschiedlicher Zellspezies stimulieren, rekombinant zur Verfügung. Einige dieser Wachstumsfaktoren befinden sich bereits in der klinischen Prüfung.

Zum anderen ist es experimentell möglich, die Wirkung dieser chemoattraktiven Wachstumsfaktoren durch neutralisierende Antikörper bzw. „antisense-Oligonukleotide", die deren Translation blockieren, zu inhibieren. Zudem kann die Adhäsion von Zellen des strömenden Blutes an das Endothel als wesentliche Voraussetzung für die Migration in das Wundbett durch blockierende Antikörper gehemmt werden. Kürzlich konnte gezeigt werden, daß zytotoxische T-Lymphozyten (CD8) die Kollagensynthese nach erfolgtem Gewebeersatz supprimieren [4, 5] und damit zur am Bedarf des Gewebeersatzes orientierten Wundheilung beitragen können. Bei diesen experimentellen Ansätzen wird vermutlich nicht nur die durch Strukturproteine und Wachstumsfaktoren bedingte Migration moduliert, sondern andere Zellfunktionen, wie Proliferation und Synthese und Degradation von Strukturproteinen. Ob diesen experimentellen Ansätzen klinisch eine Bedeutung zukommen wird, bleibt abzuwarten.

Danksagung. Die Forschung im Rahmen dieser Fragestellung wurde vom Bundesministerium für Forschung und Technologie, der Deutschen Forschungsgemeinschaft und von der Firma Beiersdorf, Hamburg, gefördert.

Literatur

1. Albini A, Adelmann-Grill BC (1985) Collagenolytic cleavage products of collagen type I as chemoattractants for human dermal fibroblasts. Eur J Cell Biol 36:104–107
2. Albini A, Allavena G, Melchiori A, Giancotti F, Richter H, Comoglio PM, Parodi S, Martin GR, Tarone G (1987) Chemotaxis of 3T3 and SV3T3 cells to fibronectin is mediated through the cell-attachment site in fibronectin and a fibronectin cell surface receptor. J Cell Biol 105:1867–1872

3. Anderson DC, Springer TA (1987) Leukocyte adhesion deficiency: an inherited defect in the Mac-1, LFA-1 and p150,95 glycoproteins. Annu Rev Med 38:175–194
4. Barbul A (1988) Role of the T cell-dependent immune system in wound healing. Prog Clin Biol Res 266:161–175
5. Barbul A, Breslin RJ, Woodyard JP, Wasserkrug HL, Efron G (1989) The effect of in vivo T helper and T suppressor lymphocyte depletion on wound healing. Ann Surg 209:479–483
6. Bowersox JC, Sorgente N (1982) Chemotaxis of aortic endothelial cells in response to fibronectin. Cancer Res 42:2547–2551
7. Brown PD, Levy AT, Margulies I, Liotta L, Stetler-Stevenson WG (1990) Independent expression and cellular processing of the 72-kDa type IV collagenase and interstitial collagenase in human tumorigenic cell liness. Cancer Res 50:6184–6191
8. Davatelis G, Tekamp-Olsen P, Wolpe SD, Hermsen K, Luedeke C, Gallegos C, Coit D, Merryweather J, Cerami A (1988) Cloning and characterization of a cDNA for murine macrophage inflammatory protein (MIP), a novel monokine with inflammatory and chemokinetic properties. J Exp Med 167:1939–1944
9. Davies DR, Padlan EA (1975) Three dimensional structure of immunoglobulins. Annu Rev Biochem 44:639–667
10. Diamond MS, Staunton DE, de Fougerolles AR, Stacker SA, Garcia-Aguilar J, Hibbs ML, Springer TA (1990) ICAM-1 (CD54): a counter-receptor for Mac-1 (CD11b/CD18). J Cell Biol 111:3129–3139
11. Donaldson DJ, Mahan JT, Smith GN (1988) New epidermal cell migration over collagen and fibronectin involves different mechanisms. J Cell Sci 90:325–333
12. Dustin ML, Springer TA (1989) T cell receptor cross-linking transiently stimulates adhesiveness through LFA-1. Nature 341:619
13. Esko JD (1991) Genetic analysis of proteoglycan, structure, function and metabolism. Curr Opin Cell Biol 3:805–817
14. Ford HR, Hoffman RA, Wing EJ, Magee DM, McIntyre L, Simmons RL (1989) Characterization of wound cytokines in the sponge matrix model. Arch Surg 124:1422–1428
15. Goetzl EJ, Foster DW, Goldman DW (1981) Isolation and partial characterization of membrane protein constituents of human neutrophil receptors for chemotactic formylmethionyl peptides. Biochemistry 20:5717–5722
16. Goldstein LA, Zhou DFH, Picker LJ, Minty CN, Bargatze RF, Ding JF, Butcher EC (1989) A human lymphocyte homing receptor, the hermes antigen, is related to cartilage proteoglycan core and link proteins. Cell 56:1063–1072
17. Gottesman M (1990) The role of proteases in cancer. Semin Cancer Biol 1:97–160
18. Greziak JJ, Davis GE, Kirchhofer D, Pierschbacher MD (1992) Regulation of $\alpha_2\beta_1$-mediated fibroblast migration on type I collagen by shifts in the concentrations of extracellular Mg^{2+} and Ca^{2+}. J Cell Biol 117:1109–1117
19. Grotendorst GR, Martin GR (1986) Cell movements in wound-healing and fibrosis. In: Schattenkirchner M (ed) Rheumatology – An Annual Review, vol 10. Karger, Basel, pp 385–403
20. Heino J, Ignotz RA, Hemler ME, Crouse C, Massagué J (1989) Regulation of cell adhesion receptor by transforming growth factor-β. Concomittant regulation of integrins that share a common β_1 subunit. J Biol Chem 264:380–388
21. Hemler ME (1990) VLA proteins in the integrin family: structures, functions, and their role on leukocytes. Annu Rev Immunol 8:365–400
22. Hynes RO (1987) Integrins: a family of cell surface receptors. Cell 48:549–554
23. Ignotz RA, Massagué J (1987) Cell adhesion protein receptors as target for transforming growth factor-β. Cell 51:187–197
24. Kurkinen M, Vaheri A, Roberts PJ, Stenman S (1980) Sequential appearance of fibronectin and collagen in experimental granulation tissue. Lab Invest 43:47–51
25. Larsen CG, Anderson AO, Appella E, Oppenheim JJ, Matsushima K (1989) The neutrophil-activating protein (NAP-1) is also chemotactic for T lymphocytes. Sciences 243:1464–1466
26. Larson RS, Springer TA (1990) Structure and function of leukocyte integrins. Immunol Rev 114:181–217

27. Lawrence MB, Springer TA (1991) Leukocytes roll on a selectin at physiological flow rates: Distinction from and prerequisite for adhesion through integrins. Cell 65:859–873
28. Liotta LA, Steeg PS, Stetler-Stevenson WG (1991) Cancer metastasis and angiogenesis: An imbalance of positive and negative regulation. Cell 64:327–336
29. McCarthy JB, Furcht LT (1984) Laminin and fibronectin promote the haptotactic migration of B16 mouse melanoma cells in vitro. J Cell Biol 98:1474–1480
30. Nakajima M, Lotan D, Baig MM, Carralero RM, Wood WR, Hendrix MJG (1989) Inhibition of retinoic acid of type IV collagenolysis and invasion through reconstituted basement membrane by metastatic rat mammary adenocarcinoma cells. Cancer Res 49:1696–1706
31. Oppenheim JJ, Zachariae COC, Mukaida N, Matsushima K (1991) Properties of the novel proinflammatory supergene „intercrine" cytokine family. Annu Rev Immunol 9:617–648
32. Postlethwaite AE, Keski-Oja J, Balian G, Kang AH (1981) Induction of fibroblast chemotaxis by fibronectin. Localization of the chemotactic region to a 140,000-molecular weight non-gelatin-binding fragment. J Exp Med 153:494–499
33. Postlethwaite AE, Seyer JM, Kang AH (1978) Chemotactic attraction of human fibroblasts to type I, II, and III collagens and collagen-derived peptides. Proc Natl Acad Sci USA 75:871–875
34. Ruoslahti E (1991) Integrins. J Clin Invest 87:1–5
35. Schall TJ (1991) Biology of the RANTES/SIS Cytokine family. Cytokine 3:165–184
36. Schall TJ, Bacon K, Toy KJ, Goeddel DV (1990) Selective attraction of monocytes and T lymphocytes of the memory phenotype by cytokine RANTES. Nature 347:669–671
37. Scharffetter K, Kulozik M, Stolz W, Lankat-Buttgereit B, Hatamochi A, Söhnchen R, Krieg T (1989a) Localization of collagen α_1 (I) gene expression during wound healing by in situ hybridization. J Invest Dermatol 93:405–412
38. Scharffetter K, Stolz W, Lankat-Buttgereit B, Mauch C, Kulozik M, Krieg T (1989b) In situ hybridization – a useful tool for studies on collagen gene expression in cell culture as well as in normal and altered tissue. Virchows Arch (Cell Pathol) 56:299–306
39. Scharffetter K, Heckmann M, Hatamochi A, Mauch C, Stein B, Riethmüller G, Ziegler-Heitbrock H-WL, Krieg T (1989c) Synergistic effect of tumor necrosis factor-α and interferon-gamma on collagen synthesis of human fibroblast in vitro. Exp Cell Res 181:409–419
40. Scharffetter-Kochanek K, Klein CE, Heinen G, Mauch C, Schaefer T, Adelmann-Grill BC, Goerz G, Fusenig NE, Krieg TM, Plewig G (1992) Migration of a human keratinocyte cell line (HaCaT) to interstitial collagen Type I is mediates by the $\alpha_2\beta_1$-integrin receptor. J Invest Dermatol 98:3–11
41. Scharffetter-Kochanek K, Heinen G, Lange S, Kirchberg K, Goerz G, Fusenig NE, Plewig G (1993) Collagen type-I is chemoattractive for the human keratinocyte cell line (HaCaT). In: Bernd A, Bereiter-Hahn J, Hevert F, Holzmann H (eds) Cell and tissue culture models in dermatological research. Springer, Berlin Heidelberg New York Tokyo
42. Schiffmann E (1982) Leukocyte chemotaxis. Annu Rev Physiol 44:553–568
43. Schirren CG, Scharffetter K, Hein R, Braun-Falco O, Krieg T (1990) Tumor necrosis factor α induces invasiveness of human skin fibroblasts in vitro. J Invest Dermatol 94:706–710
44. Schröder J-M, Persoon NLM, Christophers E (1990) Lipopolysaccharide-stimulated human monocytes secrete, apart from neutrophil-activating peptide 1/interleukin 8, a second neutrophil-activating protein. J Exp Med 171:1091–1100
45. Sherry B, Tekamp-Olson P, Gallegos C, Bauer D, Davatelis G, Wolpe SD, Masiarz F, Coit D, Cerami A (1988) Resolution of the two components of macrophage inflammatory protein 1, and cloning and characterization of one of those components, macrophage inflammatory protein 1β. J Exp Med 168:2251–2259
46. Smith CW, Kishimoto TK, Abbassi O, Hughes B, Rothlein R, McIntire LV, Butcher E, Anderson DC (1991) Chemotactic factors regulate lectin adhesion molecule 1 (LECAM-1)- dependent neutrophil adhesion to cytokine-stimulated endothelial cells in vitro. J Clin Invest 87:609–618
47. Snyderman R, Goetzl EJ (1981) Molecular and cellular mechanisms of leukocyte chemotaxis. Science 213:830–837
48. Springer TA (1990) Adhesion receptors of the immune system. Nature 346:425–433

49. Springer TA, Lasky LA (1991) Sticky sugars for selections. Nature 349:196–197
50. Stamenkovic I, Amiot M, Pesando JM, Seed B (1989) A lymphocyte molecule implicated in lymph node homing is a member of the cartilage link protein family. Cell 56:1057–1062
51. Sullivan SJ, Daukas G, Zigmond SH (1984) Asymmetric distributions of the chemotactic peptide receptor on polymorphonuclear leukocytes. J Cell Biol 99:1461–1467
52. Vandenberg P, Kern A, Ries A, Luckenbill-Edds L, Mann K, Kühn K (1991) Characterization of a typ IV collagen major cell binding site with affinity to the $\alpha_1\beta_1$ and the $\alpha_2\beta_1$ integrins. J Cell Biol 113:1475–1483
53. Williams AF, Barclay AN (1988) The immunoglobulin superfamily – Domains for cell surface recognition. Annu Rev Immunol 6:381–405
54. Wolpe SD, Cerami A (1989) Macrophage inflammatory protein 1 and 2: members of a novel superfamily of cytokines. FASEB J 3:2565–2573

Differentielle Veränderungen epidermaler Integrinmuster in Modellepithelien transformierter benigner und maligner Keratinozyten (HACAT-RAS)

D. Breitkreutz, H.-J. Stark, M. Baur und N. E. Fusenig

Zusammenfassung

Aufgrund ihrer Bedeutung für Gewebestrukturierung und Interaktion mit extrazellulärer Matrix (ECM) wurden die Integrinmuster normaler Human-Keratinozyten, der gut differenzierenden Zellinie HaCaT, sowie von benignen und malignen HaCaT-ras Zellklonen analysiert. Vergleichbar zu Epidermis und Transplantaten normaler Zellen (auf thymus-aplastischen Nacktmäusen) war die Lokalisation der Integrine $\alpha2\beta1$ und $\alpha3\beta1$ (Immunfluoreszenz) in Epithelien von HaCaT und benignen Zellen perizellulär und weitgehend auf die Basalzellschicht beschränkt, während $\alpha6\beta4$ größtenteils eine polare Verteilung assoziiert mit Basalmembrankomponenten zeigte. Dagegen kam es in Transplantaten maligner Zellen zu einer drastischen Expansion aller Integrine weit in suprabasale Bereiche mit gelegentlich fokal stark erhöhter Konzentration von $\alpha6\beta4$. Diese Veränderungen waren auch in organotypischen Kokulturen maligner Zellen mit Fibroblasten manifest und dabei strikt abhängig von vitalen Funktionen der Mesenchymzellen. Die negative Korrelation der Integrinmuster mit dem Differenzierungsgrad und die verstärkte Expression in invasiven Bereichen unter Verlust der Zellpolarität deuten auf ursächliche Zusammenhänge mit malignem Wachstumsverhalten hin.

Einleitung

Aufgrund des ubiquitären Vorkommens der Integrine in praktisch allen Zelltypen und ihrer Interaktion mit unterschiedlichsten Liganden kommt diesen Transmembranproteinen unter den zellulären Adhäsionskomplexen eine herausragende Rolle zu. Dies gilt sowohl für homologe und heterologe Zell-Zell-Interaktionen als auch für die zellulären Wechselwirkungen mit der umgebenden extrazellulären Matrix (ECM). Integrine bilden obligate Heterodimere, wobei in der Normalsituation in Humanepidermis hauptsächlich die Integrine $\alpha2\beta1$ und $\alpha3\beta1$ sowie $\alpha6\beta4$ angetroffen werden. Die Integrine $\alpha2\beta1$ und $\alpha3\beta1$ sind dabei überwiegend im apikalen und lateralen Membranbereich basaler Zellen und in geringem Maß perizellulär in den untersten suprabasalen Zellschichten lokalisiert [10, 16], entgegen dem eher gegenläufigen Gradienten in der Expression von E-Cadherin [5, 25] und desmosomalen Strukturen [1, 11, 22]. Entsprechend anderen Zelltypen scheinen diese Integrine intrazellulär über Talin, Vinculin, α-Aktinin [2, 6] mit dem Aktin-Mikrofilamentsystem assoziiert zu sein. Ob dabei homologe Zellkontakte (wie bei Cadherinen) gebildet werden oder spezifische extrazelluläre Liganden innerhalb der Epidermis in situ involviert sind, ist derzeit allerdings noch offen. Im Gegensatz hierzu ist $\alpha6\beta4$ selektiv am basalen Pol der Basalzellen lokalisiert [10, 16, 18] und offensichtlich als Bestandteil der Hemidesmosomen sowohl mit dem Keratinfilamentsystem (Keratin K5 [10, 24]) als auch mit Komponenten der Basalmembran assoziiert. Für ihre entscheidende Rolle bei der Steuerung des Funktionszustandes der Keratinozyten spricht die drastische Umorientierung der Integrinkomplexe unter Kulturbedingungen überwiegend zur Basalseite der Zellmembran, wo sie augenscheinlich „integrale" Komponenten der Zellanheftungsstellen, der sog. „Focal Adhesion Plaques" bilden [10, 18]. Induziert wird in vitro, zumindest nach Zellpassagierung, als weiterer Integrinkomplex $\alpha5\beta1$ [19] der „klassische" Fibronektinrezeptor, neben möglicherweise anderen wie etwa $\alpha V\beta3$, ein typischer Vertreter der Vitronektinrezeptoren. Neben $\alpha2\beta1$ (nachgewiesen an Funktionstests mit HaCaT Zellen [21]) spielen diese Integrine sicher auch für das migratorische Verhalten der Keratinozyten eine Rolle. Dies entspricht der Funktion von $\alpha2\beta1$ in Fibroblasten, die es den Zellen ermöglicht, in nativen Typ-I-Kollagengelen zu wandern und diese Matrix zu kontrahieren [15]. Des weiteren gibt es etliche Hinweise für eine erhöhte Expression von $\alpha6\beta4$ (möglicherweise auch $\beta4$-Spleißvarianten [13, 24]) in Karzinomen sowie Überexpression beispielsweise von $\alpha2\beta1$ oder Induktion von $\alpha5\beta1$ in Sarkomen und malignen Melanomen in Korrelation zu invasivem Wachstum (z. B. [14, 15]). Entsprechend der postulierten engen Assoziation von $\alpha6\beta4$ mit Bullous Pemphigoid (BP) Antigen als integralem Bestandteil der Hemisdesmosomen [22] erhebt sich die Frage, ob es in Tumorzellgeweben zu einem Wechsel der „Fronten" und damit dem Umdirigieren der Integrininteraktion mit anderen zytoplasmatischen Komplexen kommt. Denkbare Mechanismen sind hierbei Veränderungen im Glykosylierungsmuster oder Phosphorylierungsgrad der Integrine selbst oder von potentiell assoziierten Proteinkomplexen [2, 6], aber auch proteolytische Modifikationen.

Um die Rolle transformationsbedingter Veränderungen der Integrinexpression und Lokalisation für Wachstumsverhalten, Differenzierung und Gewebestrukturierung näher zu charakterisieren, haben wir rekonstituierte Gewebe in vivo (Zelltransplantate) und in vitro (organotypische Kokulturen mit Fibroblasten) untersucht. Für diese Arbeiten konnten wir neben normalen Keratinozyten auf die gut differenzierende Humanzellinie (HaCaT [3]) und davon abgeleitete mit Ha-ras-Onkogen transfizierte Zellklone (HaCaT-ras: benigne und maligne Varianten [4]) zurückgreifen. Ein wesentlicher Vorteil für diese vergleichenden Untersuchungen war der gemeinsame Ursprung dieser Zellinien, was die Schlußfolgerung aus diesen Experimenten weiter bestärkt, daß malignes bzw. invasives Wachstumsverhalten eng mit Veränderungen des regulären Integrinmusters, aber nicht zwingend mit der Differenzierungsleistung korreliert ist.

Ergebnisse

Wachstum und Differenzierung humaner Keratinozytenlinien in Gewebekultur

Die spontane Humankeratinozytenlinie HaCaT zeigt im Gegensatz zu den meisten viral (durch Infektion oder DNA-Transfektion) transformierten Linien einen zu normalen Epidermiszellen weitgehend vergleichbaren Phänotyp [3, 8, 20], einschließlich ihrer Reaktion auf Modulatoren der Differenzierung wie etwa Ca^{2+} und Retinoide [8, 9]. Unter konventionellen Kulturbedingungen hatten auch die meisten HaCaT-ras-Klone (Ha-ras-Onkogen transfiziert) ein ähnliches Wachstums- und Differenzierungsverhalten. So war in den meisten Fällen die morphologische Differenzierung

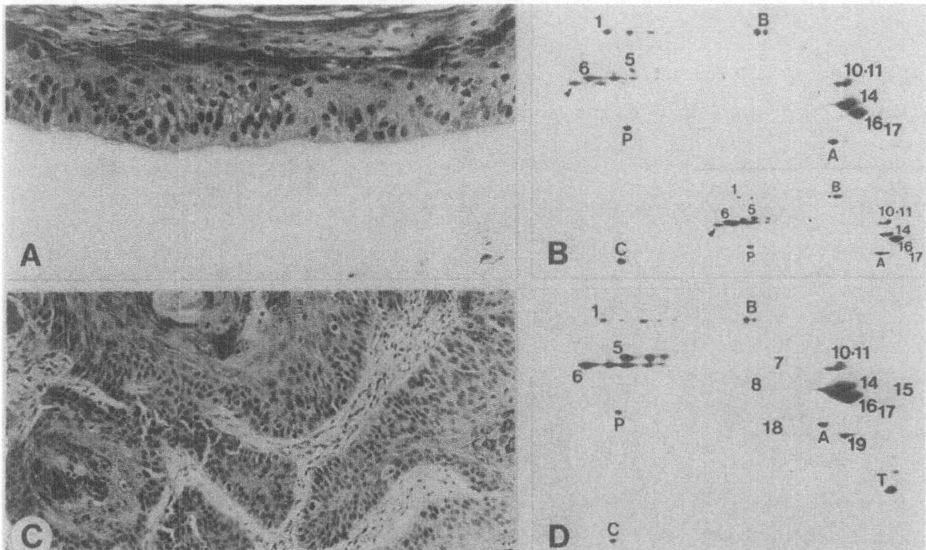

Abb. 1 A–D. Histologie und entsprechende Keratin-2D-Muster von Zelltransplantat und Nacktmaus-Tumor. Morphologie und Keratinmuster von HaCaT-Zelltransplantat (**A, B**) sowie Keratine im Transplantat normaler Keratinozyten (*Insert*, **B**); hoch differenzierter Tumor mit Keratinmuster von malignem Klon HaCaT II-3 (**C, D**). **A, C** HE-Färbung (× 180); **B, D** zweidimensionale Gelelektrophorese (NEPHGE, SPAGE vgl. [20])

(Schichtenbildung, Hornschuppen) und Expression entsprechender Keratine (K1 und K10) durch erhöhte Zelldichte (nach Wachstumsschub), Anhebung des Ca^{2+}- oder Absenkung des Retinoid-Spiegels deutlich induzierbar [8, 9, 9a, 20]. Wachstumsunterschiede wurden nur unter Mangelbedingungen („Mager"-Medien) sichtbar, wobei alle tumorigenen Zellklone eine geringere Abhängigkeit von Serum oder Wachstumsfaktoren zeigten [Hülsen et al., Baur et al., in Vorbereitung]. Darüber hinaus waren nur die malignen Klone praktisch resistent gegen Hemmung durch TGF-β [Hülsen et al., in Vorbereitung].

Rekonstituierte Epithelien in vivo – Zelltransplantate auf Nacktmaus

Die Transplantation von Zellen auf Wirtsmesenchym bietet optimale Voraussetzungen für die Expression des epidermalen Phänotyps [12, 17] und entsprechender intra- und extrazellulärer Strukturproteine wie etwa Basalmembrankomponenten, spezifische Keratine und andere Differenzierungsmarker (z. B. Abb. 1 A, B [3, 7, 12]). Andererseits treten hierbei auch maligne Eigenschaften tumorigener Zellen deutlich zu Tage. Entsprechend früheren Ergebnissen an malignen Mauszellinien [7, 12] wuchsen ausschließlich die malignen HaCaT-ras-Klone (Bildung von Plattenepithelkarzinomen nach subkutaner Injektion; Abb. 1 C) unter diesen Bedingungen invasiv in das Wirtsbindegewebe ein [4, 9, 12], auch wenn sich anfänglich ein verhältnismäßig regulär strukturiertes geschichtetes Epithel bildete. In Abb. 2 (A–D) wird deutlich, daß selbst in den späteren, invasiven Phasen die Expression von Differenzierungsmar-

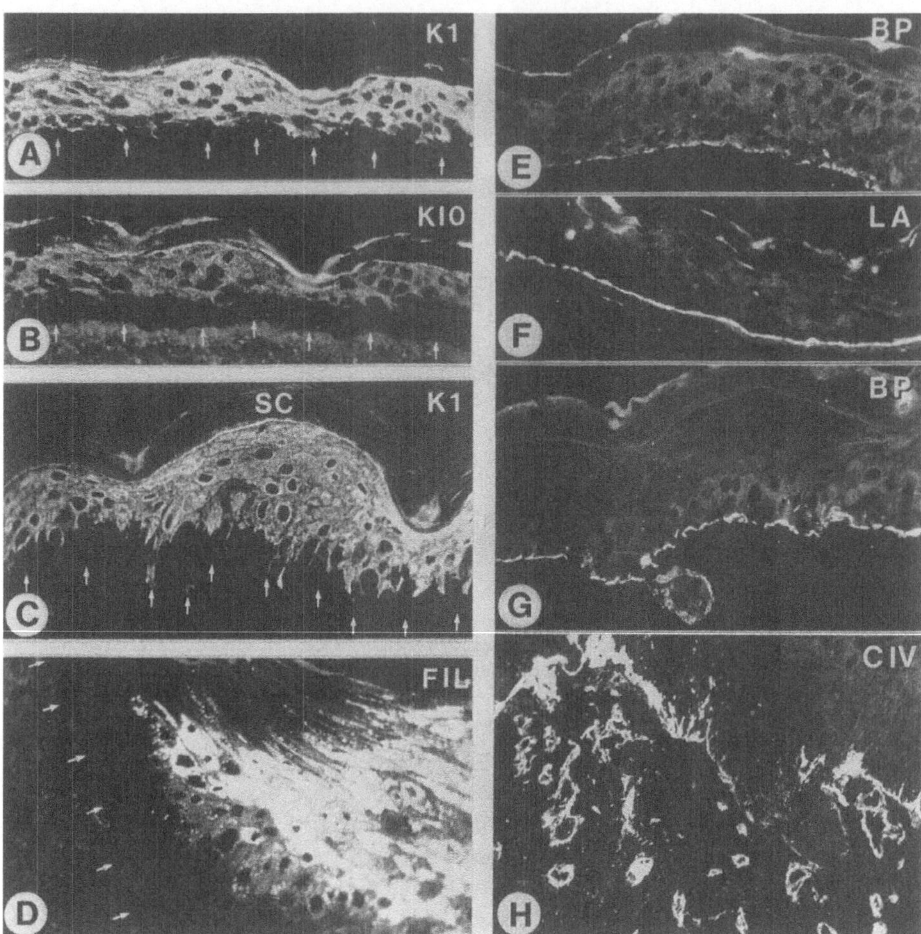

Abb. 2 A–H. Immunfluoreszenz-Detektion von Differenzierungs- bzw. Basalmembran-Markern in Zelltransplantaten. Verteilung der Keratine *K1* (**A**) und *K10* (**B**) im Transplantat (2 Wochen) des benignen Klons HaCaT I-7, Doppelfluoreszenz; K1-Lokalisation (K10, nicht gezeigt) in Transplantat (2 Wochen) der malignen HaCaT II-4 Zellen (**C**) sowie Filaggrin in HaCaT II-3 Transplantat nach 4 Wochen (**D**). Lineare Verteilung von Bullous Pemphigoid *(BP)* AG (**E**) und Laminin (**F**) in entsprechenden Transplantaten von HaCaT I-7; „unruhige", aber weitgehend kohärente Färbung in Transplantaten von HaCaT II-4 Zellen, *BP* AG (**G**) und Typ-IV-Kollagen (**H**). Im übrigen wird in (**H**) aufgrund der Reaktion mit Kapillaren und kleinen Gefäßen auch die ausgeprägte Stimulierung der Angiogenese durch maligne Zellen deutlich. Indirekte Immunfluoreszenz, zweite Antikörper FITC oder Texas Rot markiert (alle × 270)

kern an sich (hier Keratine K1 und 10, Filaggrin) nicht blockiert, wohl aber ihre koordinierte Regulation gestört ist. Somit kann auch terminale Differenzierung durchaus mit malignem Wachstum kompatibel sein (vgl. auch Abb. 1 C, D [9, 9a, 20]) und ihre bloße Verzögerung langfristig letztlich zu einer erheblichen Zunahme des Tumorgewebes führen. Entgegen landläufigen Hypothesen scheint darüber hinaus auch die Bildung einer durchgehenden Basalmembran (Abb. 2 E–H) kein absolutes Hin-

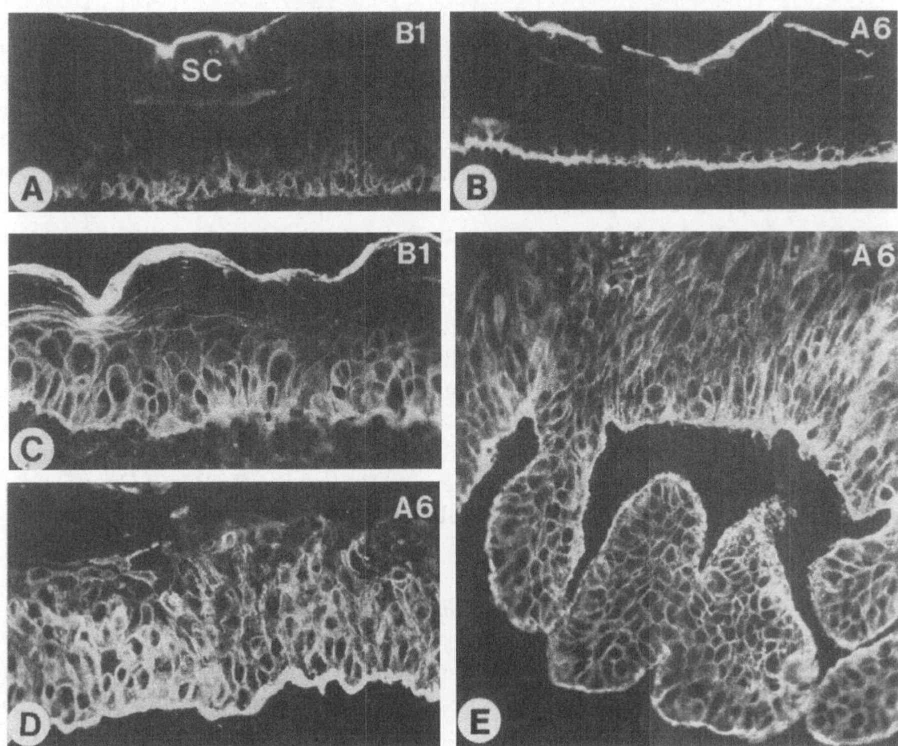

Abb. 3 A–E. Integrinmuster in Transplantaten. Weitgehend epidermis-ähnliche Verteilung der Integrine von $\beta1$-Typ (**A**) und von $\alpha6$ (**B**, entsprechend $\alpha6\beta4$) in HaCaT I-7 Transplantat (2 Wochen). Starke Expansion von $\beta1$ (**C**, $\alpha2\beta1$ und $\alpha3\beta1$ vergleichbar) und $\alpha6$ (**D**) in Transplantat von HaCaT II-4 Zellen (2 Wochen) sowie von HaCaT II-3, $\alpha6$ nach 4 Wochen (**E**). Immunfluoreszenz wie Abb. 2 (alle × 270)

dernis für tief in das Wirtsgewebe invadierende Zellstränge zu sein. Andererseits schließt dies nicht aus, daß – ähnlich wie in frühen Phasen der Reepithelialisierung in Hautwunden – in einigen invasiven Bereichen die Basalmembranbildung (im Sinn eines „Remodeling") mit der raschen Epithelexpansion nicht immer Schritt hält und durchbrochen erscheint (vgl. Abb. 2 G, H).

Veränderung der Integrinmuster in Transplantaten maligner Zellen

Trotz gewisser Schwankungen im Keratinisierungsgrad der Zelltransplantate verschiedener nicht-maligner HaCaT-ras-Klone und von HaCaT-Zellen aus unterschiedlichen Passagen war, auch im Vergleich zu Normalzellen, die Gewebestrukturierung in allen Fällen größtenteils normal. Dies zeigt sich in der eindeutigen Trennung in ein basales, proliferationsaktives und ein suprabasales differenzierendes Zellkompartiment. Auffallend bei den malignen HaCaT-ras-Klonen war neben einer gewissen Verzögerung der Differenzierung der weitgehende Verlust der vertikalen

Gewebestrukturierung. So waren teilweise lange vor Einsetzen epithelialer Invasion fokale Bereiche mit suprabasaler Zellproliferation und, alternierend, mit verstärkter Keratinisierung sichtbar. Die Analyse der Integrinverteilung ergab für die Epithelien der nicht-malignen Zellen ein reguläres epidermales Muster mit nur geringfügigen Abweichungen bei benignen Klonen. Antikörper gegen die Integrinketten $\alpha2$ und $\beta1$ markierten fast ausschließlich die apikale und laterale Membran basaler Zellen, wogegen $\alpha6$ und $\beta4$ überwiegend an der basalen Seite, d.h. an der Grenzzone zum Wirts-Bindegewebe lokalisiert waren (Abb. 3). Somit stimmte die Lokalisation von $\alpha6\beta4$ gut mit der des bullösen Pemphigoid-Antigens überein (vgl. Abb. 2). Im Gegensatz hierzu waren in Transplantaten maligner Klone bereits in frühen (noch nicht invasiven) Stadien auch die unteren suprabasalen Bereiche positiv für $\alpha2\beta1$ und $\alpha3\beta1$. Noch auffälliger war, daß auch $\alpha6\beta4$ neben der regulären basal-linearen Lokalisation ebenfalls in höheren Schichten auftrat. Vorläufige Ergebnisse sprechen für eine verstärkte Expression in Epithelbereichen mit erhöhter proliferativer Aktivität. Diese fokale Diskontinuität spricht, ähnlich dem unterschiedlichen Differenzierungsgrad (siehe oben), für einen zunehmenden Verlust der Zell- und Gewebepolarität, die prinzipiell funktionsfähige Epithelien kennzeichnet.

Organotypische Kokulturen – eine mögliche Alternative zu Zelltransplantaten

Die generelle Übertragbarkeit der Ergebnisse des Transplantatmodells (in Nacktmaus) auf die Humansituation setzt voraus, daß Elemente und Faktoren der Epithel-Bindegewebsinteraktionen zwischen Mensch und Maus weitgehend ähnlich und damit austauschbar sind. Wenn auch unseren Ergebnissen zufolge dies im großen und ganzen zuzutreffen scheint, so lassen sich doch unvorhergesehene Probleme in diesem System (aufgrund der Speziesunterschiede) elegant durch organotypische Kokulturmodelle umgehen [12]. Derartige Systeme ermöglichen darüber hinaus auch autologe Zellkombinationen vom gleichen Spender. Die Hauptvorteile liegen hierbei allerdings darin, daß als „Bausteine" beliebige definierte Zellpopulationen (auch gemischt, vgl. [23]) und Matrixkomponenten kombiniert und daß letztlich die Effekte bestimmter Faktoren gezielter verfolgt werden können als in der komplexen in vivo Situation. Für normale Keratinozyten belegt dieses System überzeugend die Abhängigkeit von dermalen Zellen (z. B. Hautfibroblasten oder Kapillar-Endothelzellen [23]) für die Aufrechterhaltung des Zellwachstums und damit auch des Gewebegleichgewichts (Dynamik der Differenzierung). Ohne Dermiszellen (organotypische „Mono-Kulturen" auf Kollagengel) kam die Proliferation der Keratinozyten rasch zum Stillstand, was sich auch in fehlender Expression von Histon 3 mRNA oder (in situ) BrdU-Inkorporation in Kern-DNA (detektiert mit Hilfe von anti-BrdU Antikörpern) äußerte. Diese Abhängigkeit bestand größtenteils auch für HaCaT Zellen und, wenn auch in geringerem Maß, für benigne HaCaT-ras Klone, aber praktisch nicht für maligne Klone. Andererseits wurde bei letzteren durch Dermiszellen das Wachstum auch in höheren Epithelschichten stärker stimuliert (möglicherweise infolge einer Verzögerung der Differenzierung).

In diesen organotypischen Kokulturen korrelierte eindeutig die Integrinverteilung mit der Normalisierung des Epithels bzw. mit der Annäherung an die Situation in vivo (Transplantate). Während in Epithelien nicht-maligner Zellen ohne Dermiszellen

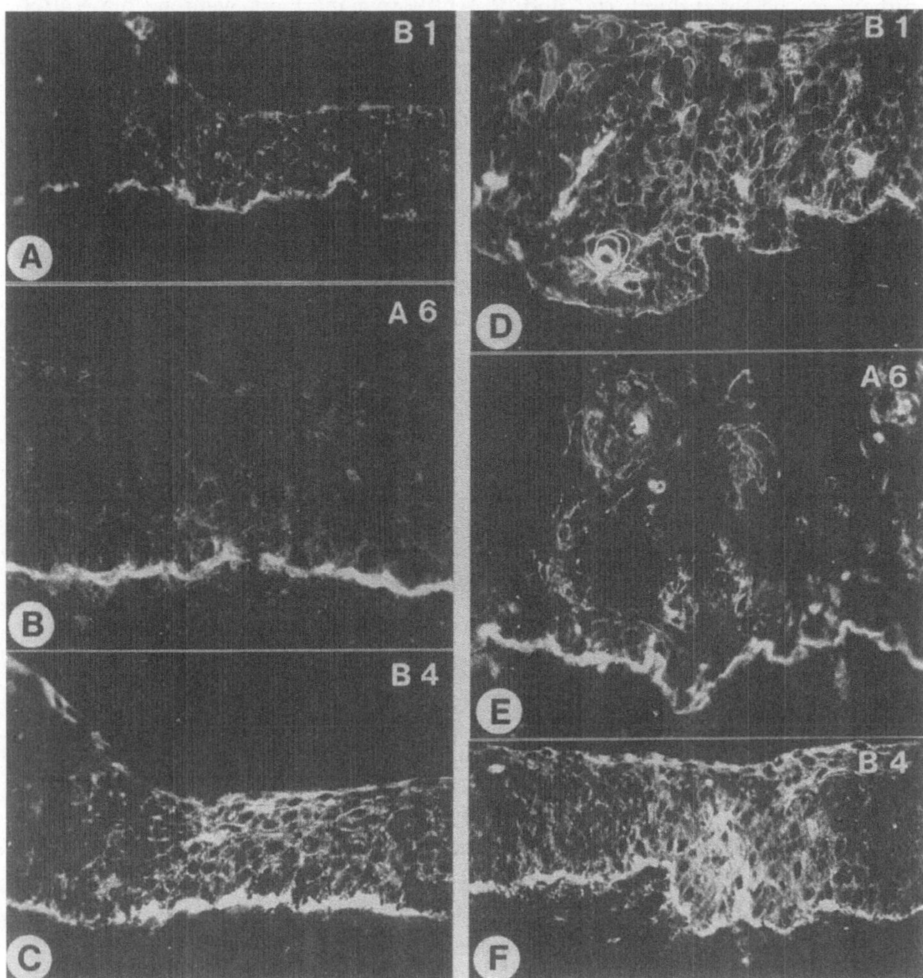

Abb. 4A–F. Integrinmuster in organotypischen Kulturen. Integrinverteilung in organotypischen Kulturen des malignen Klons HaCaT II-4 auf Kollagengelen ohne (**A–C**) und mit dermalen Fibroblasten (**D–F**). Während Antikörper gegen Integrin *β1* (**A**) sowie *α6* (**B**) und *β4* (**C**) in der Monokultur das gesamte Epithel mehr oder weniger intensiv und die Interphase zur Matrix stark anfärben, ist in Anwesenheit von Dermiszellen die *β1*-Reaktion (**D**) sehr ausgeprägt über das Gesamtepithel verteilt, wohingegen *α6* (**E**) und *β4* (**F**) sowohl als basaler Saum als auch in fokalen Nestern konzentriert sind. Immunfluoreszenz wie Abb. 2

(Kontrollkulturen) praktisch alle Integrine, auch die Komplexe der β1-„Unterfamilie", größtenteils zur Epithel-Kollagen-Grenzzone rekrutiert wurden, wurde in den regulären Kokulturen die epidermale Verteilung wiederhergestellt. Das Bild maligner Monokulturen war weniger einheitlich, häufig war in Abwesenheit von Dermiszellen das gesamte Epithel verhältnismäßig homogen positiv für α2 und β1 sowie α6 und β4 (neben einer stärkeren Konzentration in der Basalzone, Abb. 4A–C). Andererseits wurden in Kokulturen vergleichbar zu Transplantaten dieser Zellen weite

Epithelbereiche fokal durch α6- und β4-Antikörper markiert, während die Verteilung von β1-Komplexen wenig verändert war (Abb. 4 D–F). Somit manifestierte sich auch in diesem Kokultursystem die gestörte Strukturierung und Polarisierung maligner Epithelien.

Schlußfolgerungen und Perspektiven

Die vergleichenden Untersuchungen an in vivo und in vitro rekonstituierten Geweben (Zell-Transplantate bzw. organotypische Kokulturen) von normalen und nichttumorigenen (HaCaT) sowie Human-Keratinozyten unterschiedlichen Malignitätsgrads (HaCaT-ras Klone) lassen folgende Schlüsse zu:

1. Mit den benutzten Systemen (in vivo und in vitro) lassen sich weitgehend vergleichbare Ergebnisse erzielen.
2. Die reguläre basal-suprabasale Epithelstruktur korreliert mit einem geordneten Verteilungsmuster der Integrine.
3. In der malignen Situation spiegelt die Überexpression von β1-Integrin eine erhöhte Wachstumsaktivität, und andererseits vor allem aber die Expansion und fokale Dislokation von α6β4 den weitgehenden Verlust der vertikalen Strukturierung und Gewebepolarität wieder.

Diese Ergebnisse deuten auf einen funktionellen Zusammenhang von Gewebebildung und Regulation der Integrinverteilung hin, beantworten allerdings nicht die Frage nach den Auslösern dieser Veränderungen und den hierbei involvierten Mechanismen. In den hier vorgestellten Fällen scheint die Stärke der Integrinexpression an sich nicht drastisch verändert zu sein, im Gegensatz zur anomalen Lokalisation in den untersuchten malignen Geweben. In Frage kommen eine Reihe von Mechanismen wie intrazellulärer Transport (Membran-„Targetting"), Fehlsteuerung der Komplexbildung (auch über Veränderungen der molekularen „Partner") oder unterschiedliche posttranslationale Modifikationen (z. B. Phosphorylierungsgrad und -muster, Glycosylierung). Es ist auch durchaus plausibel, daß sich verschiedene Effekte überlagern und bestimmte Aspekte auch unter anderen pathophysiologischen Zuständen auftreten können (z. B. Expansion des Integrin-positiven Basalzellbereichs in psoriatischer Epidermis).

Diese Modelle erlauben, den beobachteten Veränderungen auf molekularer Ebene weiter nachzugehen und umgekehrt nach Manipulation der Integrinmuster die Relevanz dieser Effekte für Gewebestrukturierung und invasives Wachstum kritisch zu hinterfragen. Dabei ist auch mit Konsequenzen auf andere zelluläre Kommunikations- und Adhäsionssysteme zu rechnen. Nach eigenen [5] und Ergebnissen anderer Gruppen (z. B. Birchmeier, persönliche Mitteilung) kommt es im beschriebenen Zellsystem allerdings nicht zu wesentlichen Veränderungen der Expression von E-Cadherin, was offensichtlich bei Varianten anderer Zellinien (z. B. MDCK-Zellen) mit invasivem Wachstumsverhalten korreliert sein kann. Dieses Beispiel verdeutlicht einmal mehr die Problematik, restriktiv einzelne „Tumormarker" für die Expression des gesamten Spektrums des malignen Phänotyps verantwortlich zu machen. Offensichtlich verfügen Tumorzellen über ein erhebliches Repertoir unterschiedlicher Aktivitäten, was die Vielfalt ihrer biologischen Eigenschaften verständlich macht.

Danksagung. Unserer besonderer Dank gilt Drs. Irene Leigh und Dennis Roop sowie J. D. Aplin, Eva Bröcker, Martin Hemler, Eberhard Klein, Vito Quaranta, Arnoud Sonnenberg und John Stanley für die großzügige Überlassung von Antikörpern gegen spezifische Keratine, Basalmembrankomponenten bzw. Integrine. Weiterhin danken wir herzlich Herrn Heinrich Steinbauer für seine exzellente technische Hilfe bei Tier- und Zellkulturexperimenten sowie Dr. Petra Boukamp, Dr. Gabi Thiekötter und Dr. Hans Smola für viele Anregungen und die ständige Kooperationsbereitschaft, und nicht zuletzt auch der Photoabteilung der DKFZ für hervorragende Photoarbeiten.

Literatur

1. Asselineau D, Dale BA, Bernard BA (1990) Filaggrin production by cultured human epidermal keratinocytes and its regulation by retinoic acid. Differentiation 45:221–229
2. Beckerle MC (1990) The adhesion plaque protein, talin, is phosphorylated in vivo in chicken embryo fibroblasts exposed to a tumor-promoting phorbol ester. Cell Reg 1:227–236
3. Boukamp P, Petrusevska RT, Breitkreutz D, Hornung J, Markham A, Fusenig NE (1988) Normal keratinization in a spontaneously immortalized aneupoloid keratinocyte cell line. J Cell Biol 106:761–771
4. Boukamp P, Stanbridge EJ, Foo DY, Cerutti PA, Fusenig NE (1990b) c-Ha-ras oncogene expression in immortalized human keratinocytes (HaCaT) alters growth potential in vivo but lacks correlation with malignancy. Cancer Res 50:2840–2847
5. Boukamp P, Fusenig NE (1993) „Trans-differentiation" from epidermal to mesenchymal/myogenic phenotype is associated with a drastic change in cell-cell and cell-matrix adhesion molecules. J Cell Biol 120:981–993
6. Brands R, De Boer A, Feltkamp CA, Roos E (1990) Disintegration of adhesion plaques in chicken embryo fibroblasts upon rous sarcoma virus-induced transformation: different dissociation rates for talin and vinculin. Exp Cell Res 186:138–148
7. Breitkreutz D, Hornung J, Pöhlmann J, Brown-Biermann L, Bohnert A, Bowden PE, Fusenig NE (1986) Environmental induction of differentiation-specific keratins in malignant mouse keratinocyte cell lines. Eur J Cell Biol 42:255–267
8. Breitkreutz D, Boukamp P, Stark H-J, Ryle C, Fusenig NE (1989) Response of established keratinocyte lines to modulators of epidermal differentiation. In: Reichert U, Shroot B (eds) Pharmacology and the skin, vol 3. Karger, Basel, pp 8–14
9. Breitkreutz D, Boukamp P, Ryle C, Stark H-J, Roop D, Fusenig NE (1991) Epidermal morphogenesis and keratin expression in c-Ha-ras-transfected tumorigenic clones of the human HaCaT cell line. Cancer Res 51:4402–4409
9a. Breitkreutz D, Stark H-J, Plein P, Baur M, Fusenig NE (1993) Differential modulation of epidermal keratinization in immortalized (HaCaT) and tumorigenic human skin keratinocytes (HaCaT-ras) by retinoic acid and extracellular Ca^{2+}. Differentiation 54:201–217
10. Carter WG, Wayner EA, Bouchard TS, Kaur P (1990) The role of integrins $\alpha2\beta1$ and $\alpha3\beta1$ in cell-cell and cell substrate adhesion of human epidermal cells. J Cell Biol 110:1387–1404
11. Fuchs E (1990) Epidermal differentiation: the bare essentials. J Cell Biol 111:2807–2814
12. Fusenig NE, Breitkreutz D, Boukamp P, Bohnert A, Mackenzie IC (1991) Epithelial-mesenchymal interactions in tissue homeostasis and malignant transformation. In: Johnson NW (ed) Risk markers of oral disease, 2: Oral Cancer. Cambridge University Press, Cambridge, pp 218–256
13. Kajiji S, Tamura RN, Quaranta V (1989) A novel integrin (Eβ4) from human epithelial cells suggests a fourth family of integrin adhesion receptors. EMBO J 8:673–680
14. Klein CE, Steinmayer T, Kaufmann D, Weber L, Bröcker E-B (1991a) Identification of a melanoma progression antigen as integrin VLA-2. J Invest Dermatol 96:281–284
15. Klein CE, Dressel D, Steinmayer T, Mauch C, Eckes B, Krieg T, Bankert RB, Weber L (1991b) Integrin $\alpha2\beta1$ is upregulated in fibroblasts and highly aggressive melanoma cells in three-dimensional collagen lattices and mediates the reorganization of collagen I fibrils. J Cell Biol 115:1427–1436

16. Konter J, Kellner I, Klein E, Kaufmann R, Mielke V, Sterry W (1989) Adhesion molecule mapping in normal human skin. Arch Dermatol Res 281:454–462
17. Limat A, Breitkreutz D, Hunziker T, Boillat C, Wiesmann U, Klein E, Noser F, Fusenig NE (1991) Restoration of the epidermal phenotype by follicular outer root sheath cells in recombinant culture with dermal fibroblasts. Exp Cell Res 194:218–227
18. Marchisio PC, Bondanza S, Cremona O, Cancedda R, De Luca M (1991) Polarized expression of integrin receptors ($\alpha6\beta4$, $\alpha2\beta1$, $\alpha3\beta1$, $\alpha V\beta5$) and their relationship with the cytoskeleton and basement membrane matrix in cultured human keratinocytes. J Cell Biol 112:761–773
19. Nicholson LJ, Watt FM (1991) Decreased expression of fibronectin and the $\alpha5\beta1$ integrin during terminal differentiation of human keratinocytes. J Cell Sci 78:225–232
20. Ryle CM, Breitkreutz D, Stark H-J, Leigh IM, Steinert PM, Roop D, Fusenig NE (1989) Density-dependent modulation of synthesis of keratins 1 and 10 in the human keratinocyte cell line HaCaT and in ras-transfected tumorigenic clones. Differentiation 40:42–54
21. Scharffetter-Kochanek K, Klein CE, Heinen G, Mauch C, Schaefer T, Adelmann-Grill BC, Goerz G, Fusenig NE, Krieg TM, Plewig G (1992) Migration of a human keratinocyte cell line (HaCaT) to interstitial collagen type I is mediated by the $\alpha2\beta1$-integrin receptor. J Invest Dermatol 98:3–11
22. Schwarz MA, Owaribe K, Kartenbeck J, Franke WW (1990) Desmosomes and hemidesmosomes: constitutive molecular components. Ann Rev Cell Biol 6:461–491
23. Smola H, Thiekötter G, Fusenig NE (1993) Mutual induction of growth factor gene expression by epidermal-dermal cell interaction. J Cell Biol 122:417–429
24. Sonnenberg A, Calafat J, Janssen H, Daams H, Van der Raaij-Helmer LMH, Falcioni R, Kennel SJ, Aplin JD, Baker J, Loizidou M, Garrod D (1991) Integrin $\alpha6\beta4$ complex is located in hemidesmosomes, suggesting a major role in epidermal cell-basement membrane adhesion. J Cell Biol 113:907–917
25. Takeichi M (1990) Cadherins: a molecular family important in selective cell-cell adhesion. Ann Rev Biochem 59:237–252

Pathophysiologische Aspekte von Keloiden und mögliche therapeutische Ansätze

S. SOLLBERG

Zusammenfassung

Keloide sind erworbene kutane Tumoren, die durch eine exzessive Ansammlung von Kollagen gekennzeichnet sind. Biochemische Untersuchungen weisen darauf hin, daß eine gesteigerte Biosynthese von Kollagen dafür verantwortlich ist.

In vivo kann mittels in-situ-Hybridisierungen eine gesteigerte Kollagen-Genexpression (Typ-I- und Typ-VI-Kollagen) in einer peripheren Randzone der Keloide nachgewiesen werden, die außerdem durch eine hohe Anzahl von Fibroblasten charakterisiert ist. Auch Endothelzellen kleiner Blutgefäße in diesem Areal sind an der Kollagen-Genexpression beteiligt. In gleicher Lokalisation (periphere Randzone und Endothelzellen) kann immunhistochemisch und durch in-situ-Hybridisierungen der transforming growth factor-beta1 (TGF-beta1) als Protein und korrespondierende mRNA nachgewiesen werden.

Auch Fibroblastenkulturen von Keloiden weisen eine gesteigerte Kollagensynthese auf. Diese Überproduktion läßt sich in vitro durch die gleichzeitige Inkubation der Keloidfibroblasten mit saurem oder basischem fibroblast growth factor (aFGF, bFGF) in Kombination mit Heparin sowohl auf der Proteinebene als auch hinsichtlich der mRNA für Typ-I-Kollagen um 50%–75% reduzieren.

Einleitung

Keloide sind gutartige kutane Tumoren, die bei genetisch prädisponierten Menschen als Folge banaler Traumen oder auch spontan auftreten (zur Übersicht s. [2]). Prädilektionsstellen sind die Ohrläppchen, der obere Brustbereich (inkl. Sternalregion) und der Rücken. Histopathologisches Merkmal der Keloide ist die Akkumulation von Kollagen. Biochemische Untersuchungen machen deutlich, daß die Synthese des Kollagens, gemessen am Einbau radioaktiv markierten Hydroxyprolins, den Abbau überwiegt. Auch die Aktivität des Schrittmacherenzyms der Kollagensynthese, der Prolylhydroxylase, ist erhöht.

Moderne Methoden der Molekularbiologie ermöglichen es nun, die Synthese des Kollagens bzw. der Kollagentypen im Keloid auf der Ebene der mRNA zu untersuchen und darüber hinaus auch Aussagen über die räumliche Verteilung zu machen.

Lokalisation und Verteilung der Kollagen-mRNAs im Keloid

Die in-situ-Hybridisierung ist eine molekularbiologische Methode, mit der spezifische mRNAs und deren räumliche Verteilung mittels Autoradiographie oder nichtradioaktiver Farbreaktionen in histologischen Schnittpräparaten auf zellulärer Ebene

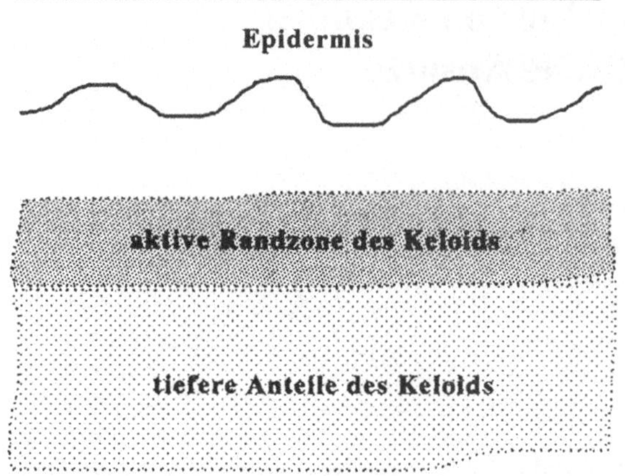

Abb. 1. Aktivierte Kollagen-Typ-I- und -Typ-VI-Genexpression in einer peripheren Randzone des Keloids in Höhe der retikulären Dermis. Deutlich geringere Genexpression in tieferen Abschnitten des Keloids und besonders in der papillären Dermis

sichtbar gemacht werden können. Beim Keloid zeigen solche Untersuchungen [4], daß die mRNAs für verschiedene Kollagentypen nicht homogen im Gewebe verteilt sind. Vielmehr findet sich in einer peripheren Randzone, etwa in Höhe der retikulären Dermis, eine aktivierte Kollagen-Typ-I-Genexpression (Abb. 1). Unmittelbar subepidermal sowie zum Teil auch in tieferen Abschnitten des Keloids ist die Genexpression deutlich geringer und entspricht damit mengenmäßig etwa der Kollagen-Typ-I-Genexpression in normaler Haut. Auch die Kollagen-Typ-VI-Genexpression folgt prinzipiell diesem Verteilungsmuster, allerdings mit einer Ausnahme: Auch die papilläre Dermis direkt unterhalb der Basalmembranzone weist reichlich Kollagen Typ VI und die korrespondierende mRNA auf.

Assoziation von Blutgefäßen und Kollagen-Genexpression

Ein weiteres wichtiges Ergebnis der in-situ-Hybridisierungen beim Keloid war die auffällige Assoziation der Kollagen-Genexpression in der aktiven peripheren Randzone zu rundlichen Strukturen, die möglicherweise Blutgefäßen entsprechen. Aufgrund der durch die in-situ-Hybridisierungstechnik beeinträchtigten Histomorphologie können vielfach besonders die kleineren Gefäße nicht mehr als solche erkannt werden. Wir entwickelten daher eine Methode, bei der nach erfolgter in-situ-Hybridisierung mit spezifischen Kollagen-DNA-Sonden in demselben histologischen Schnitt anschließend die Endothelzellen der Blutgefäße immunhistochemisch identifiziert wurden [7]. Antikörper gegen das sog. „factor VIII-related antigen" wurden dabei als Endothelzellmarker verwandt. Mit dieser simultanen Kombination von in-situ-Hybridisierung und Immunperoxidase-Reaktion gelang es nun, zwei wichtige Phänomene zu konstatieren (Abb. 2): 1. Die Kollagen-Typ-I- und -Typ-VI-Genexpression findet zwar betont in der Nähe von größeren Gefäßen statt, aber eindeutig außerhalb der Endothelzellen. 2. Bei kleineren Gefäßen bzw. Kapillaren sind auch die Endothelzellen selbst in der Lage, beide Kollagengene zu exprimieren.

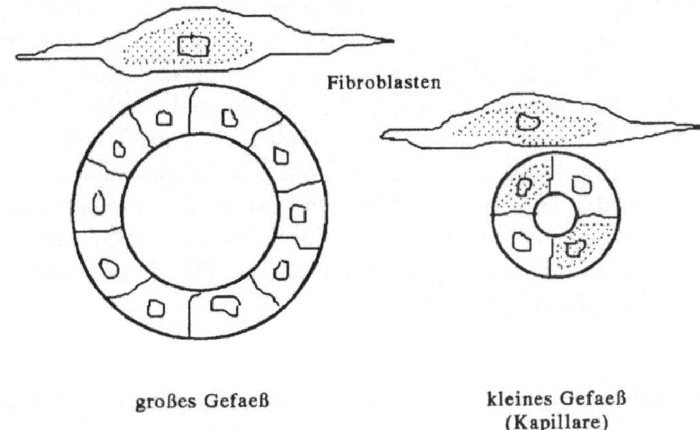

Abb. 2. Aktivierte Kollagen-Genexpression in der Nähe größerer Gefäße der peripheren Rand-zone, aber eindeutig außerhalb der Endothelzellen. Die Endothelzellen kleinerer Gefäße je-doch sind ebenfalls in der Lage, Kollagengene zu exprimieren

Kollagen-Genexpression in normalen Endothelzellen

Der Nachweis der Kollagen-Genexpression in den Endothelzellen kleiner Gefäße im aktiven Randbereich von Keloiden war etwas überraschend, zumal die Synthese von Typ-I- und Typ-VI-Kollagen durch Endothelzellen entweder umstritten oder bis-her nicht untersucht worden war [3]. Wir führten daher in-vitro-Untersuchungen (Northern-, slot blot- und in-situ-Hybridisierungen) an verschiedenen normalen hu-manen Zellinien durch [8]. Besonders interessiert waren wir dabei an normalen Endothelzellen mit fetalem Differenzierungsgrad [Endothelzellen humaner Umbili-kalvenen (HUVE)] und normalen Endothelzellen adulter Spender (A. und V. iliaca). Als Ergebnis können wir konstatieren, daß nur die Endothelzellen normaler humaner Umbilikalvenen und glatte Muskelzellen Typ-I- und Typ-VI-Kollagen-Gene expri-mieren, nicht jedoch die normalen Endothelzellen adulter humaner Iliakalvenen oder -arterien. Isolierte Endothelzellen aus Keloiden wurden bislang noch nicht unter-sucht, entsprechende Techniken stehen neuerdings jedoch zur Verfügung.

Transforming growth factor-beta (TGF-beta) und Kollagen-Genexpression

Wie ist nun dieses besondere Verteilungsmuster der Kollagen-Genexpression im Keloid zu erklären? Bei fibrotischen Reaktionen der extrazellulären Matrix allge-mein kommen Zytokinen bzw. Wachstumsfaktoren eine besondere, möglicherweise ätiopathogenetische Bedeutung zu. In unterschiedlichen in-vitro-Experimenten konnte gezeigt werden, daß z. B. TGF-beta, Teil einer Familie pleotroper Wachstumsfakto-ren, die Kollagen-Synthese und -Genexpression stimuliert [5]. Um die Rolle von TGF-beta1 für die Kollagensynthese bei Keloiden auf der Protein- und mRNA-Ebene näher zu charakterisieren, führten wir immunhistochemische Untersuchungen und in-situ-Hybridisierungen mit entsprechenden Antikörpern bzw. RNA-Sonden durch. Wir fanden dabei, daß die räumliche Verteilung der Expression von TGF-beta genau derjenigen der Kollagen-Typ-I- und -Typ-VI-Genexpression entsprach. Genauer gesagt: TGF-beta1-Protein und -mRNA konnten in der gefäß- und fibroblastenreichen, aktiven Randzone der Keloide in der unteren Dermis nachgewiesen werden sowie in der Nähe größerer Gefäße und innerhalb der Endothelzellen kleinerer Gefäße [4]. Aufgrund dieser Befunde könnte das initiale Ereignis der Keloidentstehung in der TGF-beta-vermittelten gesteigerten Kollagensynthese durch Endothelzellen kleiner Gefäße liegen. In einem sekundären Schritt würden dann auch Fibroblasten in der Nähe der Blutgefäße durch TGF-beta in autokriner Weise zur gesteigerten Kollagensynthese stimuliert.

Fibroblast growth factor (FGF) und Kollagen-Genexpression im Keloid

Nun zu einem ganz anderen Aspekt der Kollagen-Genregulation beim Keloid, und zwar zur Rolle des fibroblast growth factor (FGF). Hinter dem Begriff des FGF verbirgt sich eine multifunktionelle Familie von mindestens 7 strukturell ähnlichen Polypeptiden, von denen der saure und der basische FGF (aFGF und bFGF) am besten charakterisiert sind (zur Übersicht s. [1]). Der Name ist irreführend, da prinzipiell Zellen aller Keimblätter als Zielzelle bzw. -gewebe fungieren können. Heparin verstärkt die Wirkung vor allem des aFGF, wahrscheinlich über eine erhöhte Bindungsaffinität des aFGF gegenüber seinem Rezeptor. Außerdem scheint Heparin die FGFs vor proteolytischem Abbau zu schützen. Die Effekte der FGF sind vielfältig und lassen sich kaum auf einen Nenner bringen. Hinsichtlich der Wirkung der FGFs auf extrazelluläre Matrixproteine ist bekannt, daß zumindest bFGF die Synthese von Typ-I- und -III-Kollagen wahrscheinlich über eine gesteigerte Kollagenase-Aktivität, also auf Proteinebene, hemmt.

In einer Reihe von Experimenten untersuchten wir daher die Effekte der FGFs auf Keloidfibroblasten in vitro mit und ohne Heparin [9]. aFGF ohne Heparin hatte keinen oder nur einen sehr geringen Einfluß auf die Kollagensynthese. Zusammen mit Heparin reduzierte aFGF die [3H]Hydroxyprolin-Synthese im Vergleich zu unbehandelten Keloidfibroblasten jedoch um 44%–68%. Im Gegensatz dazu war bFGF auch ohne Heparin wirksam (Reduktion der [3H]Hydroxyprolin-Synthese um 50%–90%). Identische Effekte zeigten aFGF und bFGF auch für die mRNA steady-state levels von Typ-I-Kollagen, so daß davon auszugehen ist, daß beide Wachstumsfaktoren in vitro nicht nur auf der Post-, sondern auch auf der Prätranslationsebene wirksam sind.

Mögliche therapeutische Konsequenzen

Die Aufdeckung der einzelnen molekularen Mechanismen, die für die gesteigerte Kollagensynthese bei Keloiden verantwortlich sind, können wesentliche neue therapeutische Ansätze eröffnen. So ist es durchaus denkbar, daß Antikörper gegen bestimmte Zytokine bzw. Wachstumsfaktoren, die für eine gesteigerte Kollagensynthese verantwortlich sind, zum Einsatz kommen werden. Umgekehrt könnten Zytokine und Wachstumsfaktoren mit negativer Wirkung auf die Kollagensynthese rekombinant hergestellt und therapeutisch genutzt werden. Ein weiterer interessanter Therapieansatz ergibt sich aus der Kenntnis der sehr engen Interaktion zwischen extrazellulärer Matrix und Wachstumsfaktoren. Es stellte sich nämlich heraus, daß einzelne Proteine der extrazellulären Matrix (z. B. Proteoglykane) eine Reihe von verschiedenen Wachstumsfaktoren reversibel binden und damit auch in ihrer Aktivität regulieren können [6].

Literatur

1. Baird A, Klagsbrun M (eds) (1991) The fibroblast growth factor family. The New York Academy of Sciences, New York
2. Kelly AP (1989) Keloids. Dermatol Clin 6:413–424
3. Myers JC, Howard PS, Walther SE, Gorfien SF, Macarak EJ (1990) Collagen and fibronectin gene expression in cultured endothelial cells. Ann NY Acad Sci 580:120–131
4. Peltonen J, Hsiao LL, Jaakkola S, Sollberg S, Aumailley M, Timpl R, Chu M-L, Uitto J (1991) Activation of collagen gene expression in keloids. Co-localization of type I and VI collagen and transforming growth factor $\beta1$ mRNAs. J Invest Dermatol 97:240–248
5. Piez KA, Sporn MB (eds) (1990) Transforming growth factor-βs: chemistry, biology, and therapeutics. The New York Academy of Sciences, New York
6. Ruoslahti E, Yamaguchi Y (1991) Proteoglycans as modulators of growth factor activities. Cell 64:867–869
7. Sollberg S, Peltonen J, Uitto J (1991) Combined use of in situ hybridization and unlabeled antibody peroxidase anti-peroxidase methods. Simultaneous detection of type I procollagen mRNAs and factor VIII-related antigen epitopes in keloid tissue. Lab Invest 64:125–129
8. Tan EML, Glassberg E, Olsen DR, Noveral JP, Unger GA, Chu M-L, Levine E, Sollberg S (1991) Extracellular matrix gene expression by human endothelial and smooth muscle cells. Matrix 11:380–387
9. Tan EML, Rouda S, Greenbaum SS, Moore Jr JH, Fox IV JW, Sollberg S (1993) Acidic and basic fibroblast growth factors downregulate collagen gene expression in keloid fibroblasts. Am J Pathol 142:463–470

Hautplastiken und Wundkonditionierung

Freie Hauttransplantate – Eine Alternative zur Lappenplastik in der Dermatologie?

J. KATSCH, S. KRAUSSE und R. P. A. MÜLLER

Zusammenfassung

Die freien Hauttransplantate sind in ihrer Vielzahl der Techniken überwiegend genau definierten Indikationen vorbehalten. Sie dienen in der operativen Dermatologie weniger als Alternative, sondern eher als Ergänzung der durch Lappenplastiken nicht befriedigend lösbaren Aufgabenstellungen. Grundsätzlich werden die freien Hauttransplantate in drei Typen, dem Vollhaut-, dem Spalthaut- und dem Segmenttransplantat, unterteilt. Die richtige Auswahl der Operationstechniken wird in jedem Einzelfall dominiert durch die ästhetischen Vorstellungen, die Lokalisation, die Größe, die Ursachen und das Milieu des zu deckenden Defektes. Aber auch die physischen und psychischen Voraussetzungen des Patienten, die Patientenwünsche, sowie die Inspiration des Operateurs als auch die gesundheitspolitischen Rahmenbedingungen bestimmen im Einzelfall den Einsatz von freien Transplantaten bei der Defektrekonstruktion. Letztendlich kann sich die individuelle apparative Ausstattung als limitierender Faktor auswirken.

Einleitung

Am Beginn einer Kette von Überlegungen steht der Hautdefekt. In der operativen Dermatologie ist dieser zumeist bedingt durch Exzisionen semimaligner und maligner Hauttumoren und seltener durch Korrekturoperationen, wie z. B. nach Tätowierungen, durch Verbrennungen und bei langjährig bestehenden Ulzerationen. Um die beste Problemlösung für diese Hautdefekte zu finden, müssen alle heute zur Verfügung stehenden Techniken berücksichtigt werden. Ist nun ein primärer Wundverschluß mit oder ohne Lappenplastik und eine sekundäre Wundheilung nicht durchführbar oder sinnvoll, bleibt nur die Überlegung, welcher der drei Typen der freien Hauttransplantate, Spalthaut-, Vollhaut- und Segmenttransplantat, zu dem besten kosmetischen und funktionellen Ergebnis führt. Der Unterschied der freien Hauttransplantate zu den Lappenplastiken besteht in der vollständigen Abtrennung von der Entnahmestelle und damit von den versorgenden Gefäßen, so daß die Vaskularisation vom Defektgrund und -rand aus erfolgen muß. Die an den Defektgrund zu stellenden Anforderungen beinhalten jedoch nicht nur eine hervorragende Durchblutung und eine relative Keimfreiheit, sondern auch eine Wundgrundkonditionierung auf das umgebende Hautniveau [2, 3]. Stark sezernierende, putride und nekrotische Defekte, freiliegende Strukturen wie Sehnen, Knochen und Knorpel, Defekte über mehrere ästhetische Einheiten, eine Abwehrschwäche und eine gerinnungshemmende Medikation sind zumindest relative Kontraindikationen.

Grundsätzlich sollten benachbarte Spenderstellen bevorzugt werden. Spender- und Empfängerstelle sind nach Möglichkeit entweder beide oberhalb oder unterhalb der Schulterregion auszuwählen.

Nach erfolgter Transplantation bildet sich sofort ein Plasmakitt, der zur Fixierung des Transplantates und als Leitschiene für das nachfolgende Fibrinnetzwerk dient. 48 h später setzt die plasmatische Imbibition ein. Sie führt zu einem ausgeprägten Ödem, und nach ca. 72 h beginnt das Einsprossen von Gefäßen (Mikrovaskularisation) in das Transplantat. Während dieser Zeit ist das Transplantat durch Scherkräfte aufgrund mangelnder Immobilisation und durch fehlende oder zu schwache Kompression gefährdet. Die Scherkräfte können zur Abhebung des Transplantates vom Wundgrund durch Serom- und Hämatombildung mit daraus resultierender Transplantatnekrose führen. Die epidermale Proliferation und Hyperplasie beginnt mit dem vierten postoperativen Tag und setzt sich über mehrere Wochen fort. Frühestens 2–4 Wochen nach der Transplantation setzt eine sensorische Reinnervation ein.

Spalthauttransplantate

Spalthauttransplantate bestehen aus der Epidermis und einem unterschiedlich großen Anteil der Dermis mit einer Dicke von 0,2–0,5 mm. Ein wesentlicher Vorteil der Spalthauttransplantate liegt, neben der Möglichkeit auch größere Defekte zu versorgen, in der relativen Anspruchslosigkeit an den Wundgrund aufgrund der geringen durch Diffusion, plasmatische Imbibition und Vaskularisation zu versorgenden Transplantatdicke. Durch Verwendung von dünnen Gitterspalthauttransplantaten (Mesh graft) lassen sich selbst größte Defekte und Defekte mit schlechten Terrain-Faktoren, wie arterielle Durchblutungsstörungen, venöse Stase, freiliegendes Perichondrium und Kachexie, decken. Je dünner die Spalthauttransplantate gewählt werden, desto geringer ist das Risiko von Nekrosen. Ein weiterer wichtiger Vorteil ist die Möglichkeit der verbesserten onkologischen Nachsorge im Sinne der frühzeitigen Rezidivdetektion.

Die Nachteile der Spalthauttransplantate bestehen in dem teils wenig optimalen Erscheinungsbild mit Hypo- oder Hyperpigmentationen, verringerter Hauttextur, Narbenbildung im Randbereich und umgekehrt proportional zur Dicke in einer teils ausgeprägten postoperativen Schrumpfung. Zusätzlich besteht ein vollständiger Verlust der Haare und eine ausgeprägte Verringerung der Funktion der Talg- und Schweißdrüsen, so daß rückfettende Externa längerfristig appliziert werden sollten. Die funktionelle Belastbarkeit ist in Abhängigkeit von der Transplantatdicke eingeschränkt.

Die Wahl der Entnahmestelle des Spalthauttransplantates sollte auf die Körperareale fallen, die einerseits aus kosmetischen Überlegungen zumeist von Kleidungsstücken bedeckt sind und andererseits genügend Haut auch für größte Defektdeckungen zur Verfügung stellen können. So sind in die engere Wahl die Oberschenkel mit der Vorder-, Innen- und Außenseite, die Oberarme mit ihrer Innen- und Außenseite und die Unterarminnenseiten zu ziehen. Die gluteale Entnahmestelle sollte zumindest bei bettlägerigen Patienten aufgrund der aufwendigeren postoperativen Wundversorgung nicht gewählt werden. Eine Spalthauttransplantatentnahme im Lymphabflußgebiet zur Deckung eines Defektes nach Exzision eines malignen Tumors verbietet sich aus onkologischen Überlegungen.

Technik

Nach Aufbringen einer dünnen sterilen Fettschicht auf die Haut erfolgt die Entnahme heute mittels elektrisch oder druckluftbetriebenen Dermatomen, in denen sowohl die Breite als auch die Dicke des Spalthauttransplantates eingestellt werden kann. Die so gewonnene Spalthaut wird in das mittels hochtouriger Fräse vorbereitete Transplantatbett eingepaßt [3]. Eine Fixation erfolgt durch Einzelknopfnähte im Randbereich und auch im Zentrum bei konkaven Arealen. Falls kein „Mesh graft" gewählt wurde, ist bei größeren Spalthauttransplantaten immer eine Skarifikation durchzuführen. Ein Abfluß von Blut und seröser Flüssigkeit ist so gewährleistet. Sterile Verbände aus Fettgaze, Schaumstoff, Kompressen, ein Kompressionsverband und eine absolute Immobilisation des betroffenen Körperteils bürgen weitgehend für den Operationserfolg. Ein regelmäßiger Verbandwechsel ab dem dritten bis vierten postoperativen Tag ermöglicht es, etwaige Wundheilungsstörungen rechtzeitig zu erkennen und ihnen entsprechend entgegenzuwirken.

Die Transplantatentnahmestelle ist bis zur vollständigen Reepithelisierung schmerzfrei mit einer durchsichtigen Inzisionsfolie abdeckbar. Zusätzlich zur Förderung der Reepithelisierung durch das feuchte Milieu ergeben sich Vorteile durch die eingesparten Verbandswechsel und der idealen Verlaufsbeobachtung der Wundheilung.

Vollhauttransplantate

Vollhauttransplantate bestehen aus der Epidermis und der Dermis mit einer Dicke von 0,75–2,5 mm. Ein Vorteil dieser Technik liegt bei idealer Wahl der Spenderstelle in dem guten bis sehr guten kosmetischen Ergebnis vergleichbar dem gelungener Nahlappenplastiken. Bei dieser Technik kommt es zu einer geringeren postoperativen Schrumpfung. Vollhauttransplantate zeichnen sich durch eine größere funktionelle Belastbarkeit aus und bedürfen in der Regel eines geringeren apparativen Aufwandes, da sie zumeist handpräpariert werden. Die dermalen Adnexstrukturen bleiben größtenteils erhalten. Eine postoperative Lokaltherapie mittels rückfettender Externa erweist sich daher als nicht notwendig.

Ein Nachteil der Vollhauttransplantate besteht in dem geforderten deutlich anspruchsvolleren Wundgrund. Schlechte Terrainfaktoren führen sicher zur Transplantatnekrose. Ein weiterer Nachteil besteht in der nur begrenzten Transplantatgröße. Die richtige Auswahl der potentiellen Donorstellen richtet sich nach vergleichbarer Dicke, Konsistenz, Talgdrüsenanteile, Farbe, Textur, Durchblutung und Exposition gegenüber Umwelteinflüssen. So finden sich korrespondierende Areale mit geringer Dicke in den Ober- und Unterlidern und den Ohrmuschelrückseiten, mit mittlerer Dicke präaurikulär und am Nasenrücken, an der Nasenspitze und der Nasenseite und größerer Dicke in der Nasolabialfalte und am Hals und supraklavikulär. Eine richtige Auswahl der potentiellen Donorstellen zeichnet den erfahrenen Operateur aus.

Technik

Nach Anfertigung einer Schablone vom Defekt und ihrer Übertragung auf die potentielle Donorstelle erfolgt die Exzision mit primärem Wundverschluß und die komplette Entfettung mittels einer Winkelschere. Zur idealen Angleichung können Teile der Dermis zusätzlich entfernt werden (Trimming). Grundsätzlich gilt auch hier, daß die Schrumpfung sich umgekehrt proportional zur Transplantatdicke verhält. Insbesondere bei Augennähe der zu deckenden Defekte ist bei der Beachtung dieser Regel ein Ektropium vermeidbar.

Nach Wundgrundanfrischung erfolgt die entsprechende Einpassung des Vollhauttransplantates und die Fixation mittels Einzelknopfnaht am Rand und bei konkaven Flächen auch zentral mittels einiger Situationsnähte. Ein steriler Wundverband, entsprechend dem bei Spalthauttransplantaten, sollte jedoch mit geringerem Druck ausgeführt werden.

Segmenttransplantat

Das Segmenttransplantat besteht aus Epidermis, Dermis, Subkutis und Knorpel. Dieser Transplantattyp dient zur Rekonstruktion von geformten und formgebenden Anteilen von Nase und Ohr nach Tumorexzisionen, Unfällen, Bißverletzungen und kongenitalen Defekten.

Ein gelungenes Segmenttransplantat von einem Ohr zum anderen Ohr oder zum Nasenflügel, ergibt unter allen zur Verfügung stehenden Techniken die besten kosmetischen Ergebnisse. Mit einem hohen Risiko der zentralen oder kompletten Transplantatnekrose behaftet, gilt das Segmenttransplantat als die größte Herausforderung. Die Ursache liegt in der vergleichsweise äußerst geringen Kontaktfläche zwischen Transplantat und Empfängerbett. Das Segmenttransplantat ist in der Größe limitiert. Maximal 1 cm sollte die zu versorgende Strecke vom Transplantatrand bis zum Zentrum betragen. Wird diese Grenze überschritten, nimmt das Risiko der Nekrosenbildung deutlich zu. Segmenttransplantate erfordern eine schnelle Revaskularisation, die schon innerhalb der ersten 6 h beginnen sollte. Damit dieses gelingt, muß eine absolute Ruhigstellung gewährleistet sein. Jede Bewegung zwischen Transplantat und Transplantatbett würde den Plasmakitt, das Fibrinnetzwerk und die ersten anastomosierenden Gefäße unterbrechen. Eine konsequente Kühlung des Transplantates innerhalb der ersten Tage und eine prophylaktische orale Antibiose werden gefordert [1].

Technik

Nach Übertragung des Defektes mittels Schablone auf die potentielle Donorstelle und Exzision derselben, wird der Knorpel der Empfängerstelle um wenige Millimeter abgetragen. Anschließend erfolgt das Einpassen des Segmenttransplantates in den angefrischten Defekt. Nur ein geringer bis mittlerer Zug bürgt bei der Einzelknopfnaht für eine adäquate Versorgung. Eine fortlaufende Naht würde zu einer Drosselung der Gefäße führen. Ein steriler druckfreier Schutzverband mit Fettgaze folgt.

Besprechung

Die obersten Ziele der Deckung von Hautdefekten sind einerseits die postoperative Wiederherstellung einer maximalen Funktionsfähigkeit entsprechend der Beanspru-

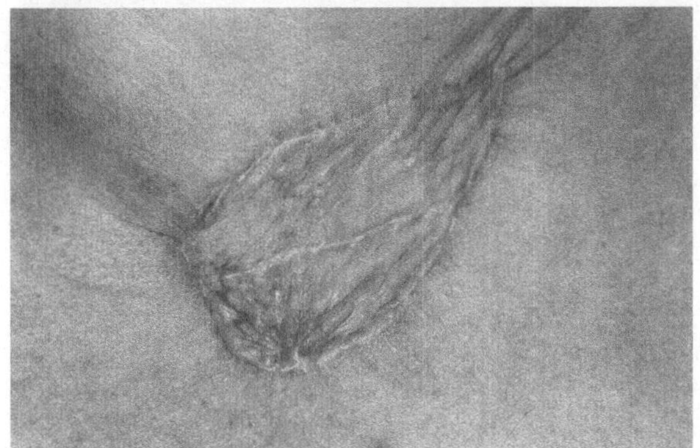

Abb. 1. 54jährige Patientin. Zustand nach Melanomexzision mit nachfolgender Spalthauttransplantation über mehrere ästhetische Einheiten (prästernal, supraklavikulär und suprasternal) vor 8 Monaten mit ausgeprägter postoperativer Schrumpfung und Kontraktur mit Bewegungseinschränkung des Kopfes

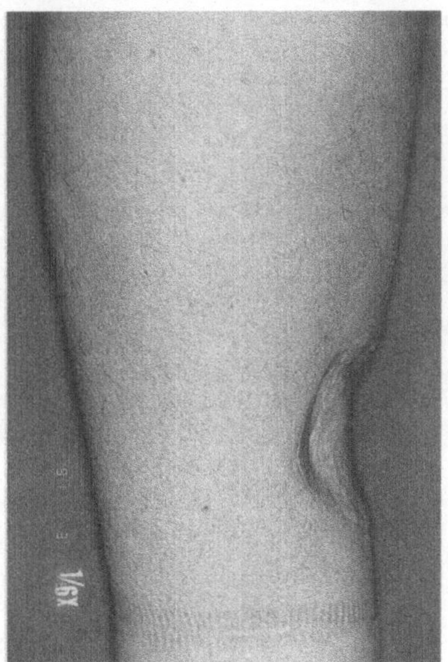

Abb. 2. 52jährige Patientin. Zustand nach einzeitiger Melanomexzision am Unterschenkel und Spalthauttransplantation ohne Wundgrundkonditionierung vor 48 Monaten mit daraus resultierender ausgeprägter Stigmatisierung

chung dieser Areale und andererseits die ästhetische Rekonstruktion, um eine lebenslange Stigmatisierung mit ihren psychosozialen Folgen zu verhindern (Abb. 1 und 2).

Jedoch rücken heute gesundheitspolitische Rahmenbedingungen mit der Betonung des medizinisch Notwendigen, und nicht des medizinisch Machbaren, in den Vordergrund. Dieses konterkariert oft das ästhetische Bestreben des Operateurs (Abb. 3 und 4).

Die Entscheidung für freie Hauttransplantate oder für Lappenplastiken wird durch diese Zielsetzung in Kombination mit den lokalen Voraussetzungen und der körperlichen und psychischen Verfassung des Patienten im Einzelfall gefällt.

Es ergibt sich sicherlich eine mehr oder weniger große Schnittmenge für beide Techniken.

Die Vorteile der Lappenplastiken liegen in der bestmöglichen Übereinstimmung in der Hauttextur, der hervorragenden postoperativen Belastbarkeit und der Deckung

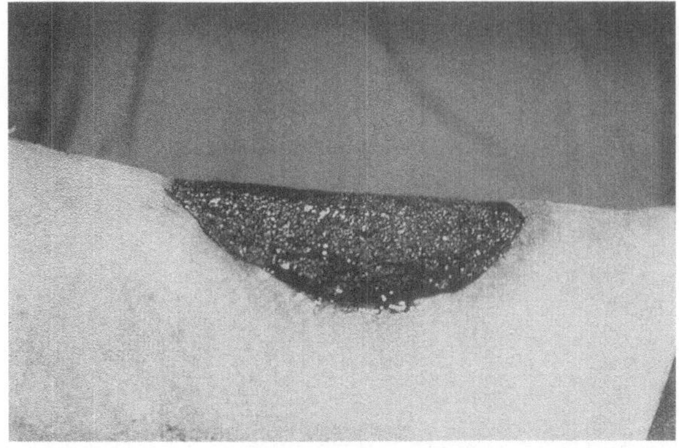

Abb. 3. Zustand nach Exzision eines Melanoms vor 3 Wochen. Konditionierter Wundgrund eleviert bis auf das umliegende Hautniveau mittels temporären synthetischen Hautersatzes zur Vorbereitung für eine Spalthauttransplantation

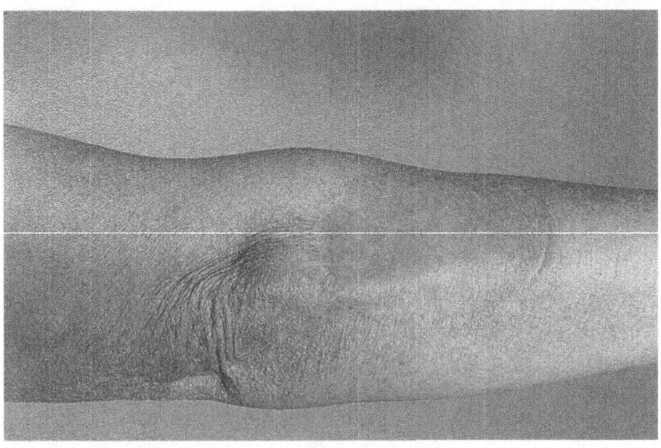

Abb. 4. Zustand nach Exzision eines Melanoms vor 2 Jahren. Nach Wundgrundkonditionierung erfolgte eine Spalthauttransplantation mit sehr gutem kosmetischen Ergebnis ohne lebenslange Stigmatisierung

tiefer Defekte auch über freiliegenden Strukturen. Jedoch erfordern Lappenplastiken große Erfahrungen der Operateure, um die damit gegebenen Möglichkeiten vollständig auszuschöpfen.

Neben den relativen Indikationen, d. h. in Konkurrenz zu den Lappenplastiken, gibt es auch absolute Indikationen für freie Hauttransplantate. Sie bestehen bei großflächigen Defekten z. B. nach Tumorexzisionen, Verbrennungen, chemisch bedingten Defekten, Ulzerationen, Traumata und kongenitalen Defekten. Zu freien Haartransplantaten gibt es keine operativen Alternativen. Defekte, die mehrere ästhetische Einheiten betreffen, können teilweise nur in Kombination von Lappenplastiken und freien Hauttransplantaten gedeckt werden.

Als Kontraindikationen für freie Hauttransplantate gelten sezernierende, infizierte und nekrotische Defekte sowie freiliegende subkutane Strukturen. Defekte, die mehrere ästhetische Einheiten betreffen, und ein schlechter Hautzustand der potentiellen Donorstellen gelten ebenfalls als relative Kontraindikationen. Ist nun unter Wertung aller Gesichtspunkte eine Entscheidung für die freien Hauttransplantate gefallen, muß der Operateur zwischen den verschiedenen Transplantattypen den individuell besten auswählen.

Die überwiegend bei uns zur Verwendung kommenden Spalthaut-, Vollhaut- und Segmenttransplantate besitzen spezifische Charakteristika. Eine Entscheidung für die eine oder andere Technik wird daher meist von den lokalen Gegebenheiten und den Erfahrungen des Operateurs abgenommen.

Zusammenfassend stellen freie Hauttransplantate einen wesentlichen Bestandteil der operativen Techniken bei der Defektdeckung dar. Neben den Lappenplastiken können die freien Hauttransplantate als Alternative oder als Ergänzung eingesetzt werden. Vom operativ tätigen Dermatologen muß daher gefordert werden, daß er über das gesamte Repertoir aller Techniken verfügt. Diese Forderung hat ihren Niederschlag bereits in der neuen Weiterbildungsordnung gefunden.

Literatur

1. Johnson TM, Ratner D, Nelson BR (1992) Soft tissue reconstruction with skin grafting. J Am Acad Dermatol 27:151–165
2. Müller RPA (1988) Die freien Hauttransplantate. Z Hautkrkh 63 Suppl 2):35–40
3. Müller RPA, Petres J (1982) Die freien Hauttransplantate. Fortschr Med 40:1851–1860

Vergleichende funktionelle und kosmetische Aspekte der Spalthaut- und Maschenspalthaut-(Meshgraft-) Transplantation

H. Hamm, K. Wegmann und E.-B. Bröcker

Zusammenfassung

41 Spalthauttransplantate (Spalthaut-TRP) und 60 Maschenspalthauttransplantate (Meshgraft-TRP) von 101 Melanom-Patienten (64 Frauen und 37 Männer, Alter 23–84 Jahre) wurden 6–83 Monate nach Transplantation auf Mechano-, Thermo- und Chemorezeption, Nozizeption und den kosmetischen Eindruck hin untersucht. Alle Hautsinneswahrnehmungen waren auf der Transplantathaut im Vergleich zur proximalen Umgebung und kontralateralen Seite signifikant häufiger aufgehoben, besonders oft die Kalt-, Spitz- und Schmerzempfindung. Spalthaut-TRP erzielten tendenziell bessere funktionelle Resultate als Meshgraft-TRP; signifikant war dieser Unterschied für die Schmerzwahrnehmung. Bei einzeitig operierten Patienten waren 4 der 6 geprüften Hautsinne auf dem Transplantat und alle Hautsinne distal des Transplantats häufiger erhalten als bei zweizeitig Operierten. Zweizeitiges Vorgehen führte jedoch zu kosmetisch besseren Ergebnissen als eine sofortige Deckung. Unsere Untersuchung zeigt, daß die besten funktionellen Spätergebnisse von „ungemeshten" Spalthaut-TRP bei sofortiger Defektdeckung zu erwarten sind. Aufgrund des besseren kosmetischen Resultats sollte jedoch dem zweizeitigen Vorgehen, wann immer möglich, der Vorzug gegeben werden.

Einleitung

Die Spalthauttransplantation ist ein etabliertes Verfahren zur Deckung größerer Hautdefekte nach Tumorentfernung, besonders an den Extremitäten. Spalthaut kann direkt nach Entnahme mit dem elektrisch oder preßluftgetriebenen Dermatom – üblicherweise von der Außen- oder Vorderseite des Oberschenkels – oder nach Verarbeitung zu Maschenspalthaut (Meshgraft) transplantiert werden. Das von Tanner et al. im Jahre 1964 [9] inaugurierte Meshgraft-Verfahren hat gegenüber der Spalthautdeckung den Vorteil, daß durch die zahlreichen rautenförmigen Maschenlücken Wundsekret und Blut abfließen können und so das Angehen des Transplantats erleichtert wird.

Die Transplantation kann direkt nach Exzision des Tumors oder erst nach Konditionierung des Wundgrundes zum Ausgleich der schlüsselförmigen Einsenkung in einer zweiten, meist mehrere Wochen späteren Operation durchgeführt werden.

Während die Operationstechniken gut bekannt und in den letzten Jahren z.B. durch die Einführung der Fibrinklebertechnik und die Planierung des Granulationsgewebes vor zweizeitiger Transplantation mittels Dermabrasion verfeinert wurden, ist über die kosmetischen und vor allem funktionellen Spätergebnisse nach Spalthaut- und Meshgraft-Transplantation wenig bekannt. Das Wissen hierüber zu verbessern, war das Ziel der im folgenden vorgestellten Untersuchung. Besonders interessierte uns, ob und inwiefern sich die beiden Transplantatarten (Spalthaut oder Meshgraft) und die beiden Vorgehensweisen (einzeitig oder zweizeitig) auf das funktionelle und kosmetische Spätergebnis auswirkten.

Material und Methoden

Die Untersuchung wurde an 101 Patienten der Universitäts-Hautklinik Münster mit malignem Melanom im klinischen Stadium I durchgeführt. Die 64 Frauen und 37 Männer waren 23–84 Jahre (Median 53 Jahre) alt. 6–83 Monate (Median 40 Monate) zuvor war bei ihnen der Operationsdefekt mit einem 0,4 mm dicken Spalthauttransplantat (Spalthaut-TRP, $n = 41$) oder einem Maschenspalthauttransplantat (Meshgraft-TRP) gleicher Dicke ($n = 60$) versorgt worden. 83 Transplantationen wurden direkt nach weiträumiger Exzision des Melanoms bis auf die Faszie (einzeitig), 18 erst nach Wundgrundkonditionierung (zweizeitig) durchgeführt. Bei letzteren lag das durchschnittliche Intervall zwischen Exzision und Defektdeckung bei 29 Tagen; sie verteilten sich gleichmäßig auf 9 Spalthaut- und 9 Meshgraft-TRP.

44 Transplantate (17 Spalthaut-TRP, 27 Meshgraft-TRP) waren an den Beinen lokalisiert, 31 (12 und 19) am Stamm und 26 (12 und 14) an den Armen.

Zur Überprüfung des funktionellen Aspektes wurden die Hautsinnesmodalitäten Mechanorezeption, im einzelnen Berührungsempfindung, simultane Raumschwelle, Spitz-stumpf-Unterscheidung und räumliches Auflösungsvermögen, ferner Thermorezeption, Chemorezeption und Nozizeption (Schmerzempfindung) untersucht. Zur Prüfung der Berührungsempfindung diente ein feiner Haarpinsel; simultane Raumschwelle und Spitz-stumpf-Unterscheidung wurden mit Hilfe eines als „Taster" bezeichneten Meßinstrumentes überprüft. Zur Beurteilung des räumlichen Auflösungsvermögens wurden mit dem Finger Ziffern (eine 8 und eine 9) auf die Haut des Patienten geschrieben, die er am Schriftzug erkennen sollte. Die Thermorezeption wurde mit Hilfe zweier Reagenzgläser geprüft, die 10°C kaltes bzw. 40°C warmes Wasser enthielten. Spitze Einweg-Plastikstecknadeln dienten zur Testung der Schmerzempfindung. Die Chemorezeption wurde durch Auftragung von Rubriment-Rheuma-Salbe untersucht; eine Rötung nach 10minütiger Einwirkzeit wurde als positives Ergebnis bewertet. Auf diese Weise wurden 5 verschiedene Lokalisationen untersucht, nämlich das Zentrum und der Randbereich des Transplantats, die Haut proximal und distal des Transplantats sowie die kontralaterale gesunde Seite als intraindividuelle Kontrolle.

Der kosmetische Aspekt wurde durch die separate Beurteilung des Transplantatrandes und der Transplantatfläche, der Pigmentierung, Abmessung und Einsenkung des Transplantats überprüft. Abschließend wurde der kosmetische Gesamteindruck vom Patienten und Untersucher getrennt benotet.

Zur Ermittlung von Signifikanzen wurden der Chi-Quadrat-Test und der Test nach McNemar angewendet. Als Wert für die Irrtumswahrscheinlichkeit wurde $\alpha = 0,05$ gewählt.

Ergebnisse

Alle Hautsinneswahrnehmungen waren auf der Transplantathaut im Vergleich zur kontralateralen Seite signifikant häufiger aufgehoben: Am Transplantatrand hatten,

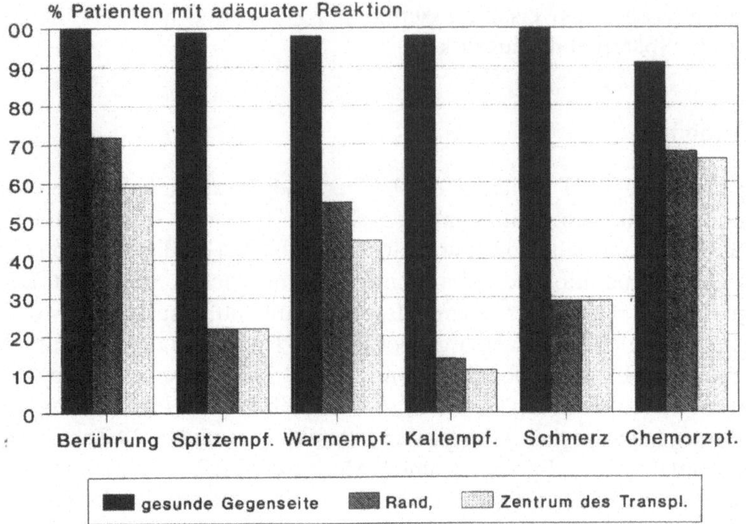

Abb. 1. Prozentualer Anteil der Melanom-Patienten mit adäquater Reaktion auf die geprüfte Sinnesmodalität auf der gesunden, kontralateralen Seite sowie auf dem Rand und auf dem Zentrum des Transplantats

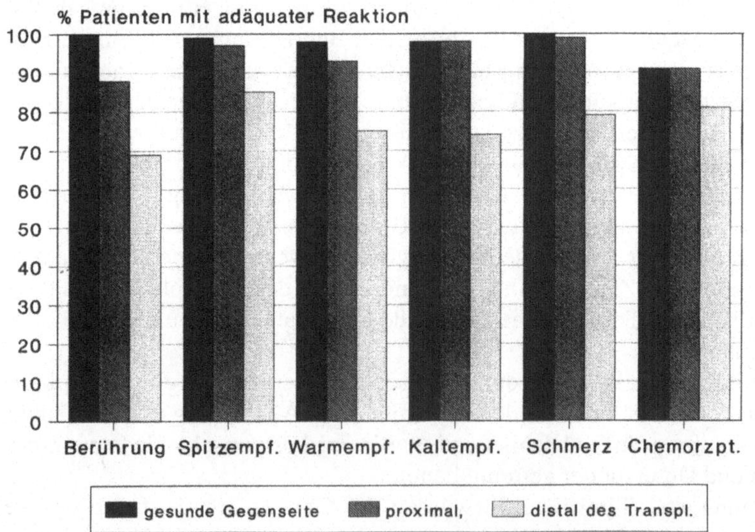

Abb. 2. Prozentualer Anteil der Melanom-Patienten mit adäquater Reaktion auf die geprüfte Sinnesmodalität auf der gesunden, kontralateralen Seite sowie proximal und distal des Transplantats

Tabelle 1. Hautsinneswahrnehmungen auf 41 Spalthaut- und 60 Meshgraft-Transplantaten von 101 Patienten mit malignem Melanom (Stadium I)

Sinnesmodalität	% der Patienten mit adäquater Reaktion			
	Transplantatzentrum		Transplantatrand	
	Spalthaut	Meshgraft	Spalthaut	Meshgraft
Berührungsempfindung	71	52	78	68
Spitzempfindung	30	17	30	17
Warmempfindung	48	43	55	55
Kaltempfindung	15	8	23	8
Nozizeption	43[a]	20[a]	30	29
Chemorezeption	69	64	68	66

[a] Signifikanter Unterschied (p < 0,05)

je nach geprüfter Modalität, 28–86% der Patienten Wahrnehmungsverluste, im Transplantatzentrum waren es 41–89%. Besonders deutlich waren die Unterschiede bei der Kalt-, Spitz- und Schmerzempfindung; weniger häufig waren die Chemorezeption, Berührungs- und Warmempfindung aufgehoben (Abb. 1). Letztere waren im Zentrum etwas häufiger als am Rand des Transplantats ausgefallen; insgesamt waren die Unterschiede zwischen den beiden untersuchten Stellen des Transplantats jedoch nicht erheblich (Abb. 1). Das räumliche Auflösungsvermögen war auf 66% der Transplantate erhalten. Die Bestimmung der simultanen Raumschwelle war nur auf 39 Transplantaten möglich; bei den restlichen war sie größer als der maximale Transplantatdurchmesser.

Die Hautsinneswahrnehmungen waren proximal des Transplantats fast genauso häufig erhalten wie auf der gesunden Gegenseite (Abb. 2). Distal des Transplantats war der Anteil der Patienten mit adäquater Reaktion jedoch für alle Sinnesmodalitäten signifikant geringer, nämlich um 10% (Chemorezeption) bis 31% (Berührung) (Abb. 2).

Patienten mit Spalthaut-TRP hatten tendenziell bessere Hautsinneswahrnehmungen als Patienten mit Meshgraft-TRP (Tabelle 1). Im Zentrum war dieser Unterschied deutlicher als im Randbereich der Transplantate. Patienten mit Meshgraft-TRP konnten um 15% bzw. 13% seltener die Qualitäten kalt und spitz auf dem Rand und um 23% seltener Schmerzreize auf dem Zentrum des Transplantats empfinden als Patienten mit Spalthaut-TRP (Tabelle 1); der letztgenannte war der einzige signifikante Unterschied. Auch distal des Transplantats waren die Hautsinneswahrnehmungen bei Patienten mit Meshgraft-TRP etwas häufiger gestört als bei Patienten mit Spalthaut-TRP.

Bei den einzeitig operierten Patienten waren Chemorezeption, Spitz-, Warm- und Kaltempfindung, bei den zweizeitig operierten Patienten Berührungs- und Schmerzempfindung häufiger erhalten als in der Vergleichsgruppe (Tabelle 2). Besonders auffällig waren die Unterschiede für die Spitzempfindung im Transplantatzentrum (signifikant) und für die Chemorezeption auf beiden geprüften Transplantatregionen. Bei den zweizeitig Operierten lag der Anteil der Patienten mit Empfindungseinbußen

Tabelle 2. Hautsinneswahrnehmungen auf Transplantaten von 83 einzeitig und 18 zweizeitig operierten Patienten mit malignem Melanom (Stadium I)

Sinnesmodalität	% der Patienten mit adäquater Reaktion			
	Transplantatzentrum		Transplantatrand	
	Einzeitig	Zweizeitig	Einzeitig	Zweizeitig
Berührungsempfindung	59	61	71	78
Spitzempfindung	26[a]	6[a]	23	17
Warmempfindung	46	39	57	44
Kaltempfindung	12	6	15	11
Nozizeption	29	33	29	33
Chemorezeption	69	53	70	53

[a] Signifikanter Unterschied (p < 0,05)

distal des Transplantates um 2–26% höher als bei den einzeitig Operierten; der gravierendste Unterschied fand sich für die Kaltempfindung.

78% der Transplantate wiesen kosmetische Beeinträchtigungen des Transplantatrandes auf, namentlich Randverbreiterungen (44%), Verziehungen (33%) und Randwallbildung (22%). Die bei insgesamt 84% der Transplantate beobachteten kosmetischen Beeinträchtigungen der Transplantatfläche bestanden am häufigsten in einer uneinheitlichen Pigmentierung (59%), Schuppung (55%) und über das notwendige Maß hinausgehenden Narbenbildung (47%). Kontrakturen, die an einer Faltenbildung der das Transplantat umgebenden Haut erkennbar waren, kamen bei 13% vor. Hypertrophe Narben wiesen nur 6% der Transplantate auf.

Der kosmetische Gesamteindruck war bei Spalthaut-TRP besser als bei Meshgraft-TRP. Letztere zeigten häufiger zusätzliche Narben und eine Schuppung der Transplantatfläche. Das Maschenmuster war bei allen Meshgraft-TRP erhalten und wurde durch die häufige Hyperpigmentierung des Netzgitters (49%) und fast immer vorhandene Hypopigmentierung der Zwischenräume (97%) noch akzentuiert.

Kosmetische Nachteile waren häufiger bei Transplantaten von einzeitig als bei solchen von zweizeitig operierten Patienten zu finden. Erstere waren im Längs- und Querdurchmesser um etwa 2 cm größer (Mittelwerte 8,7 × 7,5 cm gegenüber 6,6 × 5,8 cm), und sie zeigten die größere Zahl an Randwallbildungen. Außerdem wiesen sie eine durchschnittlich stärkere Einsenkung (Mittelwert 8,0 mm gegenüber 6,5 mm) und häufiger Unebenheiten der Transplantatoberfläche auf.

Über subjektive Mißempfindungen im Zusammenhang mit dem Transplantat klagten 90% der befragten Patienten. Im einzelnen wurden Kribbelparästhesien (21%), Juckreiz (14%), Spannungsgefühl (11%), Schmerzen (9%), Mißempfindungen bei Berührung (9%), „Stechen" (8%), „Ziehen" (4%), Kältegefühl (3%) sowie andere störende Empfindungen (17%) angegeben.

Über ⅔ der Patienten bewerteten ihr Transplantat mit den Noten „sehr gut" oder „gut", während der Untersucher ⅔ der Transplantate mit „befriedigend" oder „ausreichend" benotete. Spalthaut-TRP erhielten vom Untersucher eine etwas bessere Beurteilung; die Patienten bevorzugten hingegen keine der beiden Transplantatarten.

Diskussion

Nicht erst diese Untersuchung hat gezeigt, daß die Sensibilität auf Spalthaut-TRP erheblich eingeschränkt ist [5]. Die starke Narbenbildung unter dem Transplantat behindert die ungestörte Regeneration von Nervenfasern. Ungünstig wirkt sich ferner aus, wenn die Zahl der hierfür überhaupt zur Verfügung stehenden Fasern durch die vollständige Entfernung des subkutanen Fettgewebes wesentlich vermindert wird. Insofern müssen die hier bei Melanompatienten ermittelten Ergebnisse nicht repräsentativ für jegliche Spalthauttransplantation sein: Für die Reinnervationsqualität entscheidend ist die Beschaffenheit des Wundgrundes [8].

Neurohistologische Studien an transplantierter Schweinehaut haben gezeigt, daß Nervenendigungen sowohl von den Rändern als auch vom Wundgrund aus in das Transplantat einsprossen können [2]. Hierbei benutzen die Axone bevorzugt das Neurilemm oder die Blutgefäße des Transplantats als physiologische Leitschienen [11]. Axone, die sich nicht mit Nervenscheiden verbinden können, endigen nach kurzem Weg, ausgefranst in feine Filamente, im Transplantat [1]. Somit ist die Wiedererlangung der Sensibilität von der Erreichbarkeit der Nervenscheiden durch die einsprossenden Nervenfasern abhängig [2]. Dadurch erklärt sich offenbar das zunächst überraschende Ergebnis unserer Untersuchung, daß die Hautsinneswahrnehmungen auf Transplantaten nach einzeitiger Deckung häufiger erhalten waren als nach zweizeitigem Vorgehen. Hierbei müssen die Axone nämlich einen längeren Weg durch das „leitschienenlose" Granulationsgewebe zurücklegen, um Kontakt mit den Nervenscheiden des Transplantats zu gewinnen. Granulationsgewebe und stärkerer Fibrosierungsgrad bei der zweizeitigen Operationsweise scheinen sich auch negativ auf die Aussprossung von Nervenendigungen von proximal nach distal des Transplantats bzw. die Fortleitung von Nervenimpulsen von distal nach proximal auszuwirken: Bei zweizeitig operierten Patienten zeigten sich distal des Transplantats stärkere Empfindungseinbußen aller geprüften Sinnesmodalitäten als nach sofortiger Deckung.

Andererseits führt ein zweizeitiges Procedere fraglos zu besseren kosmetischen Ergebnissen [7]. Der Defekt wird durch die Wundkontraktion deutlich verkleinert, unschöne Taschen- und Wallbildungen des Transplantatrandes werden vermieden, und vor allem wird die besonders störende, schüsselförmige Einsenkung des Operationsdefektes weitgehend ausgeglichen. Als Nachteile des zweizeitigen Vorgehens lassen sich nicht nur die oben erläuterten funktionellen Gesichtspunkte anführen, sondern auch der höhere zeitliche (und finanzielle) Aufwand mit längerer Arbeitsunfähigkeit des Patienten, die 2. Operation mit evtl. 2. Narkose sowie das längere Vorliegen einer großen Wunde mit der Möglichkeit einer Infektion [7].

Wie diese Untersuchung erstmals zeigt, wirkt sich die Verarbeitung von Spalthaut zu Meshgraft zusätzlich ungünstig auf die Sensibilität des Transplantats aus. In den Lücken zwischen den Maschen entsteht Narbengewebe ohne normale Hautstruktur [6]. Diese narbigen Zwischenräume stellen offensichtlich eine Kontinuitätsunterbrechung der im Transplantat vorhandenen Leitschienen dar und stören so den Reinnervationsvorgang. Nach der vorliegenden Untersuchung ist hiervon besonders die Nozizeption betroffen, die überwiegend durch freie Nervenendigungen vermittelt wird. Aus den genannten Gründen ist von einer Verwendung von Meshgraft-TRP an Händen, Füßen und anderen mechanisch besonders belasteten Körperstellen abzuraten, da sich hier Empfindungsverluste besonders ungünstig auswirken können [3, 4]. Außerdem sind Meshgraft-TRP vulnerabler als Spalthaut-TRP [3, 6, 8].

Auch in kosmetischer Hinsicht sind Spalthaut-TRP den Meshgraft-TRP vorzuziehen. Dies räumen sogar die Erfinder der Meshgraft-Technik ein [10], kommt aber überraschenderweise nicht in einer unterschiedlichen Benotung der beiden Transplantatarten durch unsere Patienten zum Ausdruck. Das Maschenmuster der Meshgraft-TRP bleibt langfristig sichtbar, nicht nur durch die Reliefbildung [3], sondern vor allem auch durch die gegensätzliche Pigmentierung des häufig hyperpigmentierten Netzgitters und der fast immer entstehenden Hypopigmentierung der Zwischenräume [4, 10]. Hypertrophe Narbenbildung der Maschenlücken, wie sie von anderen Autoren [3, 4, 6] häufiger beobachtet wurde, kam bei unseren Patienten nur sehr selten vor.

Die Ergebnisse unserer Untersuchung geben zu folgenden praktischen Empfehlungen Anlaß: 1) In Anbetracht der erheblichen Empfindungseinbußen auf Spalthaut- und Meshgraft-TRP und der häufig davon ausgehenden subjektiven Mißempfindungen sollte, wann immer möglich, ein primärer Defektverschluß angestrebt werden. 2) Spalthaut-TRP sind Meshgraft-TRP sowohl in funktioneller als auch kosmetischer Hinsicht überlegen. Nur zwingende Gründe, z. B. eine Transplantation an einer nicht immobilisierbaren Körperregion oder die erhöhte Gefahr einer postoperativen Blutung, können daher eine Meshgraft-Transplantation rechtfertigen. 3) Einzeitige Deckung von Melanomdefekten führt zu etwas besseren funktionellen Ergebnissen, von einem zweizeitigen Vorgehen sind jedoch wesentliche bessere kosmetische Spätresultate zu erwarten. Letzterem sollte daher im Regelfall der Vorzug gegeben werden, wenn der Patient den damit verbundenen erhöhten zeitlichen und operativen Aufwand in Kauf nehmen will.

Literatur

1. Adeymo O, Wyburn GM (1957) Innervation of skin grafts. Transplant Bull 4:152–153
2. Fitzgerald MJT, Martin F, Paletta FX (1967) Innervation of skin grafts. Surg Gynecol Obstet 124:808–812
3. Ganzoni N, Smahel J (1972) Das Maschentransplantat. Chir Praxis 16:67–76
4. Horn W (1980) On the long-term behaviour of grafts of meshed skin. J Dermatol Surg Oncol 6:946–948
5. Hutchison J, Tough JS, Wyburn GM (1949) Regeneration of sensation in grafted skin. Br J Plast Surg 2:82–94
6. Konz B (1975) Die Maschenlappenplastik zur Deckung großer Hautdefekte. Hautarzt 26:277–279
7. Neukam D (1988) Primäre oder sekundäre Defektdeckung? Darstellung der Vor- und Nachteile des zweizeitigen operativen Procedere. In: Haneke E (Hrsg) Gegenwärtiger Stand der operativen Dermatologie. Springer, Berlin Heidelberg New York Tokyo, S 122–125
8. Rudolph R, Fisher JC, Ninnemann JL (1989) Hauttransplantationen. Thieme, Stuttgart New York, S 61–81
9. Tanner JC, Vandeput J, Olley JF (1964) The mesh skin graft. Plast Reconstr Surg 34:287–292
10. Tanner JC, Vandeput J, Bradley WH (1966) Two years with mesh skin grafting. Am J Surg 111:543–547
11. Terui A (1975) Reinnervation in the free skin graft. Neurohistological study with Seto's silver impregnation method. Jap J Plast Reconstr Surg 18:392–400

Defektversorgung mittels lokaler und regionaler Lappenplastiken nach Tumorexzision im Gesicht

J. Petres und R. Rompel

Zusammenfassung

Mehr als ¾ aller malignen Neoplasien des Hautorgans sind im Kopf-Hals-Bereich und dort bevorzugt in der Gesichtsregion lokalisiert. Da nach ihrer operativen Entfernung Defekte resultieren, die durch eine primäre Wundnaht häufig nur unbefriedigend zu versorgen sind, müssen dann weitergehende Operationstechniken Anwendung finden. Dabei gewährleisten lokale und regionale Lappenplastiken in der Regel eine funktionell und ästhetisch befriedigende Rekonstruktion der exzidierten Strukturen. Grundsätzlich sind die fundamentalen Methoden gestielter Hautlappen, wie Transpositions- und Verschiebelappen, seit dem letzten Jahrhundert bekannt. Die Techniken sind zwischenzeitlich lediglich verfeinert und modifiziert worden, so daß mit ihrer Hilfe auch ausgedehnte Haut- und Weichteildefekte ohne Kompromisse mit der Radikalität der Tumorentfernung versorgt werden können. Unter Berücksichtigung der eigenen breiten Erfahrungen werden Indikationen und Anwendung dieser Techniken aufgezeigt und auf mögliche Risiken hingewiesen, die bei Nichtbeachtung prinzipieller anatomisch-morphologischer Gegebenheiten bestehen.

Einleitung

Die chirurgische Behandlung maligner Neubildungen des Hautorgans ist fundamentaler Bestandteil der operativen Dermatologie. Dabei ist eine kurative Behandlung des Tumorpatienten anzustreben, die nur durch eine totale Entfernung des neoplastischen Gewebes erreichbar wird. Abhängig von der Lokalisation und der Größe des Tumors kommt es zu einem Haut- und Gewebsdefekt, der eine mehr oder minder schwere funktionelle und ästhetische Beeinträchtigung für den Patienten darstellt. Daher ist eine bestmögliche Rekonstruktion im Anschluß an die primäre Entfernung des Tumors vorzunehmen. Dieses Anliegen ist besonders wichtig im Kopf-Hals-Bereich, wo mehr als ¾ aller maligner Hauttumoren lokalisiert sind [9, 11, 12] (Abb. 1). Nase, Lippen, Lider und Ohren sind für den Gesichtsausdruck und die Mimik von essentieller Bedeutung. Bei der Operationsplanung hat daher der Operateur dafür Sorge zu tragen, daß die regionalen Einheiten erhalten bzw. wiederhergestellt werden. Dies gelingt am ehesten durch die Methoden der Nah- und Regionalplastiken, denen wir nach Möglichkeit den Vorzug vor den freien Hauttransplantationen und den Fernplastiken geben.

Ist eine primäre Wundnaht auch nach lateraler Unterminierung der Wundränder nicht möglich, so finden bei mehr als 80% unserer Patienten mit Basaliomen und Plattenepithelkarzinomen die Methoden der Nah- und Regionalplastiken ihre Anwendung. In den übrigen Fällen verwenden wir im wesentlichen freie Hauttransplantate.

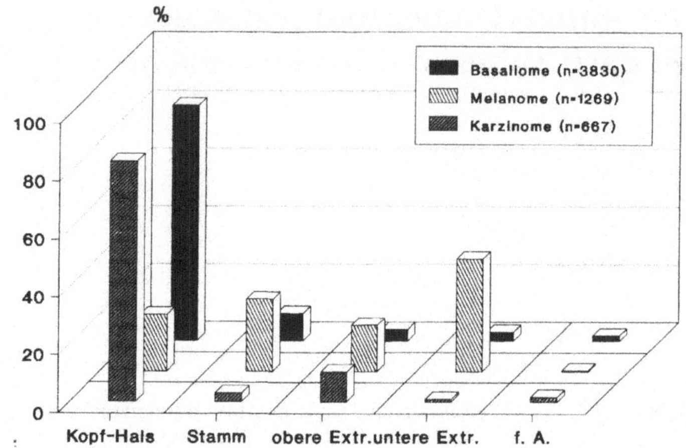

Abb. 1. Verteilung der malignen Hauttumoren

Operationstechniken

Bestehen intraoperativ an der In-toto-Exzision des Basalioms bzw. Plattenepithelkarzinoms auch nur geringe Zweifel, so ist dem Verfahren der histographischen Chirurgie der Vorzug vor dem sofortigen Defektverschluß zu geben [1, 6, 7]. Das bedeutet, daß bis zur definitiven histologischen Sicherstellung der vollständigen Tumorentfernung der Defekt passager mit synthetischem Hautersatzmaterial gedeckt wird [14]. Durch diese histologisch kontrollierte Chirurgie kann die Rezidivhäufigkeit beider Tumortypen wesentlich reduziert werden [17].

Die vor mehr als 100 Jahren in die chirurgische Versorgung von Hautdefekten eingeführten Methoden der Verschiebelappen- und Transpositionslappenplastik ([5], von Burow, zit. nach [5]) sind zwischenzeitlich verfeinert und vielfach modifiziert worden. Mit ihrer Hilfe sind wir heute in der Lage, auch ausgedehnte Haut- und Weichteildefekte ohne Kompromisse mit der Radikalität der Tumorentfernung zu versorgen.

Aus der klassischen *Verschiebeplastik nach von Burow* (zit. nach [5]) sind eine Reihe von Modifikationen entwickelt worden, die zum Teil auch in der ambulanten Praxis angewandt werden können. Bei sämtlichen Lappenplastiken sollten die längsten Schnitte möglichst parallel zu den sog. „relaxed skin tension lines" = Hautspaltlinien geplant und ausgeführt werden [2].

Die *Verschiebeplastik nach Limberg* [10] erlaubt eine ästhetisch gute Versorgung von Gesichtsdefekten bis zu mittlerer Größe. Der Vorteil bei dieser Technik besteht darin, daß kein Gewebe im Zuge der Lappenverschiebung verworfen wird (Abb. 2 a–f), wie des beim Burow-Ausgleichsdreieck der Fall ist.

Weitere auf den gleichen Prinzipien beruhenden Verfahren sind die Trapezlappen- und die U-Lappenplastik, die zur Versorgung größerer Nasen- und Wangendefekte herangezogen werden können [13].

Bei der *Rotationsplastik* handelt es sich um eine Methode, bei der nach Keil- oder w-förmiger Exzision eines Krankheitsherdes im Unterschied zur klassischen Ver-

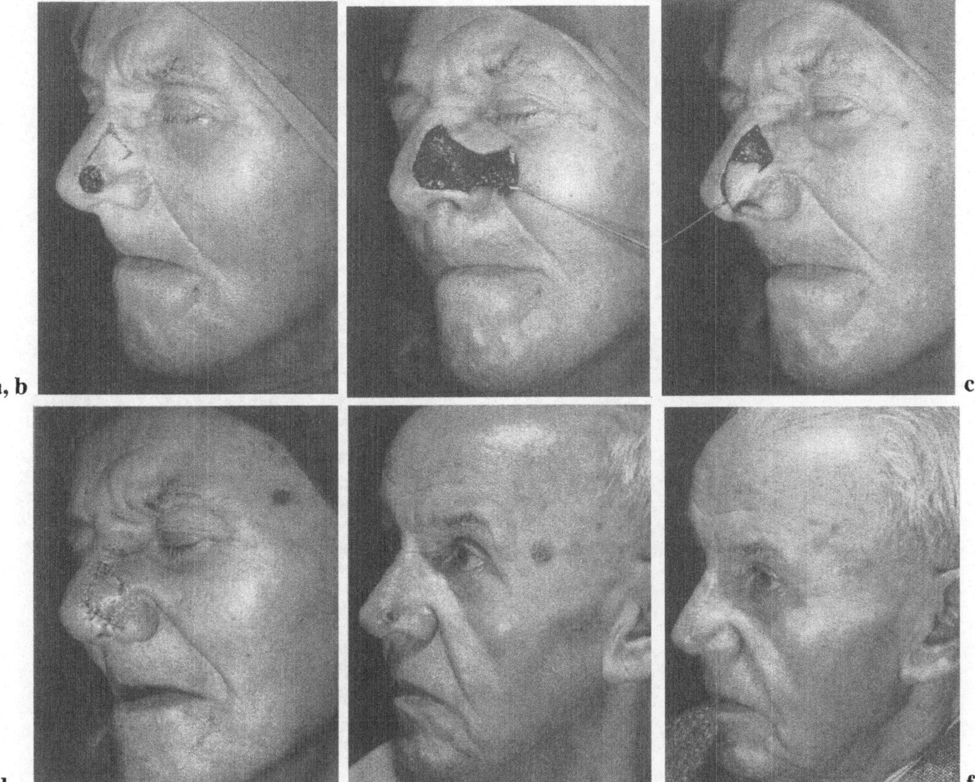

Abb. 2. a Defekt am linken Nasenflügel nach Exzision eines Basalioms, Operationsplanung einer modifizierten Verschiebeplastik nach Limberg; **b** Präparation und Mobilisation des Lappens; **c** Verlagerung in den Defekt; **d** Abschluß der Operation; **e** präoperativer Befund; **f** Befund 6 Monate nach dem Eingriff

schiebeplastik die Schnittverlängerung im Bereich der kurzen Seite des Operationsdefektes nicht gerade, sondern bogenförmig erfolgt. Auf der kontralateralen Seite dieses Schnitts werden ein oder mehrere Burow-Ausgleichsdreiecke exzidiert. Nach Unterminierung der zwischen Exzisionsstelle und Schnittende liegenden Hautpartie kann diese in den primären Defekt rotiert und ein spannungsfreier Wundverschluß erzielt werden [13].

Das Prinzip der *Schwenklappenplastik* (Transpositionslappenplastik), einer weiteren fundamentalen Hautlappenplastik, besteht darin, daß nach Exzision eines Krankheitsherdes ein gestielter Lappen aus der Umgebung in den primären Operationsdefekt verlagert wird (Abb. 3a–f). Die Lappenentnahmestelle wird durch primäre Wundnaht versorgt. Auch für diese Technik bestehen vielfältige Modifikationsmöglichkeiten, wie z.B. der doppelte Schwenklappen (bi-lobed flap) und der subkutan gestielte Lappen (Insellappen).

Regionale Lappenplastiken als zweizeitige Verfahren, wie der *mediane oder laterale Stirnlappen* oder gestielte Lappen anderer Entnahmestelle, sind ebenfalls modi-

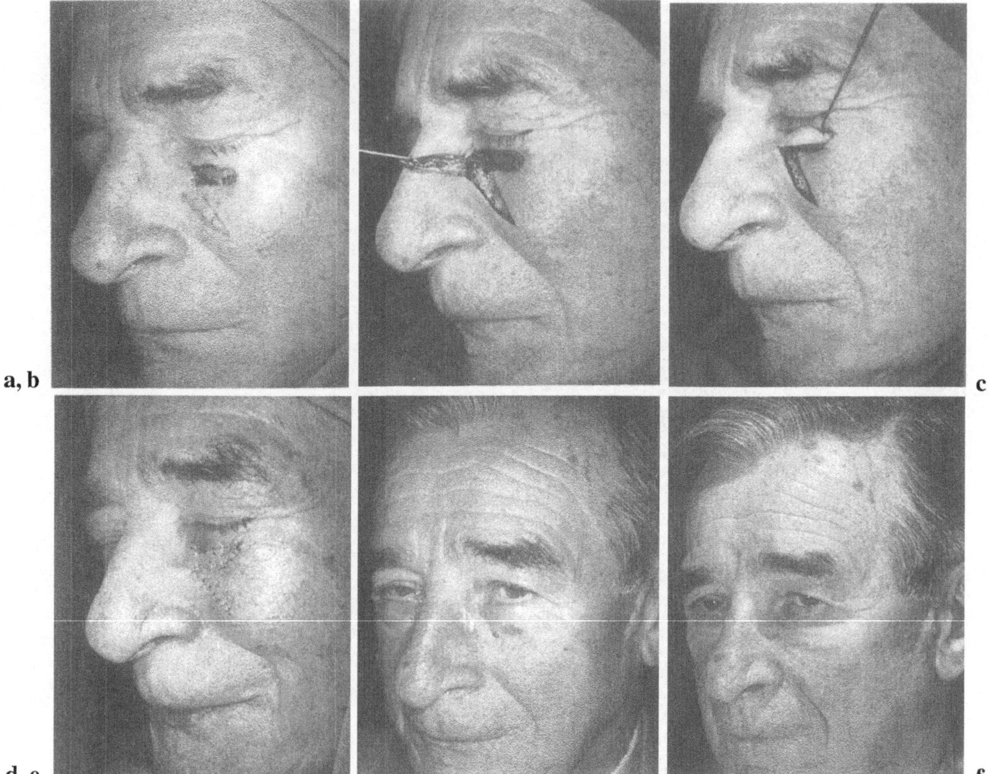

Abb. 3. a Zustand nach Exzision eines Basalioms unterhalb des linken Unterlids und Operationsplanung einer Schwenklappenplastik; **b** Präparation und Mobilisation des Lappens; **c** Verlagerung in den Defekt; **d** spannungsfreier Wundverschluß bei primärer Naht des Sekundärdefektes; **e** präoperativer Befund; **f** 3 Monate postoperativ

fizierte Transpositionslappen, bei denen nach ca. 2 Wochen der ernährende Lappenstiel in einer weiteren Operationssitzung entweder rückverlagert oder verworfen wird (Abb. 4a–f). In gleicher Sitzung erfolgt dann das Einpassen des distalen Lappenanteils in den primären Operationsdefekt [8, 15].

Kombinationen dieser Techniken oder aber auch Kombinationen von lokalen Lappenplastiken und freien Hauttransplantaten können wiederum zur Versorgung größerer Defekte herangezogen werden.

Diskussion

Lokale Rezidive maligner epithelialer Hauttumoren sind in erster Linie Folge einer inkompletten Erstoperation. Dies gilt insbesondere für das Basaliom und das Plattenepithelkarzinom. Deshalb ist für den Therapieerfolg die Einhaltung eines genügend großen Sicherheitsabstandes von dem makroskopisch erkennbaren Tumorrand von

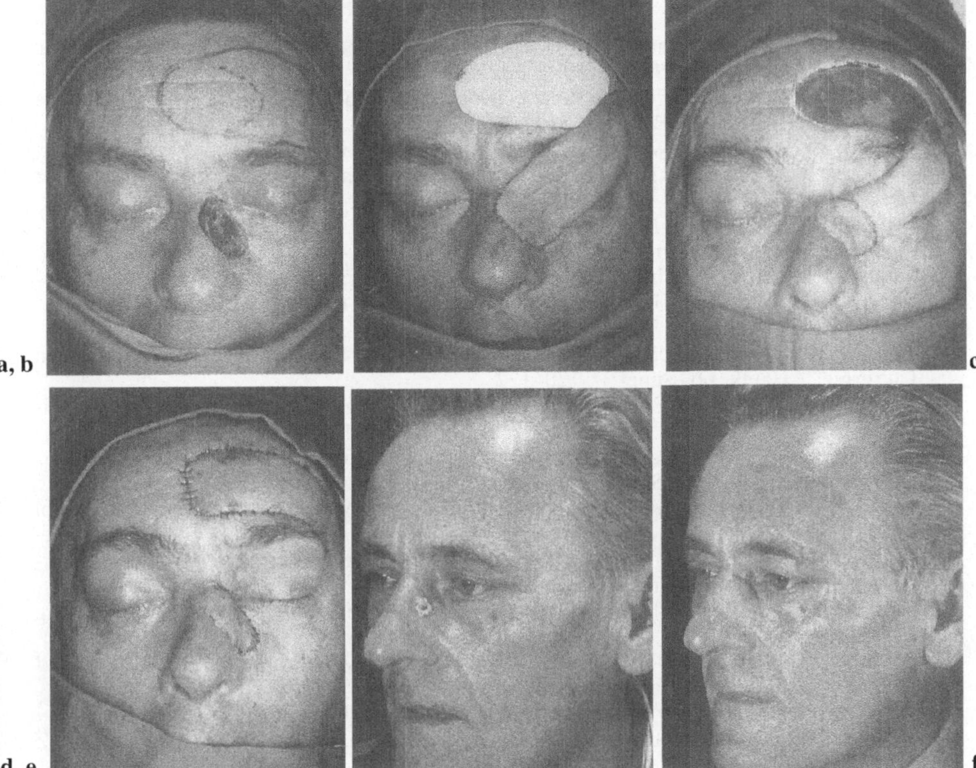

Abb.4. a Zustand nach mikroskopisch kontrollierter mehrfacher Exzision eines Basalioms links paranasal und Operationsplanung eines lateral gestielten Stirnlappens; **b** Verlagerung des gestielten Lappens in den Defekt und temporäre Wundabdeckung der Donorstelle mit Polyurethanfolie; **c** Zustand nach 3wöchiger Einheilungszeit der Lappenspitze; **d** Rückverlagerung des Lappenstiels und weiteres Einpassen der Lappenspitze; **e** präoperativer Befund; **f** Befund 1 Jahr postoperativ

größter Wichtigkeit [3, 4]. Trotzdem werden Rezidive auch nach histografischer Chirurgie nicht immer zu vermeiden sein. Verantwortlich sind zum einen die häufige multifokale Tumorentstehung und zum anderen randständige Tumorausläufer ohne histologisch nachweisbare Verbindung zum Primärtumor [16, 18].

Bestehen für einen Operationsdefekt mehrere Möglichkeiten des Wundverschlusses, so ist jenem Verfahren der Vorzug zu geben, welches bei gleichem Risiko das ästhetisch befriedigendere Ergebnis verspricht. Dies setzt einerseits eine große Erfahrung mit diversen operativen Techniken voraus, andererseits ist ein genaues Vorstellungsvermögen der speziellen lokalisatorischen Gegebenheiten vom Operateur gefordert. Nur durch die Kenntnis und Beachtung dieser Voraussetzungen sowie durch eine möglichst atraumatische Operationstechnik wird der operativ tätige Dermatologe in der Lage sein, mit Hilfe der geschilderten Operationsverfahren kurativ und ästhetisch optimale Ergebnisse zu erzielen.

Literatur

1. Albom M (1977) The management of recurrent basal-cell carcinomas. Please, no grafts or flaps at once. J Dermatol Surg Oncol 3:382–384
2. Borges AF, Alexander JE (1982) Relaxed skin tension lines, Z-plastics on scars and fusiform excision of lesions. Br J Plast Surg 15:242–254
3. Breuninger H, Schippert W, Black B, Rassner G (1989) Untersuchungen zum Sicherheitsabstand und zur Exzisionstiefe in der operativen Behandlung von Basaliomen. Hautarzt 40:693–700
4. Brodland DG, Zitelli JA (1992) Surgical margins for excision of primary cutaneous squamous cell carcinoma. J Am Acad Dermatol 27:241–248
5. Bruns V von (1859) Die chirurgische Pathologie und Therapie des Kau- und Geschmacksorgans. In: Bruns V von (Hrsg) Handbuch der praktischen Chirurgie. B 1, Teil 1: Die äußeren Weichteile. Laupp, Tübingen
6. Burg G (1990) Grundlagen, Planung, Durchführung und Ergebnisse der mikrografischen Chirurgie. Z Hautkr 66 (Suppl 3):120–122
7. Burg G, Hirsch R, Konz B, Braun-Falco O (1975) Histographic surgery: Accuracy of visual assessment of the margins of basal-cell epithelioma. J Derm Surg 1 (3):21–24
8. Konz B, Strassl W (1991) Einsatz von Stirnlappen zur Nasenrekonstruktion nach Tumorextirpation. Z Hautkr 66 (Suppl 3):26–27
9. Kopf AW (1979) Computer analysis of 3531 basal-cell carcinomas of the skin. J Dermatol 6:267–281
10. Limberg AA (1966) Design of local flaps. In: Gibson T (ed) Modern trends in plastic surgery. Butterworth, Washington
11. Mora RG, Robins P (1978) Basal-cell carcinomas in the center of the face. J Dermatol Surg Oncol 4:315–321
12. Panje WR, Ceilley RI (1979) The influence of embryology of the mid-face on the spread of epithelial malignancies. Laryngoscope 89:1914–1920
13. Petres J, Hundeiker M (1978) Dermatosurgery. Springer, New York Heidelberg Berlin
14. Petres J, Müller RPA (1985) Passagere Defektdeckung in der Tumorchirurgie der Haut. Z Hautkr 60:185–196
15. Petres J (1988) Gestielte Lappenplastiken. Z Hautkr 63:846–852
16. Roenigk RK, Ratz JL, Bailin PL et al (1986) Trends in the presentation and treatment of basal cell carcinoma. J Dermatol Surg Oncol 12:860–865
17. Rowe DE, Carroll RJ, Day CL Jr (1989) Mohs surgery is the treatment of choice for recurrent (previously treated) basal cell carcinoma. J Dermatol Surg Oncol 15:424–431
18. Salasche SA, Amonette RA (1981) Morpheaform basal-cell epitheliomas. A study of subclinical extensions in a series of 51 cases. J Dermatol Surg Oncol 7:387–394

Modifizierte Bi-lobed-flap-Rotationsverschiebung nach Imre zur plastisch-chirurgischen Versorgung von Hauttumoren im Nasen-Augen-Bereich

K. Hoffmann und R. Stadler

Zusammenfassung

Die Modifikation und Weiterentwicklung der 1924 von Imre beschriebenen Rotationslappenplastik zum bi-lobed-flap Rotationsverschiebelappen hat sich als Operationsstandardverfahren bei Defektdeckungen und korrektiven plastisch-chirurgischen Eingriffen besonders im Gesichtsbereich bewährt. Die Vorzüge dieser an Fallbeispielen dargestellten Operationstechnik resultieren zum einen aus der durch die bi-lobed-flap Technik bedingten Neutralisation der im Gewebe entstehenden Zug- und Dehnungskräfte, zum anderen durch die Gewährleistung einer regelrechten Blutversorgung und Innervation der Verschiebelappen durch Verlagerung des Rotationspunktes weit aus dem eigentlichen Operationsfeld heraus.

Einleitung

Die Dermatochirurgie, seit etwa 150 Jahren fest etabliertes Teilgebiet der Dermatologie, umfaßt heute eine Vielzahl von Eingriffen am gesamten Integument. In operationstechnisch anspruchsvollen Regionen wie z. B. im Nasen-Augen-Bereich, orientiert sich die Bemessung, Planung und Ausdehnung des operativen Procedere zunächst an anatomischen und funktionellen Kriterien [1, 3, 4, 7, 8, 11]. Die Exzisionsgrenzen und die Schnittführungen sind hier so zu wählen, daß der chirurgische Eingriff für den Patienten postoperativ möglichst keine funktionellen oder kosmetischen Probleme entstehen läßt. Um diesen Anforderungen gerecht zu werden, mußte das technische Know-how der einzelnen dermatochirurgischen Verfahren kontinuierlich ausgebaut und weiterentwickelt werden:

Bereits 1838 beschrieb v. Burow die einfachen und verschiedenen Varianten der Operationstechnik mit seitlich versetzten Dreiecken. 1845 gelang es Dieffenbach, durch seine V-Y-Plastik einen wesentlichen Beitrag zum Primärverschluß problematischer spindelförmiger Exzisionen zu leisten. 1870 kombinierte Schimanowski die v. Burow-Technik mit dem nach ihm benannten rechteckigen Verschiebelappen. Weitere bekannte und auch heute noch häufig eingesetzte, bewährte Operationsverfahren sind z. B. der Doppelschwenklappen nach Esser (1918), die Rotationslappenplastik mit Burow-Dreieck nach Imre (1924), der Schwenklappen nach Schrudde (1963) sowie die Transpositionslappenplastiken nach Limberg (1946) oder nach Dufourmentel (1962). Die doppelseitige Rotationsverschiebung nach Webster (1978) lieferte einen weiteren wertvollen Beitrag auf dem Gebiet der Nahlappenplastiken, da dieses Operationsverfahren einen weitgehend spannungsfreien Verschluß auch größerer Defekte erlaubt. In Anlehnung an die Operationstechnik von Webster er-

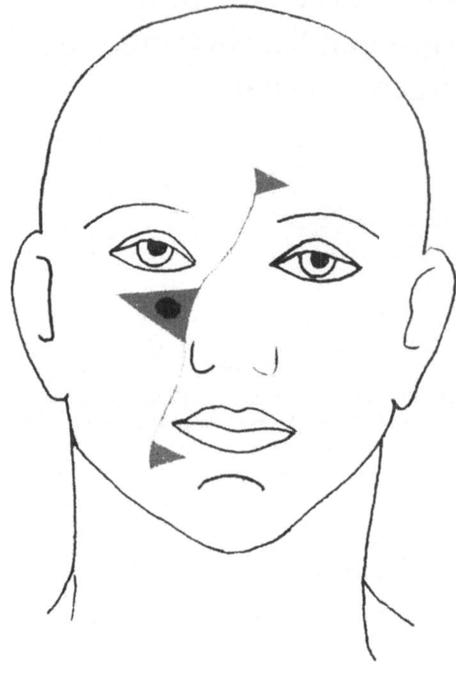

Abb. 1. Defektdeckung im Nasenaugenwinkel mit Bi-lobed-Rotationsverschiebe-
lappen (Schnittführung)

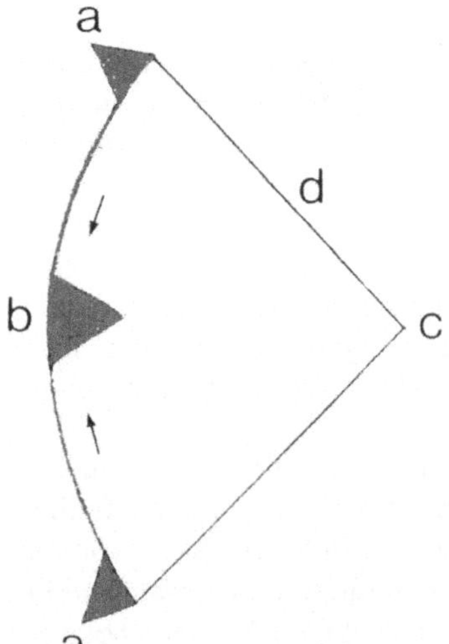

Abb. 2. Modifizierte Bi-lobed-flap-Rotationsverschie-
bung nach Imre (Darstellung von Rotationsachse und
Drehpunkt). *a* Burow-Dreieck, *b* Exzision, *c* Drehpunkt, *d* Rotationsachse

möglicht die Modifikation und logische Weiterentwicklung der Rotationsverschiebung nach Imre zur bi-lobed-flap Nahlappenplastik den problemlosen Defektverschluß auch nach Exzision lokal bereits weit fortgeschrittener Tumoren nicht nur am Stamm, sondern auch in Problemzonen des Gesichtes.

Die modifizierte bi-lobed-flap Rotationsverschiebung nach Imre (Abb. 1) gewährleistet zum einen, gerade bei der Exzision und operativen Defektdeckung größerer Tumoren in kosmetisch sensiblen Arealen wie z. B. im Lid-, Augen- und Nasenbereich, die Kompensation der durch die Verschiebung im Gewebe entstehenden Zugvektoren, zum anderen die für ein vitales Transplantat äußerst wichtige ungestörte Blutversorgung und Innervation durch Verlegung der Rotationsachse weit aus dem Bereich des eigentlichen Operationsgeschehens heraus (Abb. 2). Gefäß- und Nervenstiel des Transplantates werden im Gegensatz zu anderen Operationstechniken (z. B. bi-lobed flap nach Esser) durch Torsionskräfte und Knickbildung im Gewebe weitaus weniger traumatisiert, so daß die Innervation und Durchblutung der mobilisierten Verschiebelappen nahezu optimal erhalten bleibt.

Um postoperative kosmetische und funktionelle Probleme zu vermeiden, sollte neben einer möglichst spannungsfreien Adaptation der mobilisierten Verschiebelappen auch die Schnittführung sorgfältig geplant werden und, wenn möglich, den natürlichen Hautfalten folgen, oder aber sich an den relaxed-skin-tension-lines orientieren [1, 7]. Im folgenden wird über unsere Ergebnisse und Erfahrungen dieser modifizierten bi-lobed Rotationslappenplastik zur Defektdeckung von Hauttumoren im Nasen-Augen-Bereich berichtet.

Kasuistik

Patient 1, 70 Jahre, männlich

Anamnese. Seit Sommer 1989 langsame Größenzunahme eines zunächst knapp linsengroßen, relativ derben Tumors im linken Nasenaugenwinkel. Ab Dezember 1990 rapide Größenzunahme und Exulzeration des Tumors. Bis Januar 1991 Aufschub des Arztbesuches. Die ärztliche Konsultation erfolgte aufgrund zunehmender Schmerzsymptomatik und ausgeprägter, z. T. putrider Begleitkonjunktivitis. Danach umgehende stationäre Einweisung (Feb. 1991).

Hautbefund. Im linken Nasenaugenwinkel findet sich ein 7,5 × 5,5 cm messender, exulzerierter Tumor mit schmierig putride belegtem Wundgrund. Der derbe, wallartige Tumorrand weist diskrete Teleangiektasien auf, das Umgebungsgewebe ist entzündlich infiltriert. Im großen nekrotischen Tumorzentrum finden sich neben Zelldetritus und Fibrinausschwitzungen einzelne kleinere Gefäßabbrüche und Blutungen. Ober- und Unterlid sind infiltriert.

Histologie. Basaliom mit adenoidzystischer Differenzierung.

Röntgenaufnahme (Schädel- u. Orbita-Zielaufnahmen). Kein Nachweis ossärer Destruktion oder Infiltration in Rö-Schädel- und Orbita-Zielaufnahmen.

Knochenszintigramm. Keine vermehrten Anreicherungen nachweisbar.

Therapie und Verlauf. Unter der Diagnose eines infiltrierend wachsenden adenoidzystischen Basalioms erfolgte die radikale Tumorexzision mit anschließender plastischer Deckung des Gewebedefektes durch einen von Stirn und Wange mobilisierten, doppelseitig gestielten Verschiebelappen mit Teilrekonstruktion des Augenoberlides. Das obere Tränenpünktchen konnte nicht erhalten werden. Das Lig. palpebrale mediale, der Ductus nasolacrimalis und der Horner-Muskel waren makroskopisch nicht infiltriert und wurden zusammen mit der A. angularis in situ belassen. Da eine

En-bloc-Resektion des Tumors aufgrund seiner Ausdehnung und des brüchigen Gewebes nicht möglich war, konnte bezüglich der 3dimensionalen mikroskopischen Schnittrandkontrolle besonders zur Tiefe keine sichere Aussage gemacht werden. Daher wurde nach abgeschlossener Wundheilung, die sich wie der gesamte weitere postoperative Verlauf problemlos gestaltete, eine Radiatio eingeleitet. Seit 14 Monaten besteht Rezidivfreiheit, funktionelle Einschränkungen bestehen nicht.

Patient 2, 55 Jahre, männlich

Anamnese. Seit ca. 10 Jahren Entwicklung eines derben, knotigen Hauttumors infraorbital links. Nach Vorstellung beim niedergelassenen Dermatologen umgehende Einweisung in die Hautklinik Minden im Feb. 1992.

Hautbefund. Infraorbital links 1,5 × 1,3 cm durchmessender, knotiger Hauttumor mit perlschnurartigem Randsaum und Teleangiektasien.

Histologie. Solides, partim pilär differenziertes Basaliom. In der 3dimensionalen Schnittrandkontrolle nach allen Seiten in sano exzidiert.

Therapie und Verlauf. Tumorexzision in Form eines gleichschenkeligen, dreieckigen Gewebeblockes (Kantenlänge 5,5 cm) – der makroskopische Sicherheitsabstand betrug 6,0 mm. Durch Mobilisation eines doppelseitig gestielten Verschiebelappens gestaltete sich der schichtweise Wundverschluß technisch problemlos. Die Hautnaht erfolgte z.T. intrakutan mit monofilem Fadenmaterial der Stärke 5/0, z.T. im Bereich der zugbelasteten Schnittränder durch versenkte Rückstichnähte mit ebenfalls monofilem Faden der Stärke 4/0. Der weitere postoperative Verlauf war komplikationslos. Inzwischen besteht eine neunmonatige Rezidivfreiheit.

Patient 3, 83 Jahre, weiblich

Anamnese. Seit 1986 linsengroßer Tumor an der linken Nasenflanke. Zunächst über 4 Jahre kaum Größenzunahme, seit Juli 1991 rasches Wachstum und zentrale Exulzeration.

Hautbefund. An der linken Nasenflanke, im Bereich des Nasenaugenwinkels, findet sich ein 1,3 cm großer Tumor mit deutlich aufgeworfenem Randwall, zentraler Exulzeration und einzelnen feinen Teleangiektasien im Tumorrandbereich (Abb. 3a).

Histologie. Solides, partim zystisch, differenziertes Basaliom. In der 3dimensionalen Schnittrandkontrolle ausreichend weite Exzision in sano.

Therapie und Verlauf. Nach entsprechender präoperativer Diagnostik erfolgte die Tumorexzision nach Prämedikation in Lokalanästhesie. Exzidiert wurde ein nahezu gleichschenkeliger, dreieckiger Gewebeblock mit einer Kantenlänge von 2,8 cm. Der durch diese Schnittführung entstehende makroskopische Sicherheitsabstand betrug 4 mm. Die plastische Deckung gelang durch zwei von Stirn und Wange mobilisierte Schwenklappen (Abb. 3b), die über dem Defekt zusammengeführt wurden. Die hierbei im Gewebe entstehenden Zugvektoren wurden operationstechnisch so gewählt, daß durch deren gegenseitige Neutralisation (Zug- und Gegenzug) ansprechende

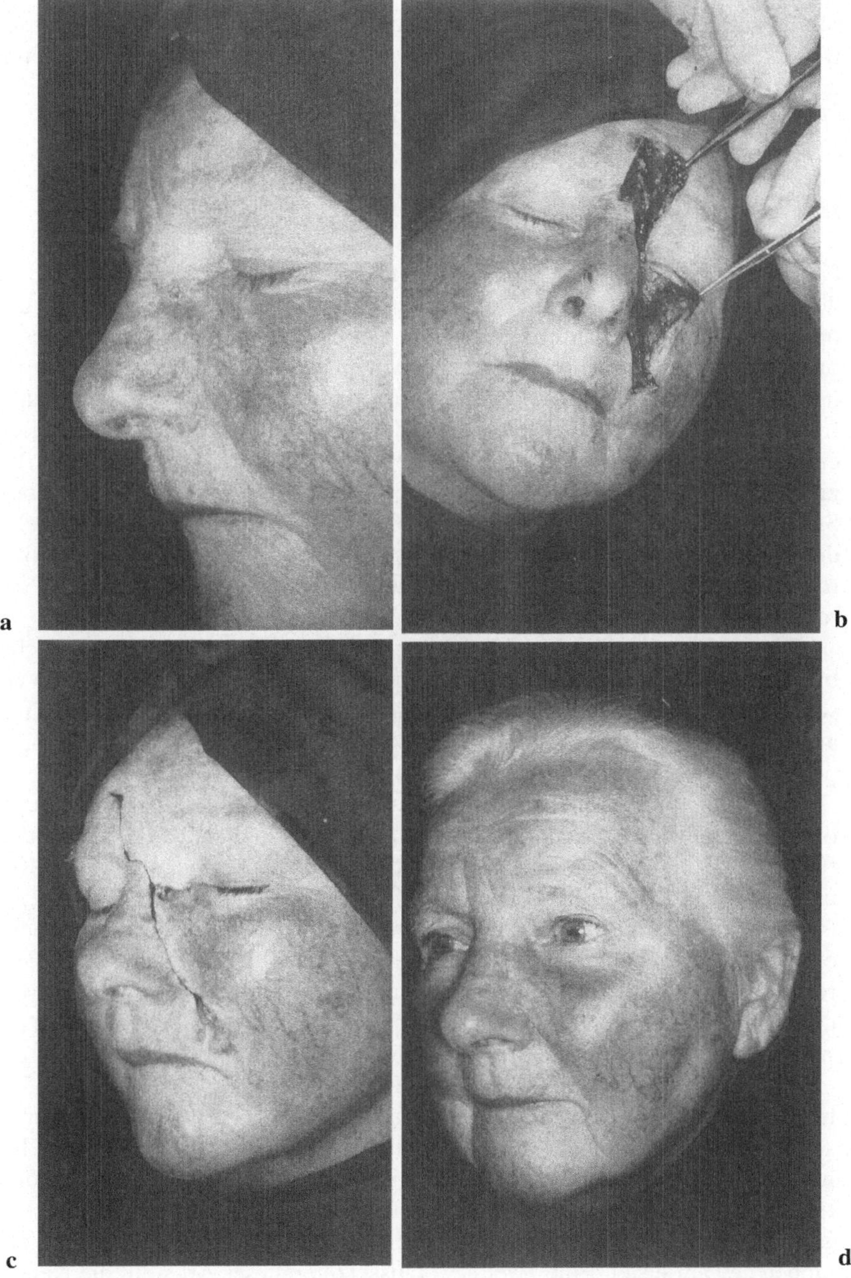

Abb. 3a–d Patient 3: **a** Präoperativer Befund. **b** Präparation der Schwenklappen. **c** OP-Ende.
d Befund 6. postoperativer Monat

kosmetische und funktionelle Ergebnisse erzielt werden konnten. Der Wundverschluß erfolgte nach Einlegen einer Drainage schichtweise zunächst subkutan, im Bereich der zentralen Hautnaht mit versenkten Rückstichnähten, ansonsten intrakutan (Abb. 3c). Der postoperative Verlauf war komplikationslos. Inzwischen besteht eine 6monatige Rezidivfreiheit (Abb. 3d).

Diskussion

Die Tumorchirurgie im Gesicht, speziell im Nasen-Augen-Bereich, stellt hinsichtlich der funktionellen und kosmetischen postoperativen Ergebnisse hohe planungs- und operationstechnische Anforderungen an den Operateur, denn kein anderes Operationsgebiet als das des zentralen Gesichtsbereiches stigmatisiert den Patienten nach einem mißglückten Eingriff in ähnlich hohem Ausmaß so unmittelbar. Daher ist die funktionelle und kosmetische Integrität der betroffenen anatomischen Gesichtsuntereinheiten (Nase, Auge, Wange) neben der kompletten und damit kurativen Tumorexzision vorrangiges Ziel des chirurgischen Handelns. Zum Spektrum der operativen Standardverfahren zählen heutzutage zahlreiche Methoden der Defektdeckung und der korrektiven plastischen Chirurgie, so auch die Rotationslappenplastik mit Burow-Dreieck, nach dem sog. „Ungarischen Verfahren", beschrieben 1924 durch Imre.

Die hier vorgestellte Modifikation und Weiterentwicklung dieser Technik zum bi-lobed flap-Rotationsverschiebelappen (in Anlehnung an die 1978 von Webster beschriebenen Operationsverfahren) hat sich in zahlreichen, operationstechnisch z. T. aufwendigen Eingriffen, durch kosmetisch akzeptable und funktionell ansprechende postoperative Ergebnisse bewährt.

·Zur Vermeidung von Tumorrezidiven, die durch narbige Indurationen, Infiltration tieferer, z. T. ossärer und muskulärer Strukturen und damit Destruktion wichtiger funktioneller anatomischer und kosmetischer Einheiten bezüglich der Kurabilität und der geforderten ästhetischen Kriterien erhebliche Probleme aufwerfen können, ist eine lückenlose 3-dimensionale (intraoperative) histologische Aufarbeitung des exzidierten Gewebeblockes empfehlenswert, zumal die Mehrzahl der Gesichtstumoren (Basaliome, Plattenepithelkarzinome und auch Lentigo-maligna-Melanome) durch intra- und subepidermale, makroskopisch nicht sichtbare Tumorausläufer bis weit in scheinbar gesundes Gewebe proliferieren können [5].

In der Hautklinik Minden wurden im Zeitraum von 5/90 bis 10/92 ca. 520 operative Eingriffe im Gesichtsbereich vorgenommen; davon etwa 60 nach dem oben beschriebenen Verfahren, da diese Operationsmethode bei entsprechender Indikation im Vergleich zu anderen Standardtechniken durch Vermeidung von rotationsbedingten Durchblutungs- und Innervationseinschränkungen als unerläßliche Voraussetzung für gute postoperative Ergebnisse eine ausgezeichnete Vitalität der Verschiebelappen gewährleistet. Eine zweite Voraussetzung dieser Art stellt die Neutralisation der durch die Mobilisierung und Ortsverlagerung der Schwenklappen entstehenden Zugkräfte im Gewebe dar. Diese Forderung wird durch den sich gegenseitig aufhebenden Zug und Gegenzug der beiden subkutan gestielten Transplantate nahezu optimal erfüllt. Die Minimierung der gerade im Gesichtsbereich unerwünschten Narbenbildung ist ein weiterer Vorteil dieser Operationstechnik, resultierend aus den weitgehend spannungsfreien Längsnähten der beiden Verschiebelappen, so daß hier problemlos auch bei größeren Defektdeckungen Intrakutannähte zur Anwendung kommen können. Lediglich im Bereich der auf der Rotationsachse liegenden und mit Querspannung versehenen Zentralnaht sollten Einzelknopfnähte durchgeführt werden (Abb. 3c).

Als weitere wichtige Voraussetzung für unkomplizierte postoperative Heilungsverläufe und damit für ansprechende kosmetische und funktionell zufriedenstellende operative Ergebnisse ist die Drainage des Wundsekretes zu nennen. Diese erfolgt über 24 h postoperativ durch entsprechende Saugdrainagen oder durch Wundlaschen. Sie dient der Entlastung des Wundgebietes, vermeidet die durch Sekretstau und Tamponaden verursachte Abnahme der Mikrozirkulation und vermindert das postoperative Infektionsrisiko.

Nach unseren Ergebnissen stellt die modifizierte Bi-lobed-flap-Rotationslappenplastik, insbesondere bei größeren Tumoren im zentralen Gesichtsbereich, in dieser Form eine neue, ansprechende Alternative zu bereits etablierten und bewährten älteren Operationsverfahren dar. Mit dieser Technik werden die geforderten technischen Operationsziele erfüllt und operationsästhetisch akzeptable Ergebnisse erzielt.

Literatur

1. Kaufmann R (1987) Dermatologische Operationen, Farbatlas und Lehrbuch der Hautchirurgie. Thieme, Stuttgart New York
2. Konz B (1977) Möglichkeiten zum Wundverschluß im dermatochirurgischen Bereich. In: Konz B, Burg G (Hrsg) Dermatochirurgie in Klinik und Praxis. Springer, Berlin Heidelberg New York, S 20–40
3. Lewis JR jr (1973) Atlas of aesthetic plastic surgery. Little Brown, Boston
4. Naumann HH (1974) Kopf- und Hals-Chirurgie, Bd II: Gesicht- und Gesichtsschädel. Thieme, Stuttgart, S 67–168, 197–320
5. Pitanguy J (1981) Aesthetic plastic surgery of head and body. Springer, Berlin Heidelberg New York, pp 214–230, 232–238, 319–322, 381–404
6. Rees TD (1980) Aesthetic plastic surgery. Saunders, Philadelphia, pp 459–580, 749–769, 865–899
7. Stegman SJ, Tromovitch TA (1985) Cosmetic dermatologic surgery. Year Book Medical Publishers, Chicago
8. Stegmann SJ, Tromovitch TA, Glogau RG (1982) Basic of dermatologic surgery. Year Book Medical Publishers, Chicago, pp 52–106
9. Stegmann SJ, Tromovitch TA, Glogau RG (1982) Basic of dermatologic surgery. Year Book Medical Publishers, Chicago, pp 1–51
10. Wilhelm K (1977) Operative Tumorbehandlung im Extremitätenbereich. In: Konz B, Burg G (Hrsg) Dermatochirugie in Klinik und Praxis. Springer, Berlin Heidelberg New York, S 149–168
11. Zoltan J (1977) Atlas der chirurgischen Schnitt- und Nahttechnik. Karger, Basel

Operative Therapie des Lippenkarzinoms

Übersicht und Analyse von 136 Fällen

R. ROMPEL und J. PETRES

Zusammenfassung

Das Lippenkarzinom weist im Vergleich zu Karzinomen am übrigen Integument eine höhere Aggressivität auf. Dies erfordert eine radikale chirurgische Tumorelimination und die im meist einzeitigen Verfahren nachfolgende differenzierte Defektrekonstruktion. Die rekonstruktiven Verfahren müssen sowohl der funktionellen Erhaltung dieser Region als Teil des Sprech- und Kauapparates als auch der ästhetischen Wiederherstellung Rechnung tragen. Im Zeitraum von 1979–1991 wurden in unserer Klinik 136 Patienten (75,7% Männer, 24,3% Frauen) mit Lippenkarzinomen behandelt. In 8 Fällen (5,9%), darunter 4 Frauen, war das Karzinom an der Oberlippe lokalisiert. Bei 133 operativ behandelten Patienten reichten die gewählten Verfahren von den häufig angewandten Methoden wie Keil- oder W-förmiger Exzision (36,8%), Unterlippenplastik nach Langenbeck-von Bruhns (26,3%) oder kombinierter Unterlippenplastik nach Langenbeck-von Bruhns mit Keil- bzw. W-förmiger Exzision (18,0%), bis hin zu individuell geplanten Verschiebeplastiken (3,8%), Treppenplastiken (7,5%), Schwenklappenplastiken (3,8%) und unterschiedlichen Kombinationsplastiken (3,8%). In 2 Fällen wurde eine elektive Lymphadenektomie in Form einer Neckdissection durchgeführt. Die Variationsbreite der operativen Methoden verdeutlicht die Notwendigkeit, unter Berücksichtigung von Lokalisation und Größe des Karzinoms, für den Einzelfall das jeweilige rekonstruktive Verfahren nach radikaler Tumorchirurgie zu wählen.

Einleitung

Das Lippenkarzinom ist der häufigste maligne Tumor des oberen Aerodigestivtraktes [2, 16]. Bei einer Geschlechtsdominanz auf Seiten der Männer liegt das Erkrankungsalter überwiegend jenseits des 50. Lebensjahres [9, 11]. Die operative Therapie stellt für das Lippenkarzinom die Methode der Wahl dar und wird nur in Einzelfällen, bedingt z.B. durch schlechten Allgemeinzustand oder hohes Lebensalter des Patienten, durch die Strahlentherapie abgelöst. Die Vorteile der operativen Therapie gründen sich im wesentlichen auf die Möglichkeit der radikalen Tumoreliminierung, welche durch histologische Schnittrandkontrolle zu bestätigen ist [5, 16]. Durch die vollständige histopathologische Aufarbeitung des Exzisionspräparates sind Aussagen über Differenzierungsgrad und Invasionstiefe zu treffen, die bei alleiniger Strahlentherapie nicht zu erhalten sind [22]. Die operativen Verfahren sind in der Regel einzeitig, was genaue Überlegungen bezüglich notwendigem Sicherheitsabstand, resultierendem Exzisionsdefekt und schließlich der individuell geeigneten Rekonstruktion bereits präoperativ notwendig macht. Dabei muß sowohl der funktionellen Wiederherstellung dieser Region als Teil des Sprech- und Kauapparates als auch ästhetischen Gesichtspunkten Rechnung getragen werden. Über 200 Operationstechniken in der Behandlung des Lippenkarzinoms wurden beschrieben [7, 23]. Letztlich basieren jedoch die meisten davon auf Modifikationen bzw. Kombinationen klassischer und lange bekannter Verfahren. Nachfolgend wird das Spektrum der in unserer Klinik angewandten Operationstechniken dargestellt.

Patientengut und Methoden

Im Zeitraum von 1979 bis 1991 wurden in unserer Klinik 136 Patienten (103 Männer, 33 Frauen) mit Lippenkarzinomen behandelt. Das durchschnittliche Erkrankungsalter betrug 69,1 Jahre mit einer Standardabweichung von 12,4 Jahren. Nach Geschlechtern getrennt zeigte sich ein signifikant höheres Erkrankungsalter der betroffenen Frauen von 74,5 gegenüber 67,3 Jahren ($P < 0,005$) (Abb. 1). In 8 Fällen war das Karzinom an der Oberlippe lokalisiert. Auffallend war hier ein gleicher Anteil beider Geschlechter. In 4 Fällen (3 Männer, 1 Frau) lag das Karzinom im Bereich der Kommissur (Abb. 2).

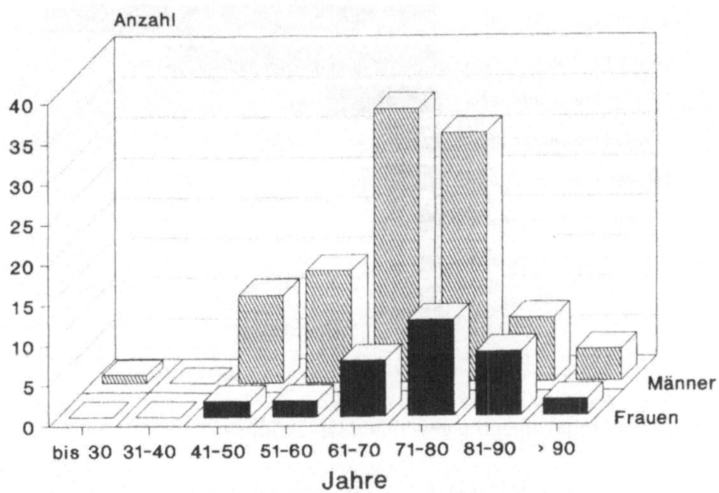

Abb. 1. Vergleichende Altersverteilung der betroffenen Frauen (Durchschnittsalter = 74,5 J.) gegenüber den Männern (Durchschnittsalter = 67,3 J.)

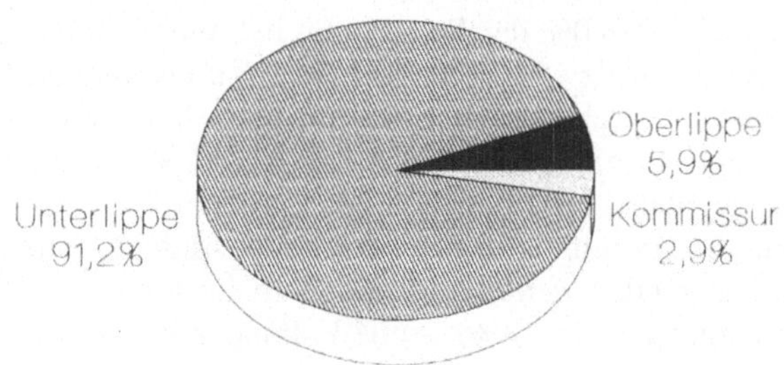

Abb. 2. Lokalisation der Lippenkarzinome

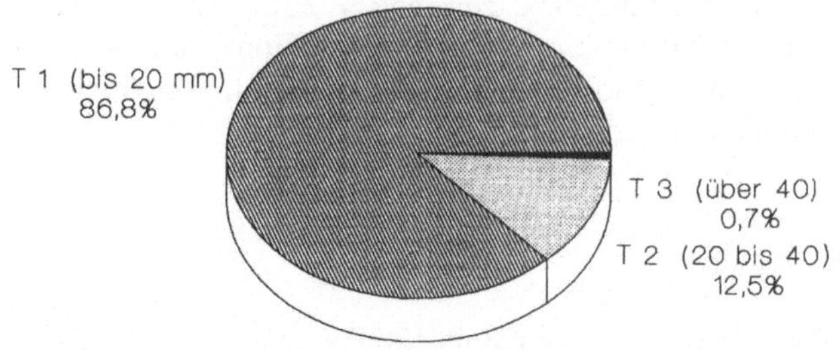

Abb. 3. Verteilung der Tumorgrößen nach T-Klassen entsprechend der UICC-Klassifikation

Die Mehrzahl der Patienten (86,8%) wies Primärtumorgrößen bis 20 mm auf, entsprechend dem T1-Stadium der UICC-Klassifikation. 17 Patienten (12,5%) kamen im T2-Stadium (>20 mm bis ≤ 40 mm) zur Vorstellung. Nur in einem Fall betrug die maximale Tumorausdehnung mehr als 40 mm (Abb. 3).

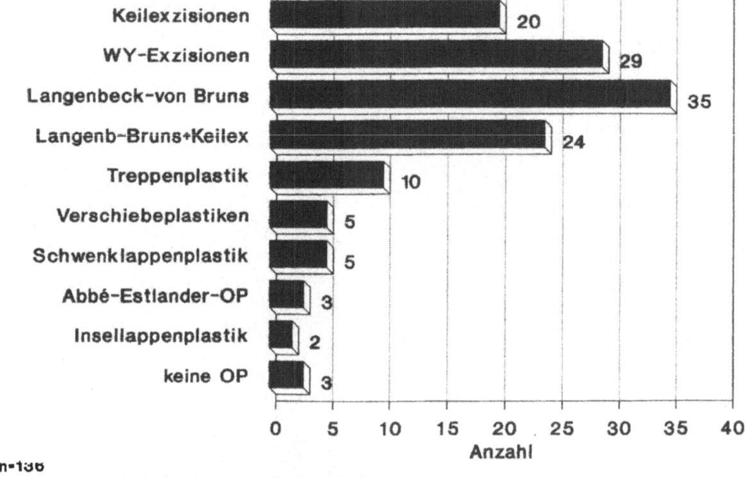

Abb. 4. Überblick über die gewählten Operationstechniken

Von den 136 beschriebenen Patienten wurden 133 operativ behandelt (Abb. 4). Die verbleibenden 3 Patienten wurden bei schlechtem Allgemeinzustand bzw. hohem Lebensalter nach bioptischer Diagnosesicherung strahlentherapeutisch versorgt. Die häufigste der angewandten Techniken stellte die Unterlippenplastik nach Langenbeck-von Bruns dar (26,3%). Überschritt der Tumor die Grenze des Lippenrotes, so war in 18,0% der Fälle zusätzlich eine Exzision in vertikaler Richtung in Form einer Keil- bzw. w-förmigen Exzision notwendig. Gut abgrenzbare Tumoren ohne aktinische Schädigungen des übrigen Lippenrotes wurden mit einer einfachen Keil- oder w-förmigen Exzision versorgt (15,0% bzw. 21,8%). Die Ausdehnung der Herde betrug dabei bis zu etwa ¹/₃ der Lippenbreite. Die Treppenplastik als eine Methode zur Versorgung größerer Unterlippendefekte kam in 7,5% der Fälle zur Anwendung. Zu den weiteren Methoden gehörten Verschiebeplastik und Schwenklappenplastik (jeweils 3,8%), Abbé-Estlander-Plastik (2,3%) sowie in 2 Fällen (1,5%) eine Insellappenplastik. Die Karzinome der Oberlippe wurden am häufigsten durch Keilexzision (3 Fälle) versorgt, gefolgt von Verschiebeplastik (2 Fälle), w-förmiger Exzision, Schwenklappenplastik, Strahlentherapie (jeweils 1 Fall).

Bei 3 Patienten wurde eine regionale Lymphknotenausräumung durchgeführt. Dies geschah in 2 Fällen in Form einer elektiven suprahyoidalen Lymphadenektomie, in einem Fall in Form einer therapeutischen radikalen Neckdissection bei bereits klinisch tastbaren Lymphknotenmetastasen. Insgesamt sind uns 5 Fälle von Metastasierung bekannt. Darunter befanden sich neben dem erwähnten Patienten mit Lymphknotenmetastasen 2 Patienten mit Haut- bzw. subkutanen Metastasen sowie 2 Patienten mit Fernmetastasen (Parotis, Lunge). Die in unserem Patientenkollektiv beobachtete Rezidivrate von 3% (4 von 133 operativ versorgten Patienten) ist ebenfalls günstig zu bewerten.

Operationstechniken

Nur in Ausnahmefällen erfordert die Operation des Lippenkarzinoms eine Allgemeinanästhesie. In der Regel erfolgt der Eingriff in Lokalanästhesie mit 1%igem Mepivacain ohne Adrenalinzusatz. In Form einer Leitungsanästhesie wird zunächst der N. mandibularis im Bereich des Foramen mandibulare sowie des Foramen mentale geblockt. Zusätzlich ist eine Infiltrationsanästhesie der Lippe selbst notwendig, die als wichtigen Nebeneffekt eine Vorstülpung der Unterlippe und somit eine bessere Darstellung des Operationsgebietes mit sich bringt.

Bei der Unterlippenplastik nach Langenbeck-von Bruns wird praktisch das gesamte Lippenrot exzidiert (Abb.5a) und durch Mundschleimhaut des Vestibulum

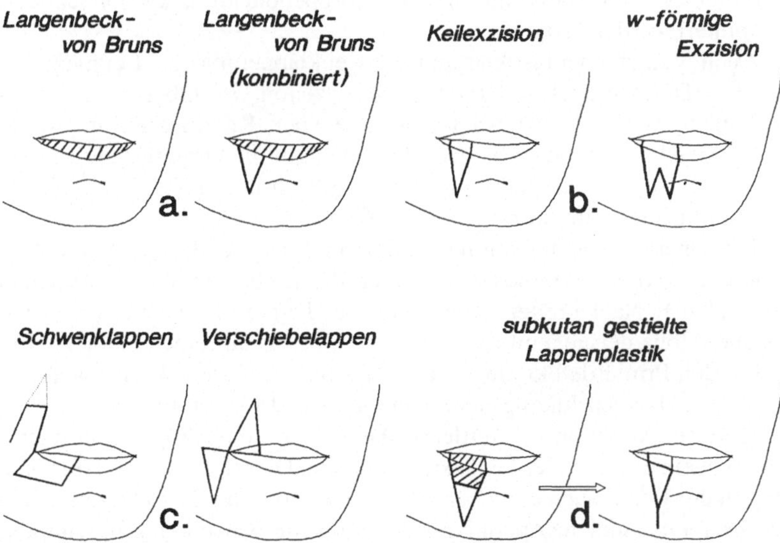

Abb.5a Unterlippenplastik nach Langenbeck-von Bruns alleine und in Kombination mit einer Keilexzision, **b** Keil- und w-förmige Exzision, **c** Schwenklappenplastik und Verschiebelappenplastik, **d** subkutan gestielte Lappenplastik

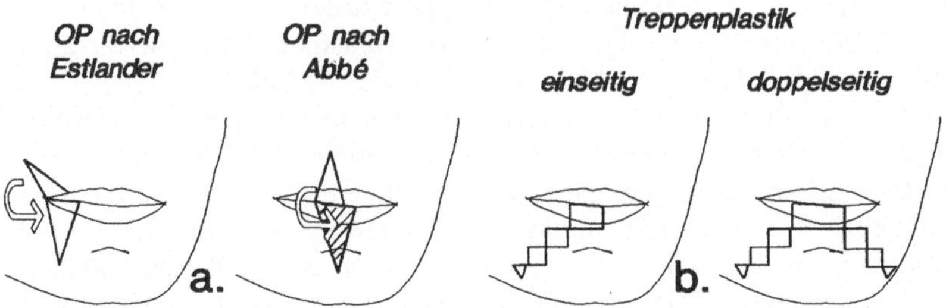

Abb. 6 a Operation nach Estlander (lateraler Anteil der Unterlippe) und Operation nach Abbé (medialer Anteil der Unterlippe), **b** Treppenplastik einseitig und doppelseitig

oris ersetzt [6, 14]. Nach submuköser Mobilisation der enoralen Schleimhaut wird diese nach außen verlagert und einschichtig mittels monofiler Hautnähte mit dem äußeren Exzisionsrand zur Bildung einer neuen Lippenrotgrenze vernäht.

Die einfache Keil- bzw. w-förmige Exzision (Abb. 5 b), die die Entfernung eines dreischichtigen Segmentes der Unterlippe umfaßt, läßt sich gut mit der vorbeschriebenen Unterlippenplastik nach Langenbeck-von Bruns kombinieren [3]. Der durchtrennte M. orbicularis oris wird dabei durch Vicrylnähte wiedervereinigt. Die Naht des enoralen Anteils des Keildefektes erfolgt durch subkutan versenkte Vicrylnähte.

Eine Variation der Keilexzision ist die subkutan gestielte Lappenplastik im Lippenbereich [21]. Hierbei wird entsprechend der Schnittführung einer Keilexzision der tumorfreie Anteil des Keils an einem subkutanen Gefäßstiel belassen und nach entsprechender Mobilisation auf Höhe der Lippenrotgrenze verankert (Abb. 5 d). Die Methode kann ebenfalls mit einer Unterlippenplastik nach Langenbeck-von Bruns kombiniert werden [20].

Auch Verschiebeplastiken und Schwenklappenplastiken eignen sich für ausgedehntere Defekte nach radikaler Tumorexzision von Ober- und Unterlippe. Beide Techniken werden meist bei lateral gelegenen Karzinomen angewandt [18]. Als wichtigstes Prinzip dieser beiden Methoden gilt die Orientierung an der Nasolabialfalte (Abb. 5 c), welche häufig in die Schnittführung mit einbezogen wird, um Narbenbildung zu minimieren.

Die Operationstechniken nach Abbé und nach Estlander beinhalten die Rekonstruktion nach Karzinomexzision durch die Einbeziehung der gegenüberliegenden Lippe [1, 10]. Nach breiter Keilexzision des Tumors wird ein etwas kleinerer Keil auf gleicher Höhe der gegenüberliegenden Lippe bis auf einen Gefäßstiel freipräpariert und in den Primärdefekt eingesetzt (Abb. 6 a). Auf diese Weise werden sowohl Mikrostomie als auch Inkongruenz von Ober- und Unterlippe verhindert. Bei Anwendung dieser Methode im mittleren Anteil der Lippe (Operation nach Abbé) wird zunächst ein ernährender Gefäßstiel belassen. Dieser wird nach vollständiger Einheilung in der Regel nach etwa 2–3 Wochen durchtrennt. Die Operation nach Estlander beschreibt das gleiche operative Prinzip für die Anwendung im lateralen Anteil der Unterlippe. Es bleibt hierbei kein passagerer Gefäßstiel, jedoch kann in manchen Fällen ein zweiter Eingriff im Sinne einer Mundwinkelerweiterung nach Gillies notwendig werden [19].

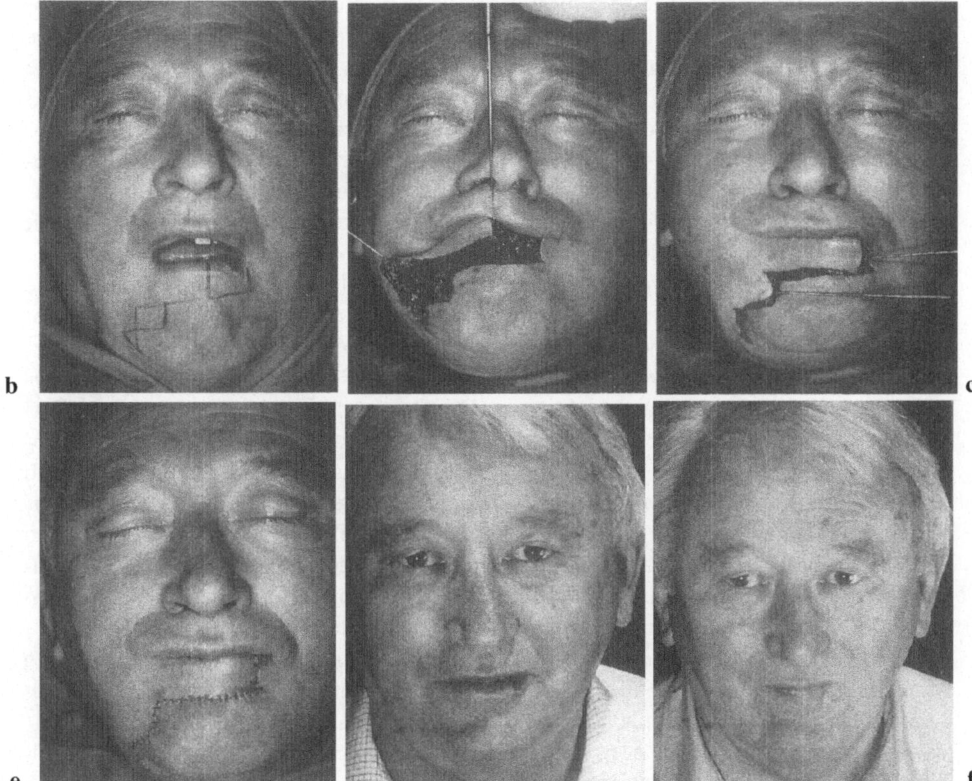

Abb. 7 a–f. 68jähriger Patient mit Karzinom der Unterlippe. Operative Versorgung mittels einseitiger Treppenplastik. **a** Darstellung der Schnittführung; **b, c** ausreichende Mobilisation des zu verschiebenden Lappen; **d** Abschluß der Operation nach dreischichtigem Wundverschluß, **e** präoperatives Ausgangsbild, **f** Zustand knapp 2 Jahre postoperativ. (Wir danken Herrn C. van Velzen, wissenschaftlicher Fotograf der Hautklinik der Städtischen Kliniken Kassel, für die fotografische Dokumentation)

Zur Deckung von sehr großen Defekten nach Karzinomexzision eignet sich die Treppenplastik [4, 8]. Diese kann ein- oder doppelseitig durchgeführt werden (Abb. 6 b). Die Schnittführung erfolgt treppenartig nach lateral über eine individuell zu wählende Anzahl von Stufen und endet laterokaudal in einem Burow-Dreieck. Durch ausreichende Mobilisation des zu verschiebenden Anteils wird ein spannungsfreier Wundverschluß erreicht (Abb. 7 a–f).

Diskussion

Die operative Therapie als Methode der Wahl in der Behandlung des Lippenkarzinoms ermöglicht die radikale Entfernung des Tumors im Zusammenhang mit einer meist in gleicher Sitzung erfolgenden Defektrekonstruktion. Bei histologischer Kontrolle der Schnittränder auf Tumorfreiheit liegt der zu wählende Sicherheitsabstand der Exzisionsgrenzen bei etwa 5 mm, im Falle von schlecht abgrenzbaren Karzinomen bis etwa 10 mm [5, 16]. Einschließlich dieses notwendigen Sicherheitsabstandes sind somit auch bei Tumorgrößen der T1-Klasse nach der Exzision häufig Defekte von etwa ⅓ der Lippenbreite entstanden. Aufgrund seiner exponierten, gut sichtbaren Lokalisation kommen durchschnittlich 80–90% der Patienten mit Tumorgrößen bis 2 cm zur Behandlung [4, 13, 15]. Die Mehrzahl der Fälle ist daher mit einfacheren Methoden wie Keil- und w-förmige Exzision, Unterlippenplastik nach Langenbeck-von Bruns sowie der Kombination aus beiden Verfahren ausreichend und mit gutem Ergebnis zu behandeln.

Tumorausdehnungen von etwa der Hälfte der Unterlippe erfordern speziellere Verfahren und sind nur vom sehr erfahrenen Operateur durchzuführen. Ist der Tumor lateral lokalisiert, so kommen hier Methoden, die zur Defektdeckung den Wangenbereich einbeziehen zur Anwendung. Wir erzielen gute Resultate mit Schwenklappenplastiken oder Verschiebelappenplastiken. Die Operationen nach Abbé und nach Estlander beziehen die gegenüberliegende Lippe zum partiellen Ausgleich des Substanzverlustes ein [1, 10]. Sowohl mediane als auch laterale Defekte können nach diesem Prinzip versorgt werden. Für sehr ausgedehnte Karzinome verwenden wir häufig die Treppenplastik [4, 8]. Ein wichtiger Vorteil der Treppenplastik, ebenso wie der Abbé-Estlander-Plastik, liegt in der Erhaltung der Zirkumferenz des M. orbicularis oris. Dies ist von nicht unwesentlicher Bedeutung für die funktionelle Rekonstruktion der Lippen als Teil des Sprech- und Kauapparates.

Besteht neben dem eigentlichen Karzinom weiterhin eine aktinische Schädigung der Lippe, so ist in jedem Falle eine Exzision des gesamten Lippenrotes mit nachfolgender Unterlippenplastik nach Langenbeck-von Bruns anzustreben. Diese Methode ist praktisch mit jedem anderen hier beschriebenen operativen Verfahren zu kombinieren. Nur auf diese Weise wird gewährleistet, daß es auf dem Boden einer aktinisch geschädigten Lippe nicht zur Ausbildung eines Pseudorezidivs kommt.

Eine Metastasierung des Lippenkarzinoms wird im Gegensatz zu Karzinomen der Mundhöhle relativ selten beobachtet. In der Literatur werden Häufigkeiten von 2–16% beschrieben [4, 5, 17]. Die prophylaktische Lymphknotendissektion wird im allgemeinen nicht empfohlen [2, 15]. Palpable Lymphknoten erfordern die chirurgische Intervention in Form einer Neckdissection, an die ggf. eine Nachbestrahlung angeschlossen werden kann [12].

Bei frühzeitiger operativer Therapie besteht für das Lippenkarzinom im allgemeinen eine gute Prognose [11, 13]. Neben der Tumorgröße sind hierfür Differenzierungsgrad und Invasivität des Karzinoms entscheidend [22]. Die sorgfältige Operationsplanung mit individueller Wahl der Defektrekonstruktion ist entscheidend, um neben der unverzichtbaren Tumorradikalität ein funktionell und ästhetisch gutes Ergebnis zu erzielen. Bei ausgedehnten Karzinomen ist es daher besonders wichtig, eine postoperative Mikrostomie und/oder Inkongruenz von Ober- und Unterlippe durch die adäquate Operationstechnik zu minimieren.

Literatur

1. Abbé R (1898) A new plastic operation for the relief of deformity due to double harelip. Med Rec (NY) 53:477
2. Baker SR (1990) Current management of cancer of the lip. Oncol Williston Park 4: 107–124
3. Barton M, Spira M, Hardy SB (1964) An improved method for „V" excision of the lip combined with vermilionectomy. Plast Reconstr Surg 33:471–473
4. Blomgren I, Blomqvist G, Lauritzen C, Lilja J, Peterson LE, Holmstrom H (1988) The step technique for the reconstruction of lower lip defects after cancer resection. A follow-up study of 165 cases. Scand J Plast Reconstr Surg Hand Surg 22:103–111
5. Breuninger H (1987) Aspekte zur operativen Therapie des Unterlippenkarzinom. Z Hautkr 62:937–946
6. Bruns V von (1859) Die chirurgische Pathologie und Therapie des Kau- und Geschmacks-organs. In: Bruns H von (Hrsg) Handbuch der praktischen Chirurgie. Die äußeren Weich-teile, Bd 1/1,Laupp, Tübingen
7. Brusati R (1979) Reconstruction of the labial commissure by a sliding U-shaped cheek flap. J Maxillofac Surg 7:11–14
8. Dado DV, Angelats J (1985) Upper and lower lip reconstruction using the step technique. Ann Plast Surg 15:204–211
9. Douglass CW, Gammon MD (1984) Reassessing the epidemiology of lip cancer. Oral Surg Oral Med Oral Pathol 57:631–642
10. Estlander JA (1872) Eine Methode, aus der einen Lippe Substanzverluste der anderen zu ersetzen. Arch Klin Chir 14:622–631
11. Fitzpatrick PJ (1984) Cancer of the lip. J Otolaryngol 13:32–36
12. Galetti R, Balli R, Monzani D (1989) The therapy of cervical adenopathies in tumors of the lip and oropharynx. Minerva Stomatol 38:1129–1136
13. Grover R, Douglas RG, Shaw JH (1989) Carcinoma of the lip in Auckland, New Zealand, 1969–1987. Head Neck 11:264–268
14. Langenbeck BV (1855) Neues Verfahren zur Cheiloplastik durch Ablösung und Verzie-hung des Lippensaumes. Deutsche Klinik 7:1–3
15. Mahrle G (1978) Das Lippenkarzinom und seine operative Behandlung. Hautarzt 29: 251–258
16. Mehregan AD, Roenigk RK (1990) Management of superficial squamous cell carcinoma of the lip with Mohs micrographic surgery. Cancer 66:463–468
17. Nuutinen J, Karja J (1981) Local and distant metastases in patients with surgically treated squamous cell carcinoma of the lip. Clin Otolaryngol 6:415–419
18. Petres J, Hartmann M, Hagedorn M (1977) Unterlippen-Karzinome und deren operative Behandlung. In: Konz B, Burg G (Hrsg) Dermatochirugie in Klinik und Praxis. Springer, Berlin Heidelberg New York, S 137–144
19. Petres J, Hundeiker M (1978) Dermatosurgery. Springer, New York Heidelberg Berlin
20. Rompel R, Petres J (1992) Operation nach Langenbeck-von Bruns in Kombination mit ei-ner subkutanen gestielten Lappenplastik bei Cheilitis praecancerosa der Unterlippe. Z Hautkr 67:535–537
21. Spira M, Stal S (1983) V-Y Advancement of a subcutaneous pedicle in vermilion lip re-construction. Plast Reconstr Surg 72:562–564
22. Syrjanen K, Nuutinen J, Karja J (1986) Tumor differentiation and tumor-host interactions as prognostic determinants in squamous cell carcinoma of the lip. Acta Otolaryngol Stockh 101:152–160
23. Weerda H (1983) Rekonstruktionen im Bereich der Unterlippe. Laryngol Rhinol Otol 62: 23–28

Der „Pinched-Lappen" zur Lobulusrekonstruktion

A. FRATILA

Zusammenfassung

Am Beispiel einer Kasuistik wird eine Methode zur Rekonstruktion des Ohrläppchens präsentiert. Es ist ein zweizeitiges Verfahren, bei der die Entnahmestelle, die sich direkt verschließen läßt, infraaurikulär liegt. Die natürliche Kontur des Ohrläppchens wird in einer 2. Sitzung nach 2 Wochen geformt. Die Breite des Lappens gewährleistet eine gute Durchblutung ohne Nekrosegefahr.

Einleitung

Die Rekonstruktion des Ohrläppchens ist mehr eine ästhetische als eine funktionelle Notwendigkeit. Kleine Exzisionsdefekte lassen sich primär verschließen. Größere und oberflächliche Defekte (nur Haut auf der Vorder- oder Rückseite des Lobulus) können mittels Vollhauttransplantates gedeckt werden. Nach kompletter Abtragung des Ohrläppchens ist aber eine Rekonstruktion erforderlich. Alle Operationsverfahren sind relativ einfach durchzuführen. Sie können in einer Sitzung vorgenommen oder als zweizeitiges Operationsverfahren durchgeführt werden. Für die Auswahl der Operationstechnik ist die Lage des Defektrandes entscheidend. Nach operativer Entfernung eines Tumors entsteht ein Defekt, dessen Rand frei ist, während bei kongenitalen Defekten der Ohrläppchen der untere Anteil der Ohrmuschel mit der infraaurikulären Haut verwachsen ist.

Einzeitige Eingriffe zur Wiederherstellung des abgesetzten Ohrläppchens

1. Die Lobulusrekonstruktion mit einem doppelt geschwungenen Lappen nach Gavello [1, 4]. Der obere Lappenrand ist doppelt so lang wie die gewünschte Breite des Ohrläppchens in Höhe des Defektes (Abb. 1 a). Der Lappen wird dann in seiner Längsachse in sich gefaltet und der untere, doppelt geschwungene Lappenrand zusammengenäht. Dadurch wird die Rundung des Ohrläppchens sehr natürlich imitiert (Abb. 1 b). Durch Mobilisation der Defektumgebung läßt sich der sekundäre Defekt primär verschließen, er kann aber auch durch eine Lappenplastik oder ein freies Transplantat gedeckt werden.

2. Die Lobulusrekonstruktion mit einem präaurikulären Schwenklappen nach Pitanguy und Flemming [1, 3]. Der Lappen muß doppelt so breit wie die gewünschte Län-

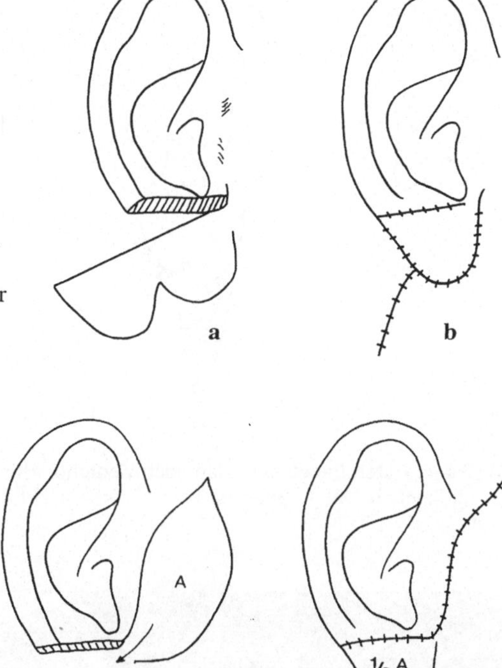

Abb. 1 a, b. Lobulusrekonstruktion mit einem doppelt geschwungenen Lappen aus dem Mastoidbereich nach Gavello (**a**). Der Lappen wurde eingefaltet und am angefrischten Stumpf angenäht (**b**)

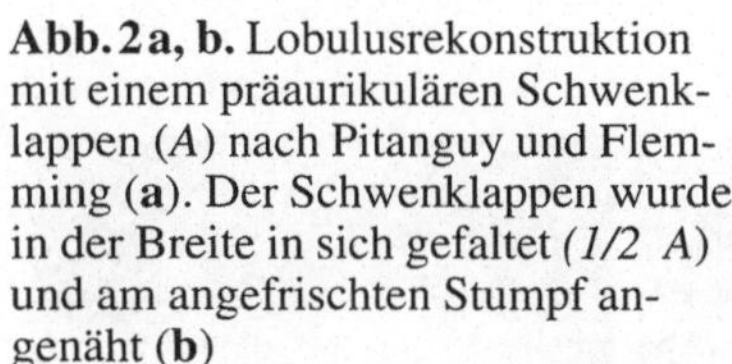

Abb. 2 a, b. Lobulusrekonstruktion mit einem präaurikulären Schwenklappen (*A*) nach Pitanguy und Flemming (**a**). Der Schwenklappen wurde in der Breite in sich gefaltet *(1/2 A)* und am angefrischten Stumpf angenäht (**b**)

ge des Ohrläppchens angelegt werden (Abb. 2 a). Die Länge des Lappens entspricht der Zirkumferenz des zu rekonstruierenden Ohrläppchens, und zwar vom Helixrand des Defektes bis zu seinem Ansatz. Der Lappen wird dann in der Breite in sich gefaltet, die Außenränder sind mit den Stumpfrändern zu vernähen (und zwar der Rand zur Wange hin mit der Vorderseite und der Rand zum Tragus hin mit der Rückseite des Stumpfes). Die Entnahmestelle des Hautlappens läßt sich nach Mobilisierung der Wangenhaut spannungsfrei primär verschließen (Abb. 2 b). Ein Hämatom kann die Vitalität dieses Lappens sehr gefährden. Auch ist bei zu schmal gewähltem Stiel erhöhte Nekrosegefahr gegeben.

Zweizeitige Eingriffe

Bei den zweizeitigen Eingriffen wird nach Abtragung des Ohrläppchens zuerst der Defektrand mit der infraaurikulären Haut vernäht [1].

1. Das Einnähen des Defektrandes kann z. B. in einen Schlitz der Haut erfolgen. Das Ergebnis ähnelt einem kongenitalen Defekt. 3–4 Wochen später kann die elegante Lappenplastik nach Zenteno Alanis durchgeführt werden [5, 6]. Hierfür dient das kontralaterale Ohrläppchen als Referenz bei der Größenmessung. Der Lappen wird abgehoben und in sich gefaltet (Abb. 3 a, b). Folgende Längen sind von Bedeutung und müssen gleich sein: A–B soll gleich B–D sein, und C–D soll gleich C–A

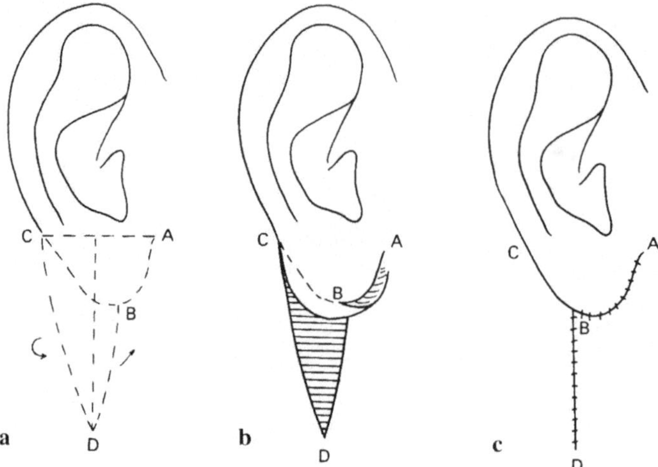

Abb. 3a–c. Lateral neck skin flap nach Zenteno Alanis (Erklärung s. Text). **a** Der Lappen ist angezeichnet. **b** Der Lappen ist bereits in sich gefaltet. **c** Zustand nach Ohrläppchenrekonstruktion

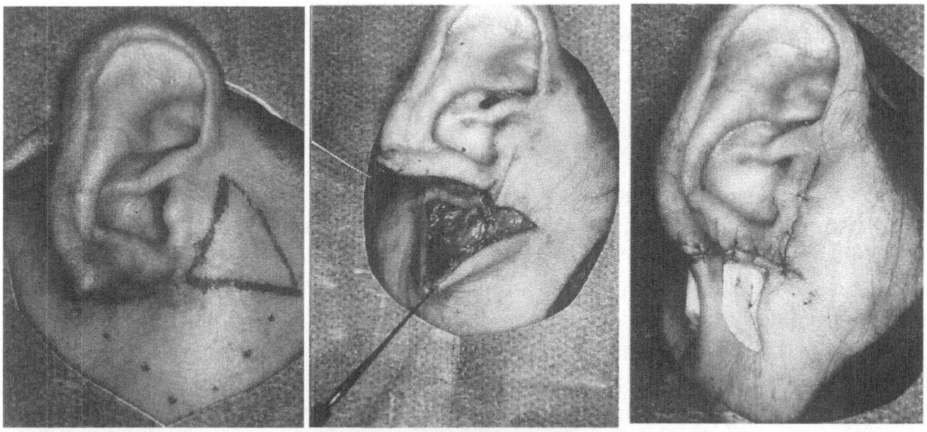

Abb. 4a–e. Abgesetztes Ohrläppchen nach Tumorentfernung (**a**). **b** Der „Pinched"-Lappen ist mobilisiert. **c** Der „Pinched"-Lappen ist in der gewünschten Dicke geformt. **d** Das Ohrläppchen verläuft sich in der Halshaut; der „Fold-Under" Flap wurde angezeichnet. **e** Postoperatives Ergebnis 1 Monat später

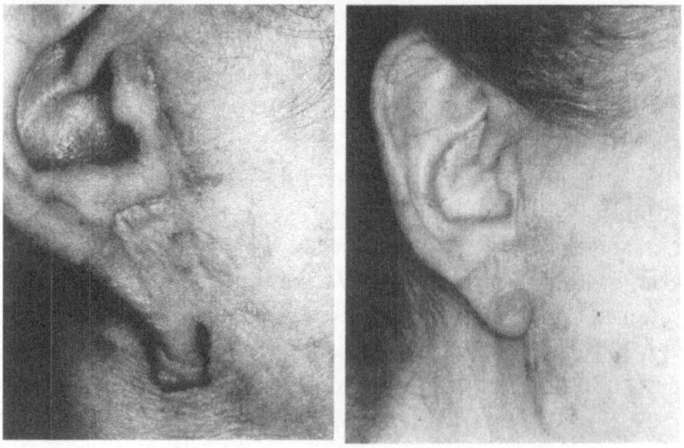

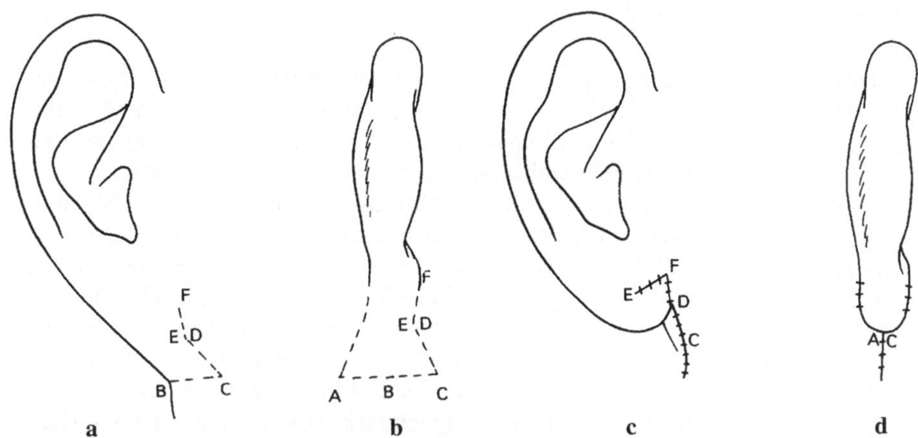

Abb. 5a–d. Der „Fold-Under" Lappen ist angezeichnet (**a, b**). Der Lappen wurde in sich geknickt und nach oben geschwungen (**c, d**)

sein. Die Entnahmestelle kann entweder primär verschlossen (Zenteno Alanis – Abb. 3c) oder mit einem freien Transplantat bzw. mit einem Verschiebelappen vom Hals gedeckt werden [1].

2. Eine weitere Möglichkeit des Einnähens stellt der „Pinched"-Lappen dar.

Kasuistik. Bei einer 77jährigen Patientin war nach operativer Entfernung eines Plattenepithelkarzinoms Broders II, das abgesetzte Ohrläppchen zu rekonstruieren (Abb. 4a). Zuerst wurden die Stumpfränder angefrischt und in einen von infraaurikulär „angehobenen Lappen" eingenäht (Abb. 4b). Die Haut dieser Region war so lax, daß die kraniale Breite des gefalteten Lappens, die halb aus Wangenhaut, halb aus retroaurikulärer Haut bestand, der Stumpfbreite entsprach. Theoretisch ist dieser „Pinched"-Lappen ein gedoppelter Verschiebelappen (und zwar erfolgt die Verschiebung nicht in der Ebene der Körperoberfläche, sondern senkrecht dazu). Je ein Burow-Dreieck prä- und retroaurikulär mußte exzidiert werden. Da der „Pinched"-Lappen der Dicke des natürlichen Ohrläppchens entsprechen sollte, wurde er mit einer breiten Transfixationsnaht über eine Polyurethanfolie in der gewünschten Dicke geformt (Abb. 4c). Die Entnahmestelle wurde somit auch „verschlossen". 3 Wochen später wurde die Transfixationsnaht entfernt (Abb. 4d). Um den „Pinched"-Lappen zu einem Ohrläppchen formen zu können, wurde der sog. „Roll-Under"- oder „Fold-Under-Flap" nach Lewis Jr. verwendet [2]. Dieser Lappen ist relativ breitbasig, fast viereckig, so daß die Länge nicht viel größer als die Breite ist (Abb. 5a). Er wird unterhalb und leicht hinter dem Ohr angelegt. Nach kranial wird die Breite geringgradig schmäler, was in der Abb. 5b gut zu erkennen ist (Originalzeichnung durch leichte Modifikation und Buchstabenergänzung verdeutlicht). Dadurch kann der Lappen in der Mitte in sich geknickt und das Lappenende nach oben geschwungen werden (Abb. 5c). Das ergibt die natürliche Rundung des Ohrläppchens. Die Entnahmestelle kann nach Exzision eines Dogears primär verschlossen werden. So entsteht unterhalb des Ohrläppchens nur eine gerade Narbe (Abb. 5d).

Diskussion

Der „Pinched"-Lappen ist ein sicheres Rekonstruktionsverfahren zur Wiederherstellung des Ohrläppchens. Er benötigt einen zweiten minimalen Eingriff zur Modellierung der natürlichen Form des Ohrläppchens. Die Methode ist nur dann anwendbar, wenn man infraaurikulär ausreichend Haut zum Zusammenfalten vorfindet.

Die Burow-Dreiecke prä- und retroaurikulär müssen nicht gleich sein. Wenn retroaurikulär zu wenig Haut zur Verfügung steht, kann der Lappen überwiegend aus Wangenhaut geformt werden. Die Breite des Lappens gewährleistet eine gute Durchblutung ohne Nekrosegefahr. Nicht einmal die Transfixationsnaht, die immer in Längsrichtung möglichst nah am künftigen Wangenansatz angelegt werden muß, kann die Durchblutung gefährden. Optisch nachteilig erscheint mir die relativ kurze Zirkumferenz des Ohrläppchens, die durch den 2. Eingriff entsteht (Abb. 4e). Es bleibt jedoch zu prüfen, ob der „Pinched"-Lappen nicht mit dem von Zenteno Alanis beschriebenen Verfahren kombiniert werden kann, um dadurch einen voluminöseren Lobulus zu bilden. Mit Sicherheit ist dann die Entnahmestelle im Mastoidbereich, bedingt durch eine nochmalige Verschiebung, nicht mehr primär zu verschließen und bedarf einer freien Hauttransplantation oder einer lokalen Lappenplastik.

Danksagung. Mein herzlicher Dank richtet sich an Herrn J. Spettmann für die intraoperativ aufgenommenen klinischen Fotos.

Literatur

1. Kastenbauer ER (1977) Spezielle Rekonstruktionsverfahren im Gesichtsbereich. Arch Otorhinolaryngol 216:217–218
2. Lewis JR Jr (1990) Roll-under (or fold-under) flap for release of earlobe-contractures. In: Strauch B, Vasconez LO, Hall-Findlay EJ (eds) Grabb's Encyclopedia of Flaps, vol I: Head and neck. Little Brown, Boston Toronto London, pp 325–327
3. Pitanguy I, Flemming I (1976) Plastische Eingriffe an der Ohrmuschel. In: Naumann HH (Hrsg) Operationsmanual: Kopf- und Hals-Chirurgie, Bd 3, S1: Ohrregion. Thieme, Stuttgart
4. Werda H (1987) Kompendium plastisch-rekonstruktiver Eingriffe im Gesichtsbereich. Ethicon-GmbH, Norderstedt, S60–61
5. Zenteno Alanis S (1970) A new method for earlobe reconstruction. Plast Reconstr Surg 45: 254–2576
6. Zenteno Alanis S (1990) Lateral neck skin flap for earlobe reconstruction. In: Strauch B, Vasconez LO, Hall-Findlay EJ (eds) Grabb's Encyclopedia of Flaps, vol I: Head and neck. Little Brown, Boston Toronto London, pp 328–330

„Versteckte" Nahlappenplastiken zur Versorgung perialar lokalisierter Defekte

R. BERTLICH, A. FRATILA, H. W. NIEDECKEN und H. W. KREYSEL

Zusammenfassung

Eine interessante Herausforderung in der Gesichtschirurgie stellt die Rekonstruktion der Perialarregion dar. Die Wahrung der ästhetischen und funktionellen Einheit von Wange, Nase und Lippen gestaltet sich außerordentlich schwierig aufgrund der vielen topographischen Untereinheiten und der nur minimal frei verfügbaren Haut. Die erfolgreiche Defektdeckung und Rekonstruktion ist sehr wichtig, da die zentrofaziale Region im Blickpunkt des Gesichtes liegt. Die Technik der sog. „versteckten" Nahlappenplastik, durchgeführt in einer einzeitigen Operation, ermöglicht zum einen herausragende kosmetische Defektrekonstruktionen, zum anderen funktionell exzellente Ergebnisse.

Einleitung

Die Nase als prominente zentrofaziale Region ist das Areal maximaler Lichtexposition mit sehr hoher Tumorinzidenz. Das komplexe Oberflächenrelief der perialaren Region und das Aufeinandertreffen unterschiedlichster ästhetischer Einheiten stellen hohe Anforderungen an die rekonstruktive Chirurgie. Andererseits bieten vorhandene ästhetische Landmarken ideale Möglichkeiten, Narben zu verstecken. Im folgenden werden Operationsverfahren dargestellt, die zum Verschluß von Defekten in der Umgebung der Ala nasi geeignet sind. Gemeinsam ist den hier vorgestellten Techniken, daß die Schnittführung und damit die spätere Operationsnarbe zum größten Teil im Sulcus ala nasi verborgen liegt. Hierdurch können optimale, funktionelle und ästhetische Ergebnisse erzielt werden.

Methoden

Der bogenförmige, perialare Rotationslappen
(perialar arc rotation skin flap: PARF)

Eine ausgiebige Mobilisation (gestrichelte Linie), die oberflächlich erfolgen soll, ist erforderlich, um eine polsterartige Auftreibung des Lappens zu vermeiden. Der Entwurf des PARF beginnt mit der Exzision eines Dreiecks (Abb. 1 A) oberhalb des Defektes [5]. Unterhalb des Defektes und lateral der Ala nasi wird ein halbmondförmiges Areal (gepunktet), das etwa ⅔ der Defektgröße ausmacht, exzidiert (Abb. 1, C). Es folgt die Exzision eines kleinen Dreiecks (Abb. 1, B), um den Lappen dem Primärdefekt perfekt anzupassen. Der in den Defekt einrotierte Nahlappen wird

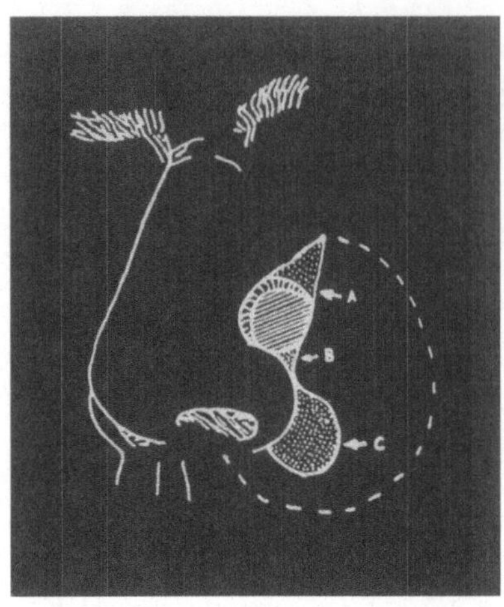

Abb. 1. Perialarer Rotationslappen (Defekt oberhalb der Nasenflügelfurche). (Erklärung s. Text)

durch Suspensionsnähte mit resorbierbarem 4/0 Nahtmaterial fixiert, um zum einen die Kontur der Ala nasi zu erhalten und zum anderen die Konkavität des Nasofazialsulkus wieder herzustellen. Der spannungsfreie Wundverschluß kann nun allein durch versenkte Matratzennähte mit resorbierbaren 5/0-Fäden erfolgen, und, falls erforderlich, durch monophile 6/0-Hautfäden ergänzt werden. Analog kann bei Defekten unterhalb der Nase und seitlich der Ala nasi verfahren werden [1, 3].

Wichtig ist es, bei der Operationsplanung stets das Geschlecht des Patienten zu berücksichtigen, damit eine Transposition von haartragender Haut in unbehaarte Areale vermieden wird. Zur Erhaltung der Schnurrbartkontur wurde die in Abb. 2 dargestellte Rotationslappenplastik vorgeschlagen [3]. Der Zweitdefekt wird axtförmig angelegt und erstreckt sich vom Sulcus Ala nasi bis in die Nasolabialfalte. Die entstehende Narbe liegt verborgen in der Nasenflügelfurche, unterhalb des Nasenostium und in der Nasolabialfalte. Die Schnurrbartkontur bleibt so komplett erhalten. Die Indikation des PARF im Oberlippenbereich bezieht neben dem Nasenflügelgrund auch initiale Defekte des Vestibulum nasi ein. Unterschiedliche Kontur und Lokalisation der Defekte lassen dem versierten Operateur freie Kreativität.

Der J-Rotationslappen (j-rotation flap)

Dieser Lappen wurde von Stephen Snow für die Rekonstruktion oberflächlicher Defekte der Nasenspitze vorgeschlagen [6]. Bei dieser Operationstechnik wird die für den Defektverschluß erforderliche Haut aus der unmittelbaren Umgebung genutzt. Nasenflanke und mediale Wange dienen der Rotationsverschiebeplastik als Spenderregion. Zunächst erfolgt eine Inzision seitlich-kaudal des Primärdefektes entlang der Nasenflügelfurche bis auf die Wange (Abb. 3, A). Bei der Schnittführung entspricht die Länge der Wangeninzision dem Durchmesser des Primärdefektes. Im zweiten Schritt wird ein schräg verlaufender Entlastungsschnitt (Abb. 3, B) durchgeführt. Diese Entlastungsinzision verhindert die Brückenbildung über dem nasofazialen Sulkus. Ferner wird die Rotations- und Vorwärtsbewegung des Lappens vereinfacht. Wir konnten jedoch auch ohne diesen zusätzlichen Schnitt (und Narbe) schöne kos-

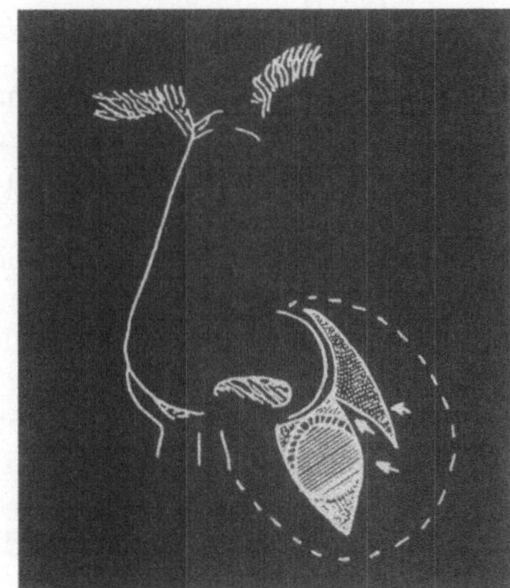

Abb. 2. Perialarer Rotationslappen (bei Männern wird die Schnurrbartkontur erhalten durch eine Nahlappenplastik aus der Nasolabialfalte)

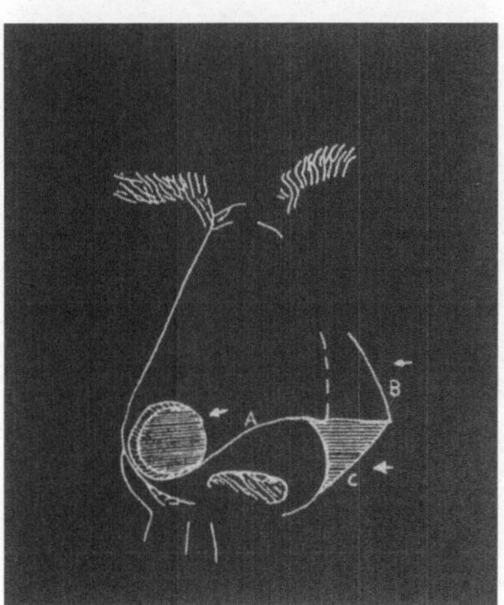

Abb. 3. J-Rotationslappen (Erklärung s. Text)

metische Ergebnisse erzielen [1, 4]. Für den Verschluß der Entnahmestelle wird ein klassisches Burow-Dreieck (Abb. 3, C) unterhalb der Primärinzision angelegt. Dieses wird mit einer subkutanen Naht so verschlossen, daß die Wangenhaut an den nasofazialen Sulkus angrenzt. Nach medialer Verschiebung der Wangenhaut wird eine weitere Suspensionsnaht angelegt, so daß der Entlastungsschnitt (Abb.3, B) im Sulcus nasofacialis liegt. Abschließend wird der nun sehr mobile Nahlappen in den Primärdefekt einrotiert und mit einer Suspensionsnaht fixiert. Der Wundverschluß erfolgt durch resorbierbare 4/0- bzw.- 5/0-Nähte in versenkter Technik. Der J-Rotationslappen erlaubt den Verschluß kleinerer bis mittelgroßer Defekte sowohl der Nasenspitze, die nicht primär verschlossen werden können, als auch solcher, die oberhalb der Ala nasi lokalisiert sind. Der J-Lappen ist eine elegante Operationsmethode, die es bei einfacher Technik erlaubt, die Nasenspitze und den kaudalen Anteil der Nasenflanke unter Wahrung der kosmetischen bzw. ästhetischen Einheiten zu rekonstruieren.

Der perialare Verschiebelappen (perialar crescentic advancement flap: PACAF)

Der „perialar crescentic advancement flap" nach Webster kann auch zur Rekonstruktion der lateral der Ala nasi lokalisierten Defekte verwendet werden [8]. Bei diesem Operationsverfahren werden oberes (Abb. 4, A) und unteres dogear (Abb. 4, B) so exzidiert, daß sie der Größe des Primärdefektes (Abb. 4, C) entsprechen und die Narben im Sulcus nasofacialis bzw. nasolabialis liegen. Im Gegensatz zum PARF, der eine Kombination zwischen Verschiebung und Rotation darstellt, liegt dieser Nahlappenplastik eine Hautverschiebung als alleinige Operationstechnik zu Grunde. Auch hier ist eine umfangreiche Mobilisation der Wangenhaut erforderlich, um einen guten Sitz der Plastik zu gewähren. Zur Fixation des Lappens bei großen Defekten, z.B. über 2 cm im Durchmesser, ist die transnasale Fixation durch den Nasenboden über ein kontralaterales Tupfer-Hypomochlion zu empfehlen. Hierdurch wird ein spannungsfreier Wundverschluß ermöglicht, der durch versenkte Matratzennähte 5/0 komplettiert wird.

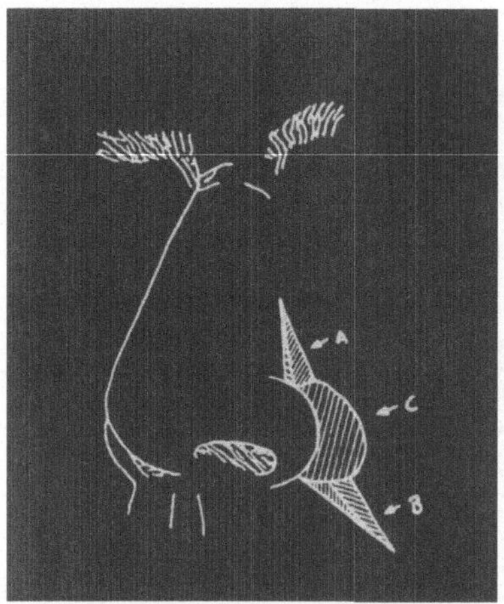

Abb. 4. Perialarer Verschiebelappen (Erklärung s. Text)

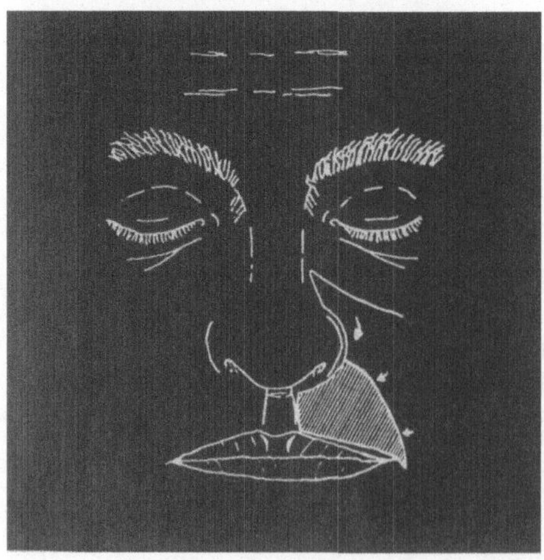

Abb. 5. Perialarer Transpositionslappen

Der perialare Transpositionslappen (perialar skin transposition flap: PATF)

Die Indikationen des perialaren Transpositionslappens sind große, bis zu 3 × 4 cm durchmessende, tiefgreifende Defekte der Oberlippe, die Teile des Vestibulums nasi und partiell das Lippenrot mit einbeziehen können [2, 8].

Der Primärdefekt wird durch ästhetische Landmarken (Philtrum, Lippenrot, Nasolabialfalte und Vestibulum nasi) begrenzt (Abb. 5). Der sekundäre Defekt wird unter Einbeziehung der Nasenflanke und medialen Wange so gewählt, daß die durch den Defektverschluß entstehende Narbe wiederum komplett verborgen wird.

Bei diesem Operationsverfahren ist die oberflächliche Mobilisation der kompletten Nasenflanke und medialen Wange erforderlich. Ein zu hoch angelegter Sekundärdefekt führt schnell zum gefürchteten Ektropion. Eine sorgfältige Suspensionsnaht des Transpositionslappens zum spannungsfreien Wundverschluß ist auch hier empfehlenswert. Zu beachten ist, daß unbehaarte Wangenhaut in die Schnurrbartregion eingeschwenkt wird, so daß dieser Transpositionslappen nur bei Frauen durchgeführt werden kann.

Diskussion

Johann Friedrich Diefenbach nutzte bereits 1845 als erster Chirurg die bogenförmige Inzision beim „Ersatz der Oberlippe durch Umlagerung" [2]. 1908 wurde dieses Operationsverfahren von James Stone um die bananenförmige perialare Exzision erweitert [7]. Jeromy P. Webster gab 1955 einen Überblick über perialare Operationsverfahren und einige Modifikationen [8]. 1984 wurden Differenzierung und Variationen der perialaren Nahlappenplastiken unter Berücksichtigung barttragender Hautareale durch M. J. Earley beschrieben [3]. Den perialar bogenförmigen Rotationslappen beschrieb Thomas G. Hill 1989 in Technik und Indikationsbreite als aktuelle Herausforderung für den operativ Tätigen [5]. 1990 wurde der J-Rotationslappen von Stephen Snow dargestellt [6]. Er führte diese Nahlappentechnik für die Rekonstruktion oberflächlicher Defekte der Nasenspitze ein. Besondere Bedeutung maß er der Wahrung des Prinzips der kosmetischen Einheiten bei [9, 10]. Die Haut für die perinasalen Operationsverfahren sollte aus der unmittelbaren Defektumgebung stammen und somit durch Nahlappenplastiken gewonnen werden. Die umgebende Haut ist der exzidierten Haut in Textur, Pigmentierung, Haarwachstum und Porenmuster sehr ähnlich. Das Exzisionsschema der o.g. Operationstechniken bedingt, daß ästhetische Einheiten gewahrt bleiben, funktionelle Komplettrestitutionen erzielt und die Narben in ästhetischen Landmarken versteckt werden [4, 10]. Diese eleganten Operationsverfahren sollten jedem Gesichtschirurgen vertraut sein, da sie beste kosmetische Ergebnisse bei minimalem technischen Aufwand ermöglichen.

100   R. Bertlich et al.: „Versteckte" Nahlappenplastiken

Literatur

1. Bertlich R, Fratila A, Kreysel HW (1992) Hidden flaps for reconstruction of perialar defects after tumor surgery. Skin Cancer 7:117–125
2. Diefenbach JF (1845) Die operative Chirurgie, Bd 1. Brockhaus, Leipzig, S 423
3. Earley MJ (1984) Perialar skin excision and lip advancement in the closure of lip defects. Br J Plast Surg 37:50–51
4. Fratila A, Bertlich R, Kreysel HW (1991) Aesthetic repair of soft triangle defects. Skin Cancer 6:205–210
5. Hill TG (1989) The perialar arc rotation skin flap. J Dermatol Surg Oncol 15:78–83
6. Snow SN, Mohs FE, Olansky DC (1990) Nasal tip reconstruction: The horizontal „J" rotation flap using skin from the lower lateral bridge and cheek. J Dermatol Surg Oncol 16:727–732
7. Stone JS (1908) Plastic surgery. In: Bryant JD, Buck AH (eds) American practice of surgery, vol 4. Wood, New York, pp 647–651
8. Webster JP (1955) Crescentic peri-alar cheek excision for upper lip flap advancement with a short history of upper lip repair. Plast Reconstr Surg 16:434
9. Webster RC, Smith RC (1978) Cosmetic principles in surgery on the face. J Dermatol Surg Oncol 34:397–402
10. Whitaker DC, Goldstein GD (1988) Lateral nose and perinasal defects: Options in management following Mohs micrographic surgery for cutaneous carcinoma. J Dermatol Surg Oncol 14:177–183

Modifizierte Nahlappenplastiken zum Defektverschluß in spannungsreichen Hautarealen

W. Groth

Zusammenfassung

Geringfügige Modifikationen an Nahlappenplastiken ermöglichen auch in spannungsreichen Hautarealen den Defektverschluß ohne Randnekrosen in den peripheren Versorgungsgebieten des Lappens. Größere dreieckförmige Defekte können durch Rotationslappen geschlossen werden. Abgerundete Ecken an der kurzen Dreiecksseite des Defektes und der Lappenspitze ergeben einen zipfeligen Hautüberschuß an der Verschiebelinie. Nach Einbringen des Lappens in den Defekt wird der Lappenrand in Höhe des Hautzipfels eingeschnitten und auseinandergezogen. Es entsteht ein spiegelbildlicher V-förmiger Defekt, in den der Hautzipfel eingepaßt wird (YV-Plastik). Der Rotationslappen wird zusätzlich verankert und die Lappenspitze durch Annähern an den Wundrand entlastet.

Tief kutan/subkutane Tumoren, z. B. Melanommetastasen, werden U-förmig bis zur Faszie oder Periost umschnitten. Der zungenförmige Lappen kann dann einschließlich des Tumors türflügelartig gehoben werden. Am aufgeklappten Lappen kann die Metastase infolge der übersichtlichen Präparation sicher im Gesunden entfernt werden. Mit dem Restgewebe aus Epidermis und oberflächlicher Dermis läßt sich der entstandene Defekt spannungsfrei verschließen (U-Schnitt und Türflügelplastik).

Einleitung

Nahlappenplastiken bieten sich immer dort an, wo ein primärer Wundverschluß durch Größe des Weichteildefektes oder infolge Hautspannung nicht gelingt. Ist ein axiales Zentralgefäß zur Lappenversorgung anatomisch nicht vorhanden, wird der Lappen nur durch die Gefäßnetze der Lappenbasis versorgt (randomisierter Lappen); ein Verhältnis von 2:1 zwischen Lappenlänge und Breite seiner Basis sollte nicht überschritten werden, da Lappennekrosen drohen [2, 5, 7, 10, 12].

In spannungsreichen Hautarealen (tibialer Unterschenkel, thorakaler Rücken) besteht zusätzlich die Gefahr, daß die Zugspannung vor allem den venösen Blutstrom beeinträchtigt und infolge der gestörten Blutzirkulation Lappenteile in den peripheren Versorgungsgebieten absterben [9]. Sicherer Hinweis auf die zu erwartende Wundheilungsstörung ist die nicht wegdrückbare Hautzyanose der Lappenoberfläche [10]. Können größere trianguläre Defekte durch eine einfache Verschiebelappenplastik nach Burow nicht mehr verschlossen werden, steht als geeigneter Ersatz der Rotationslappen zur Verfügung [10], bei dem ein mobilisierter Hautlappen entlang einer halbkreisförmigen Verschiebelinie in den Defekt eingebracht wird [2]. Bei allen Nahlappenplastiken ist jedoch darauf zu achten, daß die Lappenentnahme nicht aus dem Lymphdrainagegebiet erfolgt, da evtl. lymphogen abgesiedelte Zellen eines malignen Tumors als Metastase im Lappen auftreten können [12].

Rotationslappen eignen sich vor allem zum Defektverschluß nach großflächiger Exzision von High-risk-Melanomen der Skapularregion, die in der Regel eine Kontinuitätsdissektion in Richtung auf den axillären Lymphabfluß erfordern. Da eine Dehnung der Rückenhaut in Richtung auf den zu deckenden Defekt nur begrenzt möglich ist, geraten die Lappen nicht nur unter Zug-, sondern auch unter Druckspannung durch das knöcherne Widerlager von Schulterblatt und Rippen unter dem Wundgrund. Um spannungsbedingte Nekrosen der Lappenspitze zu vermeiden, wurde ein Rotationslappen mit geringfügigen Modifikationen entwickelt, die die Zugspannungen mindern und ihn zusätzlich verankern.

Ähnliche Probleme des Defektverschlusses können sich am Knie oder tibialen Unterschenkel ergeben, da hier besonders straffe Hautverhältnisse vorliegen. Der Einsatz von Nahlappen ist begrenzt; nur kleinere Weichteildefekte können versorgt werden. Die Lappendurchblutung ist stets gefährdet, da das kutane Gefäßnetz dieser Region schwächer ausgebildet ist und aufgrund der hydrostatischen Druck- und Volumenverhältnisse die venöse Rezirkulation immer erschwert ist [10]. Freie Transplantate stehen zum Defektverschluß stets zur Verfügung. Ihr Einsatz dürfte als Wundversorgung nach Exzision der in dieser Region häufig und rezidivierend auftretenden lokoregionalen Weichteilmetastasen maligner Melanome [4] zu zeitaufwendig und umständlich sein. Basierend auf den Prinzipien des U-Lappens wurde für die Exzision von tief kutanen und subkutanen Melanommetastasen des Knies, Unterschenkels oder Fußrückens eine Präparationstechnik gefunden, die eine sichere in-toto-Entfernung gewährleistet und wo der Defektverschluß weder durch die Größe noch die Zahl der Metastasen verhindert wird.

Grundlagen und Technik

Abgerundete Ecken und YV-Plastik beim Rotationslappen

Grundlage des Rotationslappens ist die Bildung eines halbkreisförmigen Kutis/Subkutislappens, der aufgrund seines breiten Lappenstiels eine ausreichende Gefäßversorgung gewährleistet [10]. Die Lappenlängsachse sollte parallel zu den relaxed skin tension lines (RSTL) verlaufen, um die Dehnungsreserven der Haut entlang der zu RSTL senkrechten lines of maximal extension (LME) auszunutzen [5]. Die Lappenspitze ist von Nekrosen bedroht, da sie den periphersten Punkt der Gefäßversorgung des Lappens darstellt und der höchsten Zugspannung im Verlauf der Lappenränder ausgesetzt ist.

Voraussetzung einer optimierten Gefäßversorgung der Lappenspitze ist ihre Umschneidung in einem Winkel von 90°. In den Lehrbüchern der plastischen Chirurgie wird dieser Umstand in den Schemazeichnungen zwar berücksichtigt, im Text jedoch nie gesondert herausgestellt [2, 5]. Durch Abrunden der Lappenspitze wird die Versorgungsstrecke der Lappenstielgefäße verkürzt und die Gefäßversorgung auf eine breitere Basis gestellt. Entsprechend werden auch die Ecken an der kurzen Dreiecksseite des triangulären Weichteildefektes abgerundet, zumal keine Notwendigkeit besteht, diese Ecken spitzwinkelig auszubilden. Außerdem resultiert aus dem Abrunden der Defektecken der Vorteil, daß die Zugspannung auf eine größere Strecke des Wundrandes verteilt wird, anstatt sich auf der Spitze einer Defektecke zu konzentrie-

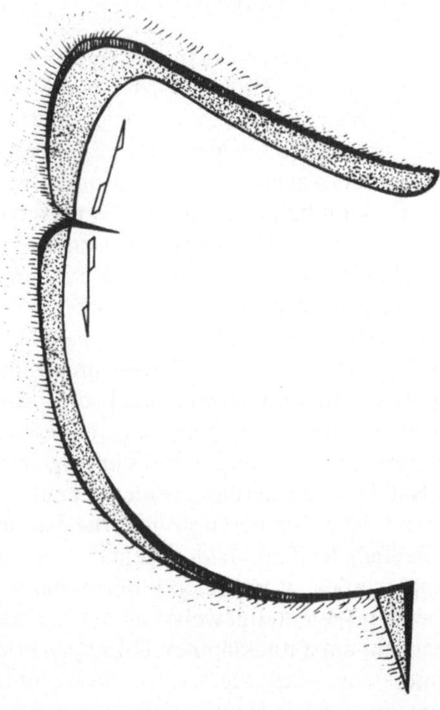

Abb. 1. In den Defekt eingepaßter Rotationslappen mit Einschnitt in Höhe des dreieckförmigen Hautüberschusses; die Seiten des
Hautzipfels ergeben mit dem Einschnitt am
Lappenrand eine Y-Figur

ren. Die rund umschnittene Lappenspitze bildet mit der benachbarten, abgerundeten
Defektecke einen zipfeligen Hautüberschuß an der Verschiebelinie, der belassen
wird. Nach Einpassen des Rotationslappens in den Defekt durch Verschiebung entlang der halbkreisförmigen Rotationslinie wird der Lappenrand in Höhe des dreieckförmigen Hautüberschusses eingeschnitten. Die Tiefe des Einschnitts entspricht der
Seitenlänge des dreieckförmigen Hautzipfels. Hautzipfel und Einschnitt ergeben eine
Y-Figur (Abb. 1). Durch Auseinanderziehen des Einschnitts am Lappenrand entsteht
ein spiegelbildlicher, V-förmiger Defekt, in den der Hautzipfel des gegenüberliegenden Wundrandes eingepaßt wird (YV-Plastik). Das Auseinanderziehen des Lappenrandes verlängert einerseits die parallel zu den LME verlaufende Querachse des Rotationslappens, so daß die Lappenspitze durch Verkleinerung des Rotationswinkels
der entfernt liegenden Ecke des triangulären Weichteildefekts genähert wird. Andererseits gibt die in den Lappenrand integrierte YV-Plastik dem Rotationslappen
durch die keilförmige Fixierung zusätzlichen Halt und Stabilität. Die tangentialen
Zug- und Spannungskräfte nehmen zum spitzennahen Lappenrand ab, anstatt wie
vorher zuzunehmen; die Lappenspitze wird entlastet. Durch die Verriegelung des
Lappenrandes werden die Scherkräfte an der Unterseite des Rotationslappens vermindert; die Gefahr, daß die vom Wundgrund in den Lappen einsprossenden Gefäße
abreißen, wird beseitigt. Die Hautnaht kann in der Regel als fortlaufend durchschlungene Intradermalnaht [3] mit PDS ausgeführt werden, so daß die Wundränder durch
die hohe Reißkraft und langsame Resorption des Fadens in Verbindung mit der Nahttechnik lange optimal adaptiert sind.

U-Schnitt und Türflügelplastik

Weichteilmetastasen des malignen Melanoms der Haut werden in der Regel spindelförmig exzidiert. High-risk-Melanome der unteren Extremität neigen zu häufigen
und rezidivierenden lokoregionalen Metastasen [4]. In Arealen hoher Hautspannung
(Knie, tibialer Unterschenkel, Fuß) oder narbig veränderter Haut nach Voroperatio-
nen können Exzisionsdefekte geringer Breite nicht mehr primär verschlossen werden
[12]. Einschnitte der Haut über dem tastbaren Tumor bieten ungenügende Sicht bei
der Präparation, Wundrandnekrosen sind zu befürchten, da die Wundränder meist
mit hohen Zugkräften gespreizt werden müssen. Es besteht dann die Gefahr, daß die
Metastase nicht in toto entfernt wird.

Ähnlich der Technik der U-Lappenplastik [13] wird die gesamte Metastase U-förmig bis zur Faszie oder Periost umschnitten. Der Gefäßstiel des zungenförmigen
Lappens wird am Unterschenkel stets proximal gewählt, um eine ausreichende Gefäßversorgung des Lappens zu garantieren. Länge und Breite des Lappens sollten ein
Achsenverhältnis von 2:1 nicht überschreiten. Meist kann der Schnitt um den Tumor
als Halbkreis ausgeführt werden, damit wird ein ideales Achsenverhältnis von 1:1
erreicht. Nach Präparation über die Faszie oder dem Periost kann der Lappen einschließlich des Tumors/der Metastase am proximalen Gefäßstiel türflügelartig aufge-
klappt werden. Vom freien Lappenrand wird nun der Tumor einschließlich des umgebenden Weichteilgewebes an der Lappenunterseite reseziert (Abb. 2). Die bessere
Übersicht am aufgeklappten U-Lappen erleichtert die sichere in-toto-Entfernung des
Tumors oder einer Metastase. Diese einfache Technik der Metastasenentfernung in
spannungsreicher Haut ist jedoch nur möglich, wenn die Melanommetastase in der
tiefen Kutis oder Subkutis gelegen ist. Der ausreichend durchblutete Lappen ist dann
besonders wertvoll, wenn freiliegende Knochen- oder Sehnenstrukturen gedeckt
werden müssen. Mit dem Restgewebe aus Epidermis und Koriumanteilen kann der
entstandene Defekt ohne Verlust von oberflächlichen Hautschichten spannungsfrei
verschlossen werden.

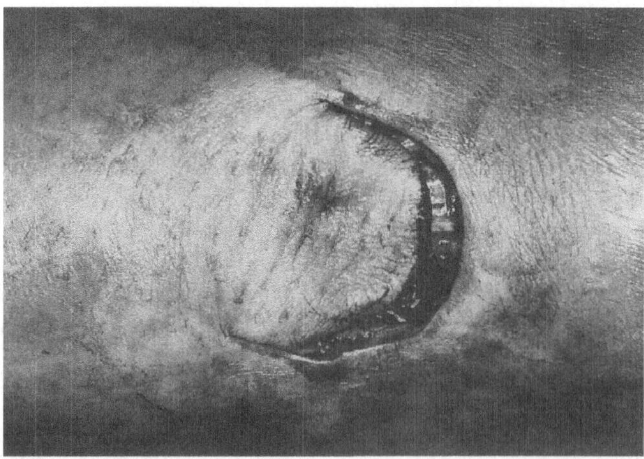

Abb. 2. Halbkreisförmiger U-Schnitt um eine Melanommetastase der Kutis/Subkutis über der
distalen Tibia

Diskussion

Spannungsbedingte Nekrosen in den peripheren Versorgungsgebieten von Nahlappenplastiken können je nach Ausdehnung das kosmetisch-funktionelle Ergebnis erheblich beeinflussen. Großflächige Nekrosen können Defekte hinterlassen, die größer sind als die eigentlich zu deckende Wunde. In spannungsreichen Hautarealen sind großflächige Lappenbildungen zu bevorzugen, da sie eher den zu deckenden Defekt verschließen können. Rotationslappen genügen diesen Anforderungen am besten [8]. Sie kommen nicht nur am Rücken, sondern auch am behaarten Kopf oder im Wangenbereich zum Einsatz [5, 8]. Zahlreiche Eigennamen (Imre, Esser, Mustarde u.a.) sind mit den unterschiedlichen Ausführungen von Rotationslappenplastiken verbunden [5, 13]. Am Unterschenkel oder Knie sind Nahlappenplastiken zum Defektverschluß nur bei kleinen Exzisionswunden geeignet, da aufgrund der hier besonders straffen Haut die Lappen nicht weit genug transportiert werden können oder die Entnahmestelle nicht mehr primär zu verschließen ist. Zusätzlich sind hier die statisch bedingten besonderen Verhältnisse, der lymphovenösen Druck- und Strömungsverhältnisse zu berücksichtigen. Schon geringe Zugspannungen an der Lappenbasis behindern den venösen Abstrom, so daß die sich entwickelnde Blutstase zum Zirkulationsstopp mit konsekutiver Nekrose führt [13].

Zugspannungen oder verbleibende Defekte durch Lappenentnahme können durch zusätzliche, kombinierte Nahlappenplastiken behoben werden, wie z.B. Z-Lappenplastiken [1]. Sie erfordern jedoch einerseits weitere plastisch-rekonstruktive Maßnahmen, die technisch schwierig und zeitlich aufwendig sein können, andererseits sind auch diese Nahlappenplastiken von Nekrosen bedroht. Vorteilhafter sind daher geringfügige Modifikationen am geplanten Rotationslappen, die die problematischen Spannungskräfte elegant beheben, einfach und schnell zu integrieren sind und die Möglichkeiten der Defektrekonstruktion verbessern (Verkleinerung des Rotationswinkels, Verteilung der Zugkräfte auf eine größere Strecke, Deckung von freiliegenden Knochen oder Sehnen) oder die Präparation von tief kutanen/subkutanen Tumoren erleichtern (türflügelartiges Aufklappen des U-Lappens).

Medikamente, die die Durchblutung eines Hautlappens verbessern (niedrig molekulare Dextrane, Pentoxifyllin, Nitrate) oder die die ischämische Toleranz erhöhen (Adenosintriphosphat, Desferoxamin), haben beim Menschen keine positiven Resultate erbracht. Die Studien mit Kalziumantagonisten sind noch nicht abgeschlossen [9]. Eine andere Möglichkeit, größere Defekte in spannungsreicher Haut zu schließen, besteht im Einsatz von Hautexpandern [6, 11]. Der zeitlich-technische Aufwand und die Kosten begrenzen das Verfahren auf Wahleingriffe oder besondere Situationen.

Es bleiben daher nur sorgfältige Planung des Defektverschlusses und gewebeschonende Präparation [8]. Verminderung der Wundspannung kann z.B. durch die YV-Plastik und abgerundete Ecken beim Einsatz des Rotationslappens oder durch den U-Schnitt und Türflügelplastik bei Weichteilmetastasen der unteren Extremität erreicht werden.

Literatur

1. Golomb FM (1984) Closure of the circular defect with double rotation flaps and Z-plasics. Plast Reconstr Surg 74:8813–8816
2. McGregor IA (1965) Fundamental techniques of plastic surgery, 3rd edn. Livingstone, Edinburgh London
3. Groth W, Hecker Ch, Meller-Henn M, Quinkler C (1991) Wundnaht-Intradermalnaht. Z Hautkr 66 (Suppl 3):65–68
4. Groth W (1991) Zeit-, Orts- und Häufigkeitsmuster lokoregionaler Metastasen des malignen Melanoms der Haut. Z Hautkr 66 (Suppl 3):150–153
5. Harahap M (1985) Skin surgery. Green, St Louis Missouri
6. Konz B (1991) Hautexpander: Erfahrungen in der operativen Dermatologie. Z Hautkr 66 (Suppl 3):61–64
7. Millesi H (1991) Neueste Entwicklungen der Rekonstruktiven Chirurgie. Z Hautkr 66 (Suppl 3):22–25
8. Moy RL (1990) Atlas of cutaneous facial flaps and grafts. Lea & Febiger, Philadelphia
9. Myers B (1986) Understanding flap necrosis. Plast Reconstr Surg 78:813–814
10. Peet EW, Patterson TJS (1963) The essentials of plastic surgery. Blackwell, Oxford
11. Radovan Ch (1984) Tissue expansion in soft-tissue reconstruction. Plast Reconstr Surg 74:482–490
12. Schouten JP (1983) Tumor implatation in a skin flap. JAMA 250:2670
13. Zoltan J (1984) Atlas der Hautersatzverfahren. Karger, Basel München Paris London New York Tokyo Sydney

Zum Problem der Defektdeckung an der Glans penis

R. Kaufmann und A. Fratila

Zusammenfassung

Während kleinere Exzisionsdefekte der Glans penis unproblematisch primär zu verschließen sind, können superfizielle Defekte, wie sie z. B. als Folge einer oberflächlichen Abtragung von Präkanzerosen oder von Pigmentveränderungen (Shaving-Exzision, mikrochirurgisches Peeling) entstehen, der Sekundärheilung überlassen werden. Bei allen Fällen mit unklarer Dignität ermöglicht nur die Exzision der Gesamtläsion eine vollständige histologische Beurteilung. Eine komplette histologische Aufarbeitung des entnommenen Materials ist auch im Falle der Shaving-Exzision und des mikrochirurgischen Peelings möglich, jedoch sehr aufwendig. Zur Versorgung tieferer Defekte wird in der Regel eine plastische Deckung erforderlich. In Abhängigkeit der Defektgröße und Lokalisation kommen hierbei unterschiedliche Verfahren zum Einsatz. Diese beinhalten bei kleineren marginalen Exzisionen die Verschiebung angrenzender Präputialhaut, bei größeren randständigen Defekten auch die Vorhautplastik nach Happle. Wenngleich hierdurch eine stabile Deckung gewährleistet ist, muß der Nachteil eines vom angrenzenden Penisschaft auf die Glans übergehenden Hautlappens in Kauf genommen werden. Als mögliche Alternative liefert die Schleimhauttransplantation gute Ergebnisse. Hier erscheint uns die der Glanshaut angrenzende innere Vorhaut aufgrund ihrer strukturellen Beschaffenheit als Spenderstelle besonders geeignet. Diese Möglichkeit bietet sich bevorzugt bei jüngeren Patienten, bei nicht marginaler Defektlage und schließlich im Falle einer simultan bestehenden Indikation zur Zirkumzision mit noch intaktem inneren Präputialblatt an.

Einleitung

Eingriffe am männlichen Genitale stellen an den Operateur hohe Anforderungen in funktioneller und in ästhetischer Hinsicht. Abgesehen von kleineren Stanzbiopsien im Bereich der Glans penis ergibt sich die Indikation zu einem operativen Vorgehen für den Dermatologen überwiegend bei Läsionen der Präputialhaut [2, 4, 15]. Entsprechende Begleitveränderungen an der Glans werden im Anschluß an die meist durchzuführende Zirkumzision konservativ nachbehandelt (z. B. Lichen sclerosus, Balanitis plasmacellularis) oder aber superfiziell abgetragen (z. B. Condylomata acuminata). Auch ausgedehntere Oberflächendefekte der Glans, z. B. im Anschluß an ein laser- oder elektrochirurgisches Vorgehen, können hierbei der Sekundärheilung überlassen werden [9, 12, 15]. Im Falle der selteneren Indikation zur Skalpellexzision lassen sich kleinere Exzisionsdefekte primär verschließen, bei größeren Läsionen der Glans penis hingegen stellt sich die Frage nach geeigneten Methoden der operativen Defektdeckung. Neben den Nahplastiken aus dem inneren und äußeren Präputialblatt soll in dieser Arbeit anhand kasuistischer Beispiele auf die einfache Möglichkeit der Übertragung präputialer Schleimhaut hingewiesen werden.

Superfizielle Abtragungen und Sekundärheilung

Präkanzerosen der Glans penis werden nach bioptischer Sicherung von Dermatologen mit unterschiedlichen Methoden alternativ auf nichtoperativem Wege (z.B. Röntgenweichstrahltherapie, 5-Fluorouracil) [10, 16] oder aber operativ superfiziell abgetragen (z.B. Laservaporisation) [11, 14, 15]. Die resultierenden Epitheldefekte oder Schleimhautulzerationen heilen mit guten Ergebnissen in Abhängigkeit von der Größe und Tiefe innerhalb von etwa 4–6 Wochen sekundär [1, 14, 15]. Auch im Falle der penilen Lentigo wird therapeutisch die superfizielle Abtragung oder eine lokale Behandlung mit Azelainsäure angegeben [13]. Alternativ kommt hier die Technik des sog. mikrochirurgischen Peelings zur Anwendung, dessen superfizielle Defektbildung ebenfalls der Sekundärheilung überlassen wird [5].

Defektdeckung durch Nahplastiken

Prinzipiell besteht hierbei die Möglichkeit, Nahlappenplastiken vom Penisschaft her [14, 17] oder vom Präputium ausgehend zu formieren [7, 8, 11]. Bei noch verfügbarer Präputialhaut und kleineren marginalen Glansdefekten ist die Verschiebung angrenzender Präputialhaut möglich [11]. Insbesondere im Falle größerer Glansdefekte

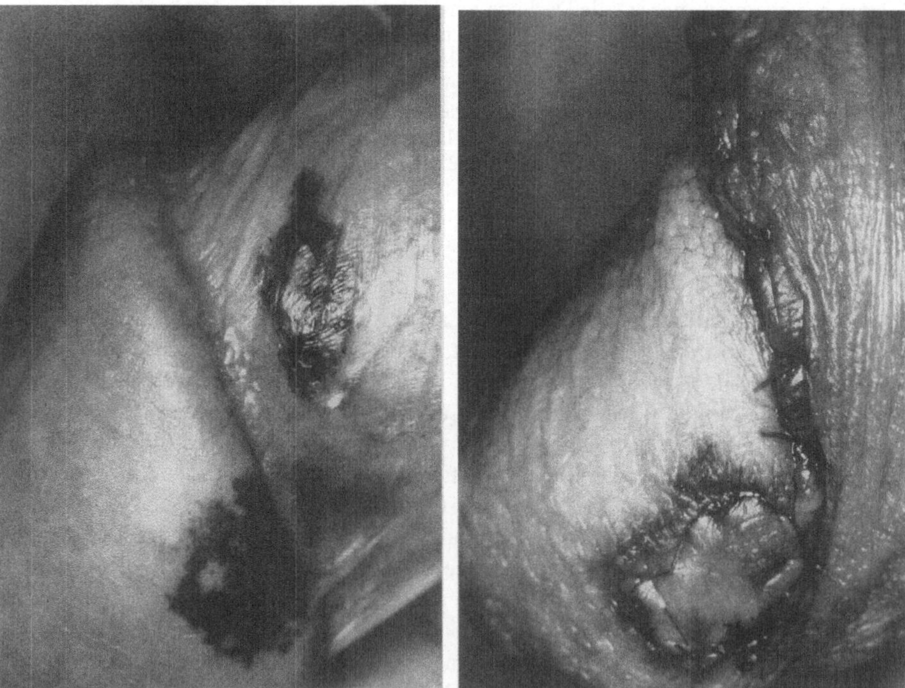

a   b

Abb. 1a, b. Lentigo der Glans penis und des Präputiums. Simultane Exzision und Präputialhauttransplantation. **a** Ausgangsbefund. **b** Postoperativer Lokalbefund

und vorhandener äußerer Präputialhaut gilt heute jedoch die Vorhautplastik nach Happle [7, 8] als Standardmethode der Defektdeckung. Wenngleich nach Einheilung hierdurch eine funktionell stabile Deckung gewährleistet ist, muß der ästhetische Nachteil eines vom angrenzenden Penisschaft auf die Glans übergehenden Hautlappens in Kauf genommen werden. Zudem ist bei nicht marginalen Defekten operationstechnisch bedingt eine gesunde Gewebebrücke zwischen Exzisionsbett und Sulcus coronarius zu opfern. Als mögliche Alternative zur Nahplastik oder zur langwierigen Sekundärheilung liefert in solchen Fällen auch die Schleimhauttransplantation gute Ergebnisse.

Defektdeckung durch Transplantation

Neben der in der früheren Literatur beschriebenen Transplantation von Oberschenkelhaut [3] oder von bukkaler Mundschleimhaut [6] läßt sich zu diesem Zwecke innere Präputialhaut gewinnen. In dem in Abb. 1 demonstrierten Fall eines 35jährigen Patienten mit benachbarten Pigmentläsionen der Glans und des Präputiums war die simultane Exzision von innerem Präputialblattgewebe indiziert, so daß sich die Defektdeckung an der Glans mittels überschüssig entfernter gesunder Vorhaut offerierte. Eine Verschiebung von äußerer Vorhaut auf die Glans wäre bei dem jungen Pati-

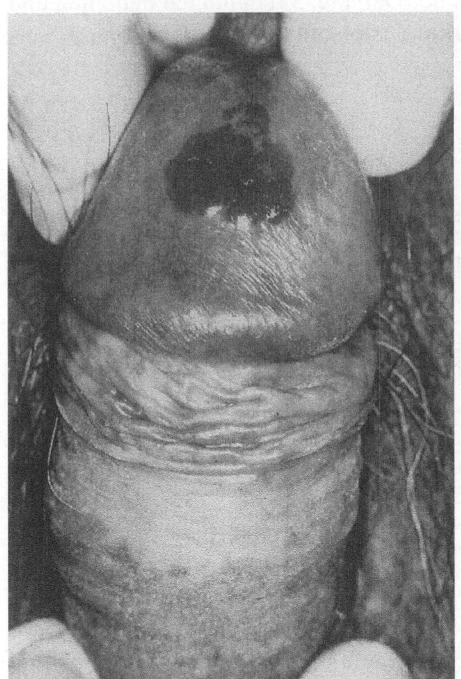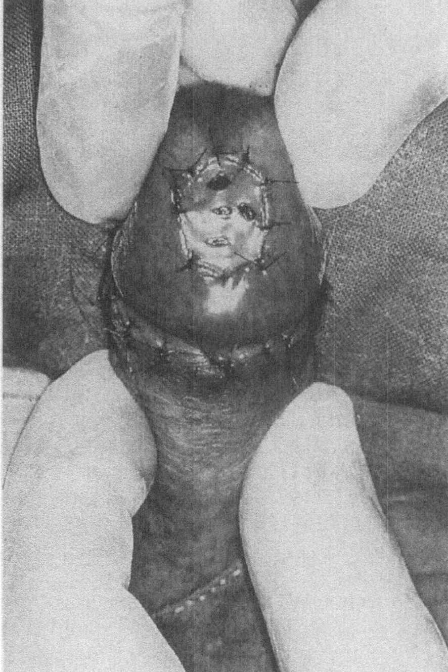

a   b

Abb. 2a, b. Erythroplasie de Queyrat der Glans penis und Lichen sclerosus praeputii. Simultane Zirkumzision und Präputialhauttransplantation. **a** Ausgangsbefund. **b** Postoperativer Lokalbefund enten auch unter Berücksichtigung der dem Frenulum benachbarten Lappenentnahmestelle im Vergleich zur gewählten Vorgehensweise von Nachteil gewesen. Abbildung 2 demonstriert schließlich den Fall eines 64jährigen Mannes mit simultan bestehender bioptisch gesicherter Erythroplasie de Queyrat und einem auf das äußere Präputium beschränkten Lichen sclerosus atrophicus. Hier erfolgte die Defektdeckung an der Glans durch eine Übertragung überschüssiger, im Rahmen der Zirkumzision gewonnener innerer Präputialschleimhaut.

In beiden gezeigten Fällen lieferte die Übertragung von präputialer Schleimhaut sowohl in funktioneller als auch in ästhetischer Hinsicht gute Ergebnisse und erscheint aufgrund ihrer strukturellen Beschaffenheit als Spenderstelle für Glansdefekte besonders geeignet. Bei simultan durchgeführter Zirkumzision steht auch ausreichend Gewebe für eine Deckung größerer Defekte zur Verfügung. Dennoch sollte im Falle größerer, insbesondere an den Sulcus coronarius reichender Exzisionsdefekte und bei intakter äußerer Präputialhaut primär die Vorhautplastik nach Happle Anwendung finden, da mit einer Zirkumzision zur Transplantatentnahme auch das äußere Präputialblatt geopfert werden müßte und bei erfolgloser Schleimhautübertragung anschließend nicht mehr zur Gewinnung eines Nahlappens verfügbar wäre. Bevorzugt sollte daher die Möglichkeit der Transplantation von innerer Präputialhaut als Alternative zu Nahplastiken oder zur langwierigen Sekundärheilung unter den folgenden Voraussetzungen in Erwägung gezogen werden: 1) bei Vorliegen tiefreichender kleinerer Defekte (Transplantatentnahme als Exzisionsspindel vom inneren Präputium), 2) bei nicht randständiger Lage der Defekte, 3) bei jungen Patienten und 4) bei der simultanen Notwendigkeit zur Zirkumzision mit noch intakter innerer Vorhaut.

Literatur

1. Andersson L, Jönsson G, Brehmer-Andersson E (1967) Erythroplasia of Queyrat-carcinoma in situ. Scand J Urol Nephrol 1:303–306
2. Braun-Falco O (1975) Zur Diagnostik und Therapie von Erkrankungen im Präputialraum. Therapiewoche 25:2716–2725
3. Brown PB (1966) Erythroplasia of Queyrat. Br J Plast Surg 19:378–382
4. Borowka S, Petres J (1987) Dermatologische Operationen am männlichen Genitale. In: Petres J (Hrsg) Aktuelle Behandlungsverfahren, Fortschritte der Dermatologie. Springer, Berlin Heidelberg New York, S 140–147
5. Fratila A, Biwer E, Kreysel HW (1991) Mikrochirurgisches Peeling einer ausgedehnten nävoiden Lentigo an der Glans penis. Z Hautkr 66 [Suppl 3]:108–109
6. Friederich HC (1970) Kasuistischer Beitrag zur freien Transplantation von Mundschleimhaut auf die Glans penis. Hautarzt 21:84–88
7. Happle R (1972) Zur operativen Behandlung des Morbus Bowen an der Glans penis. Hautarzt 23:125–128
8. Happle R (1977) Surgical treatment of erythroplasia of Queyrat. Plast Reconstr Surg 59:642–645
9. Hartschuh W, Kahle B, Trennheuser C (1991) CO2-Laserbehandlung einer Erythroplasie Queyrat der Glans penis. In: Petzold D, Tilgen W (Hrsg) Diaklinik der 121. Tagung der Vereinigung Südwestdeutscher Dermatologen, Heidelberg. Essex, München, S 33–35
10. Hueser JN, Pugh RP (1969) Erythroplasia of Queyrat treated with topical 5-fluorouracil. J Urol 102:595–597
11. Kaufmann R, Landes E (1992) Dermatologische Operationen, 2. Aufl. Thieme, Stuttgart New York

12. Landthaler M, Haina D, Brunner R, Waidelich W, Braun-Falco O (1986) Lasertherapy of bowenoid papulosis and Bowen's disease. J Dermatol Surg Oncol 12:1253–1257
13. Landthaler M, Stolz W, Braun-Falco O (1989) Lentigo der Glans penis. Hautarzt 40: 222–225
14. McAninch JW, Moore CA (1970) Precancerous penile lesion in young men. J Urol 104: 287–290
15. Mikhail GR, Farah RN (1987) Surgery of the skin of the male genitalia. In: Epstein E, Epstein E Jr (eds) Skin surgery. Saunders, Philadelphia, pp 518–533
16. Schoefinius HH, Lukacs S, Braun-Falco O (1974) Zur Behandlung von Morbus Bowen, Bowen-Carcinom und Erythroplasie Queyrat unter besonderer Berücksichtigung der Röntgenweichstrahltherapie. Hautarzt 25:489–493
17. Soares V, Gomez JG, Pórto Marques A (1968) Resultado cirúrgico plastico em eritroplasia de Queyrat. An Bras Derm Sif 43:304–305

Defektdeckung nach Melanomexzision an der Fußsohle: Das umgedrehte gemeshte Koriumtransplantat als wertvolle Lösung

R. Pleier, K.-J. Hundhammer und B.-R. Balda

Zusammenfassung

Das umgedrehte Koriumtransplantat hat sich zur Defektdeckung auf problematischem Wundgrund bewährt. Der zellarme bradytrophe Lappen geht in der Regel sehr gut an, da die zahlreichen superfiziellen Gefäßanschnitte mit dem Wundgrund in Kontakt treten. Seitdem wir 1987 zur Deckung größerer Wundflächen die Aufbereitung des Koriumlappens als Meshgraft vorgeschlagen haben, wurden in unserer Klinik u. a. auch plantare Defekte nach Melanomexzision mit dieser Technik versorgt. Das operative Vorgehen mit dem Anheben eines proximal fixiert bleibenden Spalthautlappens, dem Heben eines Koriumlappens und dem Hebedefektverschluß mit dem zu Beginn gehobenen Spalthautlappen wird erläutert. Das Transplantat wird maschinell als Meshgraft 1 : 1,5 aufbereitet und kann nach entsprechender Dehnung und Ausbreitung umgedreht fixiert werden. Die endgültige Deckung kann mit Spalthaut unmittelbar oder in 2. Sitzung erfolgen. Bei der Auswertung der vorliegenden Operationsergebnisse zeigen sich ein konstant zuverlässiges Angehen der Transplantate, ein akzeptabler Hebedefekt und eine funktionell wie ästhetisch ausgezeichnete Versorgung der Exzisionsdefekte. Das umgedrehte gemeshte Koriumtransplantat kann als technisch wenig aufwendiges Verfahren zur Deckung großer plantarer Defekte in der Melanomchirurgie empfohlen werden.

Einleitung

Die malignen Melanome (MM) am Fuß stellen für den Operateur eine besondere Herausforderung dar, da der Exzisionsdefekt zu erheblicher Invalidisierung führen kann, wenn es nicht gelingt, eine funktionell adäquate Deckung durchzuführen. Die Diskussion über den Sicherheitsabstand bei der Exzision von MM an der Fußsohle und in anderen Regionen ist noch nicht abgeschlossen. Unstrittig ist lediglich, daß mit zunehmender Tumordicke das Risiko für Metastasierung und Lokalrezidive ansteigt, daß ein stadiengerechter Sicherheitsabstand einzuhalten ist, und daß im Extremitätenbereich Amputationen keine zusätzliche Sicherheit bringen [8]. Die Indikationsstellung für die prophylaktische Lymphadenektomie wird noch uneinheitlich beurteilt, jedoch zeichnen sich für bestimmte Risikogruppen Vorteile ab [1, 3]. Die hypertherme Zytostatikaperfusion ist derzeit noch kontrollierten Studien vorbehalten [2].

Das umgedrehte Koriumtransplantat hat sich zur stabilen Defektdeckung auch auf problematischem Wundgrund bewährt. Der zellarme, bradytrophe Lappen geht in der Regel sehr gut an, da die zahlreichen superfiziellen Gefäßanschnitte mit dem Kapillarnetz des Wundgrunds in Verbindung treten können. Das häufig zitierte Angehen des Lappens auch auf Knochen ohne Periost [5, 6] kann von uns jedoch nicht

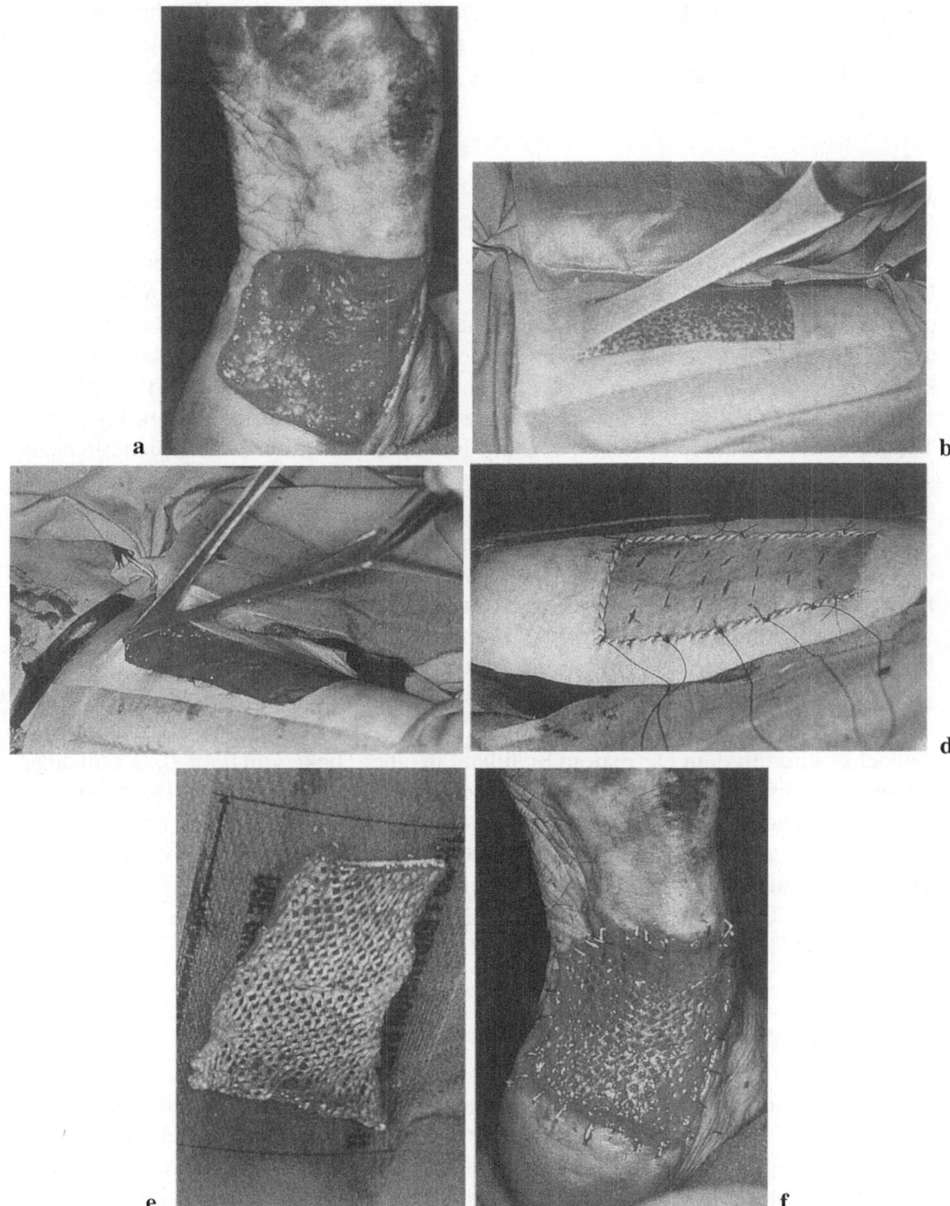

Abb. 1 a–f. Fußsohlendefekt (7 × 9 cm) nach MM-Exzision (**a**). Hebung von Spalthaut (**b**). Präparation des Koriumlappens (**c**). Deckung des Hebedefekts mit stehengelassener Spalthaut (**d**). Aufbereitung des Koriumtransplantats als Meshgraft 1:1,5 (**e**). Fixierung des Koriumtransplantats im MM-Exzisionsdefekt (**f**)

bestätigt werden. Seitdem wir 1987 zur Deckung größerer Wundflächen die Aufbereitung des Koriumlappens als Meshgraft vorgeschlagen haben [9], wurden in unserer Klinik u.a. auch plantare Defekte nach MM-Exzision mit dieser Technik versorgt.

Material und Methode

Wir berichten über eine Serie von 8 Patienten, 5 Frauen und 3 Männer, mit einem Durchschnittsalter von 70,2 Jahren (51–83), die von 4/88 bis 3/92 an MM am Fuß operiert wurden und bei denen zur Defektdeckung ein umgedrehtes gemeshtes Koriumtransplantat angewandt wurde. Es handelte sich durchweg um MM höherer Risikostufen mit Tumordicken zwischen 1,3 und 9,0 mm bzw. Clark-Level IV bis V, die anamnestisch z.T. erheblichen unsachgerechten Manipulationen ausgesetzt waren: Teilabtragung durch Fußpfleger, Ätzung und Inzisionsbiopsie. Der Sicherheitsabstand bei den von uns durchgeführten Exzisionen lag bei 2–3 cm vom makroskopisch sichtbaren Tumorrand bzw. Zentrum der Vorexzisionsnarbe, und erreichte tiefenwärts die Faszien- bzw. Sehenscheidenebene. Prophylaktische Lymphadenektomie oder hypertherme Extremitätenperfusion wurden bei keinem der Patienten durchgeführt. Die endgültige Defektdeckung erfolgte in 2. Sitzung nach 14–44 Tagen überwiegend mit gemeshter Spalthaut, die ebenso wie das Koriumtransplantat vom kontralateralen Oberschenkel entnommen wurde, in einem Fall mit Vollhaut aus der Leiste.

Das operative Vorgehen soll an einem Fallbeispiel demonstriert werden (Abb. 1): Zunächst wird mit dem Dermatom Spalthaut in einer Dicke von 0,25–0,35 mm angehoben und einseitig stehengelassen. Danach wird ebenfalls mit dem Dermatom das darunterliegende Korium in einer Dicke von 0,8–1,2 mm entnommen und der Hebedefekt mit der zuvor gewonnenen Spalthaut gedeckt. Das Transplantat wird als Meshgraft 1:1,5 aufbereitet, ggf. noch entfettet, umgedreht im MM-Exzisionsdefekt fixiert und mit Druckverband versorgt. Die endgültige Deckung kann mit Spalthaut unmittelbar [5] oder in zweiter Sitzung nach 1–2 Wochen erfolgen.

Ergebnisse

Bei den regelmäßigen Kontrolluntersuchungen im Rahmen der Tumornachsorge zeigte sich bei einer Nachbeobachtungszeit von 1–27 Monaten (durchnittlich 13,4) bei 7 von 8 Patienten ein gutes bis sehr gutes Ergebnis. Das Transplantat war weich, zeigte eine gute Polsterung mit nur gelegentlichem Druckschmerz, eine vom Rand her wiedereintretende Sensibilität und eine ausreichende Belastbarkeit beim Gehen ohne Entstehung von Ulzera. Von fast allen Patienten wurde die Notwendigkeit zur regelmäßigen Rückfettung geschildert, da es ansonsten zu Keratosen und Rhagaden komme. Durch die Entnahmestellen am Oberschenkel fühlten sich die durchweg älteren Patienten weder funktionell beeinträchtigt noch ästhetisch gestört. 4 Patienten blieben bisher tumorfrei. 2 Patienten sind nach Ausräumung der regionären Lymphknotenstationen derzeit wieder tumorfrei. 2 Patienten sind an metastasiertem MM verstorben. Lokalrezidive wurden bei keinem der Patienten beobachtet.

Diskussion

Wenn man die Wertigkeit der vorgestellten Methode bei der Defektdeckung nach MM-Exzision an der Fußsohle einordnen will, muß man die alternativen Operationstechniken betrachten: Einfache Spalthaut- oder Vollhauttransplantate werden als nicht stabil genug eingeschätzt [4, 7]. Randomisierte Lappen kommen in der Regel nicht in Betracht, da die Defekte zu groß sind. Ausgezeichnete Ergebnisse lassen sich mit verschiedenen Formen von axialen Lappen erzielen [4, 7]. Diese Gefäß-Nerven-gestielten Lappen bieten den Vorteil einer Versorgung mit ortsständiger, belastbarer und sensibler Haut. Es handelt sich um ein einzeitiges Verfahren mit kurzer stationärer Aufenthaltsdauer, das große Sicherheit hinsichtlich der Lappenvitalität gewährleistet. Limitierend kann eine eingeschränkte Gefäßversorgung des Fußes, die Defektgröße oder auch -lokalisation sein, wenn die Länge des Gefäßstiels nicht ausreicht. Zusätzlich muß ein – funktionell in der Regel nicht störender – Hebedefekt, der mit Spalthaut gedeckt wird, im Fußbereich in Kauf genommen werden.

Die Fernlappenplastiken spielen in der MM-Chirurgie am Fuß keine wesentliche Rolle, da sie für die relativ flachen Defekte zu voluminös sind. Auch bei anderen Indikationen der Fußrekonstruktionen stellen sie auf Grund der langen Immobilisierung in manchmal bizarren Stellungen nurmehr eine ultima ratio dar [4].

Frei transplantierte Lappen mit mikrochirurgischem Gefäß-Nerven-Anschluß werden hinsichtlich der Anforderungen, die flache, mittelgroße Defekte wie nach MM-Exzision stellen, unterschiedlich beurteilt [4, 7, 10]. Nach anfänglicher Euphorie werden die Indikationen mittlerweile enger gestellt. Zusammenfassend stellt Rautio [10] nach Auswertung seiner Serie von 25 freien Lappentransfers fest, daß die Rekonstruktion mit einem freien Lappen eher eine Alternative zur Amputation darstellt und nicht so sehr einen „sorgenfreien" Fuß gewährleistet.

Schlußfolgerungen

Unsere bisherigen Ergebnisse mit dem umgedrehten gemeshten Koriumtransplantat bei Defekten nach MM-Exzision am Fuß zeigen, daß mit dieser Technik eine funktionell adäquate Deckung erreicht werden kann. Der Nachteil des Verfahrens liegt bei zweizeitigem Vorgehen in der relativ langen stationären Verweildauer und der Gefahr septischer Komplikationen. Weiterführende Untersuchungen zur Sensibilität, Druckbelastbarkeit und Histomorphologie des Koriumtransplantats an der Fußsohle sind geplant.

Plantare Defekte verlangen bei jedem einzelnen Patienten eine differenzierte Auswahl unter den zur Verfügung stehenden Operationstechniken. Das umgedrehte gemeshte Koriumtransplantat kann nach unseren Erfahrungen eine wertvolle Behandlungsalternative darstellen.

Literatur

1. Balch CM, Murad TM, Soong SJ, et al. (1979) Tumor thickness as a guide to surgical management of clinical stage-I-melanoma patients. Cancer 43:883–888
2. Balda B-R (1990) Neoplasien der Haut. In: Huhn D, Herrmann R (Hrsg) Medikamentöse Therapie maligner Erkrankungen, 2. Aufl. Fischer, Stuttgart, S 324–333
3. Drepper H et al. (1989) Ergebnisse einer vergleichenden Studie zur elektiven Lymphknotendissektion. Hautarzt 40:389
4. Eren S (1991) Axiale Lappen am Fuß. In: Greulich M, Wangerin K, Gubisch W (Hrsg) Konturen der Plastischen Chirurgie. Marseille, München, S 177–186
5. Fratila A, Bertlich R, Uerlich M, Kreysel HW (1991) Das umgekehrte Koriumtransplantat – die Originaltechnik und unsere Modifikation. International Symposium of IAMFS, Kassel, 31.5.–2.6.1991
6. Haneke E (1986) Das umgedrehte Koriumtransplantat. Zentralbl Haut 152:565
7. Hintringer T, Bauer M (1991) Verwendung des lateralen Kalkaneuslappens zur Rekonstruktion im Fersen- und Außenknöchelbereich. Chir Praxis 43:685–692
8. Landthaler M (1989) Sicherheitsabstand bei der primären operativen Versorgung des malignen Melanoms. Hautarzt 40:389
9. Pleier R, Schwantes H, Balda B-R (1988) Das „gemeshte" umgedrehte Koriumtransplantat. In: Haneke E (Hrsg) Gegenwärtiger Stand der operativen Dermatologie. Springer, Berlin Heidelberg New York Tokyo, S 126–129 (Fortsch Operat Dermatol, Bd 4)
10. Rautio J, Asko-Seljavara S, Härmä M, Sundell B (1989) Fußrekonstruktionen mit freien Lappen. Handchir Mikrochir Plast Chir 21:227–234

Defektdeckung der Problemzone Fußsohle

K.-P. BELLMANN, W. LEHNERT und H. WINTER

Zusammenfassung

Die Deckung großer Defekte an der Fußsohle ist wegen der mechanischen Belastung und der Unmöglichkeit von Nahlappenplastiken problematisch. Die Methode der Wahl ist die Defektdeckung nach Wundgrundkonditionierung mittels Mesh-graft-Transplantat und/oder REVERDIN-Plastik. Damit läßt sich eine belastungsstabile Defektdeckung an der Fußsohle erreichen.

Einleitung

Die plastische Deckung großer Defekte an der Fußsohle mit ihren besonderen anatomischen Strukturen ist wegen der mechanischen Belastung und der Unmöglichkeit von Nahlappenplastiken an dieser Stelle des menschlichen Körpers sehr problematisch. Kleinere Defekte (z.B. nach Exzisionen von Naevi oder Warzen) lassen sich meist noch primär durch Einzelknopfnähte versorgen, bei großflächigen Defekten hingegen bedarf es plastischer Verfahren.

Operative Techniken und Diskussion

Das zentrale Problem dabei ist die Wundkonditionierung. Bei diesen großen und tiefen Defekten an der Fußsohle, z.B. bei radikaler Exzision wegen eines akrolentiginösen Melanoms oder eines Plattenepithelkarzinoms, bevorzugen wir deshalb ein zweizeitiges Vorgehen. Um die Stabilität der Fußsohle möglichst vollständig wiederherzustellen, wird der Defekt temporär mit synthetischem Hautersatz zur Wundgrundkonditionierung abgedeckt. Dazu eignen sich Polyurethan-Präparate, Calciumalginatkompressen oder Hydrogel- bzw. Hydrokolloidverbände. Der künstliche Hautersatz wird vom 3. oder 4. postoperativen Tag an täglich gewechselt, bis das Granulationsgewebe das Hautniveau der Fußsohle erreicht hat, was in der Regel nach 2–3 Wochen erfolgt ist. Dadurch werden spätere schmerzhafte Hyperkeratosen im Randbereich verhindert, die häufig bei sofortiger Defektversorgung mit Spalthauttransplantaten ohne Niveauangleichung bei tiefen Fußsohlendefekten entstehen.

Die Defektdeckung erfolgt nach Wundkonditionierung mit einem Spalthauttransplantat (Mesh-graft-Technik). Als Spenderhaut eignet sich jede gesunde Hautpartie des betreffenden Patienten; vorzugsweise die Oberschenkel-, Hüft- und Bauchregion. Mit dem Dermatom wird ein 0,3–0,4 mm dickes Transplantat entnommen und „gemesht". Das Transplantat wird mit Einzelknopfnähten am Rand fixiert und mit

Gittertüll, feuchten Kompressen und einem Druckverband abgedeckt. Eine sofortige mechanische Belastung des Fußes ist zu vermeiden. Das vorsichtige Entfernen des Verbandes erfolgt um den 7. postoperativen Tag. Auch nach reizloser Anheilung muß das Transplantat noch längere Zeit geschont werden, so daß der Patient erst nach etwa 3 Wochen mit der vollen Belastung des Fußes beginnen sollte.

Im Einzelfall eignen sich auch freie Transplantate nach REVERDIN, besonders wenn Spalthauttransplantate auf torpidem Granulationsgewebe oder auf schmierig belegten Wundflächen nicht anheilen. Diese Methode ist einfach durchführbar und bei Bedarf leicht wiederholbar. Das Reverdin-Läppchen kombiniert den Vorteil des dünnen Transplantates – schnelles Anheilen – mit dem des dicken: Festigkeit und Belastbarkeit durch seine Form. Die Mitte ist dick und fest und wird über die dünnen Seitenanteile rasch ernährt. Das Abheben der Transplantate ist selten, da Blut und Sekret zwischen den einzelnen Transplantaten abfließen kann. Die von der Spenderstelle entnommenen Transplantate werden auf die Empfängerregion inselartig in Abständen von wenigen Millimetern aufgebracht. Auch wenn nur wenige Transplantate anheilen sollten, üben diese einen großen Epithelisierungsreiz aus.

Mit beiden aufgezeigten Verfahren lassen sich gute belastungsstabile Defektdeckungen im Fußsohlenbereich erzielen, die dem Patienten die volle Belastung des Fußes nach der Operation erlauben.

Plastische Deckung von großen Hautdefekten mit Vollhauttransplantation aus der Leistenbeuge: Eine zu wenig genutzte Chance?

A. KURTE, S. LANGE-IONESCU, J. BUDDE und P. J. FROSCH

Zusammenfassung

Die zweizeitige Deckung von großen Operationswunden mit maschinell gewonnener, homologer Spalthaut ist häufig mit protrahierter Wundheilung, starken postoperativen Schmerzen, Narbenbildung und Pigmentstörungen an der Entnahmestelle verbunden. Wir wählten deshalb bei 40 Patienten mit großflächigen Exzisionsdefekten nach Melanomoperation den plastischen Wundverschluß mit freien Vollhauttransplantaten aus der Leistenbeuge. Die kosmetischen Ergebnisse waren ausnahmslos sehr gut mit rascher Vaskularisation der Implantate und komplikationslosem Primärverschluß der Spenderregion. Gegenüber den Spalthautverfahren resultiert eine deutliche Verkürzung der stationären Aufenthaltsdauer um ca. 8 Tage.

Einleitung

Die Domäne des Spalthautverfahrens ist unbestritten die Deckung großflächiger Defekte, deren spannungsfreier Verschluß durch Mobilisation der umgebenden Haut nicht gewährleistet ist. Zur Wundbehandlung der Empfängerregion ist mit diesem Verfahren eine zeitaufwendige Behandlung der Spenderregion verbunden. Trotz des temporären Einsatzes von synthetischen Wundverbänden mit mehrtägiger Applikationsdauer sind schmerzhafte Verbandswechsel selten zu vermeiden.

Vollhautlappen, bestehend aus Epithel und vollständiger Kutis, gelten als anspruchsvoller und setzen eine gute Vorbereitung des Transplantatbettes voraus. Sie sind jedoch in ihrer Abmessung begrenzt, wenn ein Primärverschluß der Donorregion geplant ist [1, 2, 3]. Wir konnten bei 40 operativ versorgten Melanompatienten zeigen, daß die Transplantation autologer Vollhautlappen aus der Leiste auch für den Verschluß ausgedehnter Operationswunden geeignet ist und einige Vorteile gegenüber der viel geübten Spalthauttechnik bietet.

Patienten und Methode

Während des Zeitraumes August 1990 bis März 1992 wurde in der Dortmunder Hautklinik bei 40 Patienten der sekundäre Wundverschluß großer Exzisionsdefekte nach Melanomoperation mit freien Vollhauttransplantaten aus der Leistenbeuge vorgenommen. Es handelte sich um 25 Frauen und 15 Männer im Alter von 42–78 Jahren. Die Größe der ausschließlich am Stamm und den Extremitäten lokalisierten Empfängerareale rangierte zwischen 25 und 150 cm².

Die Vorbehandlung des Empfängerbettes erfolgte mit Polyurethan-Membranen bis zur Erzielung eines sauber granulierenden Wundbettes. Nach präoperativer, eintägiger Desinfektion der Leistenbeuge mit Braunol-Lösung wurden – von subkutanem Fettgewebe befreite – Vollhautlappen mit anschließendem Primärverschluß der Donorregion präpariert. Bei guter Mobilisation konnten Hautareale von bis zu 10 × 15 cm entnommen werden. Je nach Größenerfordernis wurden mittels ‚Meshdermatom‘ oder Stichinzision Maschenlappen hergestellt. Die Vollhautlappen wurden mit einzelnen Situationsnähten (Einzelknopftechnik) unter Verwendung atraumatischen Nahtmaterials fixiert. Fibrinkleber wurden nicht verwendet. Die Wundheilung wurde über insgesamt 4 Wochen beurteilt und wöchentlich photodokumentiert.

Ergebnisse

Trotz der möglichen höheren Keimbesiedlung zeigten sich keine postoperativen Wundheilungsstörungen im Bereich der Spenderregion. Die in der Regel sehr schmerzhaften Verbandswechsel an der Spalthautentnahmestelle entfielen. Die Akzeptanz seitens des Patienten war sehr gut.

Diskussion

Zusammenfassend bietet die Vollhauttransplantation mit primärem Wundverschluß der Spenderregion einen geringeren operationstechnischen zeitlichen Aufwand verglichen mit der Spalthauttechnik. Bei großen Defekten stehen beide Leisten zur Verfügung. Im Rahmen unseres Patientenkollektivs zeigte sich trotz der höheren Keimbesiedlung keine postoperative Wundheilungsstörung im Bereich der Leistennähte. Die geringere Schrumpfungstendenz des Vollhauttransplantates verspricht ein besseres kosmetisches Langzeitergebnis ohne flächige Narbenbildung oder Pigmentverschiebung. Da das Vollhauttransplantat im wesentlichen die Eigenschaften der Donorregion beibehält, ist auch eine unwesentliche Farbänderung gegeben. Die Lappengröße ist jedoch auch bei Entnahme aus der Leiste durch Behaarung oder vorbestehende Narbenzustände eingeschränkt. Als weiterer Nachteil ist die mögliche Transplantatabstoßung zu erwähnen, die sich insbesondere dann ergibt, wenn das Wundbett ungenügend vorbereitet wurde bzw. der Vollhautlappen nicht vollständig von subkutanem Fettgewebe befreit ist.
Der Beitrag soll anregen, die Transplantation von Vollhaut vermehrt auch bei der plastischen Deckung von großflächigen Wunddefekten einzusetzen. Prospektive, vergleichende Studien müssen die Vorteile gegenüber den Spalthautentnahmetechniken dokumentieren.

Literatur

1. Andina F (1970) Die freien Hauttransplantationen. Springer, Wien, S. 32–48
2. Kaufmann R, Landers E (1987) Dermatologische Operationen. Thieme, Stuttgart New York, S. 37–44
3. Zoltan J (1984) Atlas der Hautersatzverfahren. Karger, Basel, S. 82–95

Strategien der passageren Wundabdeckung
nach verschiedenen dermatochirurgischen Eingriffen

W. Hartschuh, B. Kahle, P. K. Kohl und D. Petzoldt

Zusammenfassung

In der Chirurgie von Hautmalignomen setzt sich aus verschiedenen Gründen zunehmend eine provisorische Defektdeckung durch. Z.B. sollte bei schlecht abgrenzbaren Malignomen die Defektdeckung erst nach histologisch gesicherter Tumorfreiheit in den Exzisionsrandabschnitten durchgeführt werden. Mit anderer Zielsetzung erfolgt der temporäre Hautersatz in der Transplantatchirurgie, z.B. im Rahmen der Melanomtherapie. Hier soll ein Auffüllen des Wundbetts durch Granulationsgewebe ein optimales kosmetisch-funktionelles Ergebnis gewährleisten. Aufgrund der unterschiedlichen Operationsstrategien erlangen Aspekte der Wundgrundkonditionierung bei Verwendung der in großer Vielfalt angebotenen Wundabdeckmittel zunehmende Bedeutung. Es wird über Erfahrungen mit einigen ausgewählten Wundabdeckmitteln nach dermatochirurgischen Eingriffen an über 100 Patienten berichtet sowie deren Vor- und Nachteile erläutert und diskutiert.

Einleitung

Bei der großen und ständig zunehmenden Zahl von käuflich zu erwerbenden Wundauflagen erscheint es schwierig, deren Vor- und Nachteile in einer vergleichenden Studie aufzuzeigen. Erfahrungsgemäß sind die Ergebnisse verschiedener Untersucher bereits bei ein und demselben Produkt oft widersprüchlich, je nachdem bei welcher Indikation, in welchem Zeitraum und wie es verwendet wurde. Wir wollen uns daher auf die Anwendung einiger ausgewählter Wundverbände bei verschiedenen dermatochirurgischen Eingriffen beschränken.

Prinzipiell sind in der Dermatochirurgie bei einem temporären Hautersatz folgende Faktoren von Wichtigkeit: 1. Vermeidung einer Wundinfektion, 2. Schutz vor Austrocknung, 3. Durchlässigkeit für Sekret und Sauerstoff, 4. Einfluß auf die Bildung von Granulationsgewebe und 5. Schmerzfreiheit.

Bei der temporären Wundabdeckung mit dem Ziel der zweizeitigen Defektdeckung im Rahmen der histologisch kontrollierten Dermatochirurgie klinisch schlecht abgrenzbarer Tumoren sei besonders auf Punkt 4 hingewiesen.

Die Anforderungen an die Bildung von Granulationsgewebe kann bei den verschiedenen Operationsstrategien sehr unterschiedlich sein. So z.B. kann eine zu stark angeregte Granulation hinderlich sein bei der Durchführung evtl. erforderlicher, gezielter Nachexzisionen nicht in sano operierter Tumoren, da das Wundgebiet unübersichtlich wird. Auch können überschießende Granulationen das Ergebnis nachfolgender Lappenplastiken eher verschlechtern. Dieser Aspekt unerwünschter Granulationsanregung und deren Prävention wurde bisher nach unserer Kenntnis der Literatur ungenügend herausgestellt.

Wird eine Heilung per secundam oder eine Defektdeckung durch ein freies Transplantat angestrebt, kann die Granulation hingegen nicht stark genug angeregt werden.

Es soll im folgenden auf diese unterschiedlichen Anforderungen an die Wundheilung näher eingegangen werden.

Einsatz der verschiedenen Verbandsmaterialien in Abhängigkeit vom dermatochirurgischen Vorgehen

Wundversorgung bei der histologisch kontrollierten Chirurgie

Während der letzten 5 Jahre sind wir zunehmend dazu übergegangen, bei klinisch schlecht abgrenzbaren Malignomen der Haut, insbesondere bei ausgedehnten Rezidivbasaliomen, -spinaliomen oder beim Dermatofibrosarcoma protuberans, um nur die wichtigsten zu nennen, erst dann die endgültige Defektdeckung vorzunehmen, wenn die Tumorfreiheit in den Exzisionsrandabschnitten durch die histologische Aufarbeitung am Paraffinschnitt sichergestellt ist [1].

Bei der zweizeitigen Vorgehensweise ist allererstes Ziel, das Wundbett durch die Abdeckung bis zum Zeitpunkt der Defektdeckung vor Infektionen und Austrocknung optimal zu schützen. Hingegen dürfte eine stärkere Anregung der Granulation mitunter aus den oben angeführten Gründen eher unerwünscht sein.

„Gebremste" Wundgrundkonditionierung

Wird bei der o. g. Indikation also eine möglichst „gebremste" Wundgrundkonditionierung angestrebt, sind nach unseren Erfahrungen Präparate auf Schaumstoffbasis indiziert, mit Verweildauer in der Wunde über mehrere Tage (4–7 T.), dies entgegen der allgemein üblichen Praxis und den Empfehlungen der Hersteller. Durch einen häufigeren, d. h. mehr oder weniger täglichen Wechsel der Schaumstoffauflage, wie vom Hersteller empfohlen, kommt es nämlich zu einer Anregung der Granulationsbildung [4]. Dies gilt auch für alle anderen häufiger zu wechselnden Wundabdeckmittel, wie z. B. Fettgazen, Salbenverbände etc. Die nicht mit Folien oder Gelen beschichteten Schaumstoffpräparate der älteren Generation (z. B. Epigard) lassen aber einen längeren Verbleib in der Wunde nur mit Einschränkung zu, da die relativ dünne Schaumstoffschicht bereits nach wenigen Tagen stark austrocknet und dermaßen mit dem Wundbett verbacken kann, daß eine Entfernung nur unter größeren Schmerzen oder in Lokalanästhesie möglich ist. Auch besteht durch eine tieferreichende Austrocknung die Gefahr der Nekrosenbildung im Wundgebiet. Eine echte Verbesserung stellt hier die Kombination eines Schaumstoffs mit einer Gelfolie dar (Cutinova-Plus). Dieses Produkt kann aufgrund seiner Porosität Sekret aufsaugen, wobei die porenfreie Polyvinylalkohol-Gelschicht Flüssigkeit zurückhält. Dadurch wird einer Austrocknung von Schaumstoff und Wundbett entgegengewirkt. Für Keime undurchlässig, bietet dieses Material einen wirkungsvollen Schutz vor mikrobieller Invasion. Um Cutinova-Plus optimal dem Wundbett anzupassen, drücken wir zunächst die Schaumstoffseite auf die Wunde und schneiden das entsprechende Stück nach der so gewonnenen Schablone aus. Bei tieferen Defekten können auch mehrere Schichten übereinander eingebracht werden. Um eine optimale Anhaftung an den Wundrand zu erzielen und um Nachblutungen aus dem Wundrandbereich vorzubeugen, sind wir dazu übergegangen, die Cutinova-Plus-Einlage mit 5,0 PDS Einzelknopfnähten an den Wundrand zu fixieren. Das Operationsfeld wird anschließend mit einer folienbeschichteten sterilen Mullauflage abgedeckt. Die Fäden werden bereits am nächsten Tag entfernt, um einem Einschneiden und Stichkanalinfektionen vorzubeugen.

Postoperativ sollte die Cutinova-Plus-Einlage durch einen leicht fixierenden Verband in innigen Kontakt mit dem Wundgrund gebracht werden. Das aus der Wunde aufgenommene Exsudat koaguliert im Schaumstoff. Dadurch ergibt sich initial eine fibrinöse Haftung. Bei zunehmender Verweildauer kommt es aber auch bei Cutinova-Plus durch einsprossendes Granulationsgewebe zu einer stärkeren Verbindung des Polyurethanschaumstoffs mit dem Wundbett, die eine schmerzfreie Entfernung nicht mehr zuläßt. Daher entfernen wir prinzipiell die Cutinova-Plus-Einlage in Lokalanästhesie, aber erstmals dann, wenn bei Vorlage der Histologie die endgültige Defektdeckung oder eine evtl. Operationserweiterung durchgeführt wird. Dies geschieht im Durchschnitt zwischen dem 4.–5. Tag post operationem.

Nach mehr als 4jähriger Anwendung zwangen uns nur in vereinzelten Fällen Wundbettinfektionen, Cutinova-Plus vorzeitig zu entfernen und auf eine offene Wundbehandlung überzugehen.

Die angestrebte, gebremst ablaufende Wundgrundkonditionierung nach mehrtägigem Verbleib von Cutinova-Plus wird nach Entfernen der Auflage dadurch erkennbar, daß das Wundbett makroskopisch praktisch dem ursprünglichen Operationssitus entspricht. Dadurch ergeben sich optimale Bedingungen für etwaige gezielte Nachexzisionen und für die verschiedenen Lappenplastiken.

Hingegen ist aber bei dieser Vorgehensweise das Wundbett für eine Transplantatdeckung in aller Regel nicht ausreichend genug konditioniert, so daß im Anschluß an die Sicherstellung von Tumorfreiheit in den Exzisionsrändern granulationsfördernde Maßnahmen ergriffen werden müssen.

Einsatz der Wundabdeckmittel zur Granulationsförderung

1. Unregelmäßige Granulationsfläche. Dazu bieten sich z. B. Salbenverbände, Fettgazen oder Hydrokolloid-Polymer-Komplexe (z. B. Varihesive) an, wodurch aber zumeist eine unregelmäßige, höckrige Granulationsfläche erzielt wird. Verbände dieser Art sind daher indiziert, wenn eine sekundäre Wundheilung, z. B. im Rahmen von Fisteloperationen oder beim Ulcus cruris, angestrebt wird; für eine Transplantatdeckung sind sie nach unseren Erfahrungen weniger geeignet.

2. Gleichmäßige, „gerichtete" Granulationsfläche. In der Transplantatchirurgie ist ein gleichmäßiger Granulationsrasen vorteilhaft für ein optimales kosmetisch funktionelles Ergebnis. Eine „gerichtete" Granulationsbildung läßt sich nur durch Wundauflagen erzielen, die temporär am Wundbett festhaften, ohne die Wundheilung durch Fremdkörperreaktionen oder Austrocknung zu stören. Cutinova-Plus erfüllt zwar diese Voraussetzungen, müßte hierzu aber in täglichen oder maximal 2tägigen Intervallen gewechselt werden, um eine ausreichende Granulationsbildung zu erzielen. Wegen der Gefahr der Austrocknung und Infektion des Wundbetts, bedingt durch die häufigen Wechsel, letztendlich auch aus Kostengründen, können wir Cutinova-Plus als granulationsfördernde Maßnahme in der Dermatochirurgie nicht empfehlen.

Eine rasche und gleichmäßige Bildung von Granulationsgewebe läßt sich durch Abdeckung mit einem resorbierbaren Netz aus Polyglactin 910 (Vicryl-Netz), einem synthetischen Kopolymer von Glykolid und Laktid, erreichen. Polyglactin 910 wird im Organismus durch Hydrolyse und enzymatischen Abbau vollständig in H_2O und CO_2 überführt. Von Interesse ist, daß das dabei frei werdende Laktat die Kollagensynthese der Fibroblasten aktiviert [5] und somit die Wundheilung beschleunigt. Das Netz findet bereits seit längerem in der Allgemeinchirurgie Verwendung, z.B. als Faszienersatz [3].

In der Anwendung bei Hautdefekten schneiden wir das Netz nach Schablone auf die Größe des Defekts zu, wobei das Netz einige Millimeter über den Wundrand hinausragen sollte. Ein Fixieren durch Nähte erübrigt sich. Darüber kommen eine Lage Fettgaze sowie ein leichter Kompressionsverband, um einen engen Kontakt mit dem Wundgrund herzustellen. Das Netz ist nach 1–2 Tagen fest in die Wundoberfläche eingebaut und von einer gräulich-gelblichen Fibrinschicht überzogen. Auch nach 2 Wochen liegt das Netz noch auf der Wundfläche fixiert, da aufgrund der geringen Porengröße von 0,5 mm kein Granulationsgewebe in größerem Umfang hindurchdringen kann. Da es sich um ein biologisch vollständig abbaubares Produkt handelt, könnte es, im Gegensatz zu den meisten anderen Abdeckmaterialen, zeitlich unbegrenzt im Wundbett belassen werden, bis es vollständig aufgelöst ist.

In der Anwendung beim Ulcus cruris kann in dieser Weise vorgegangen werden. Mit Verkleinerung des Ulcus schiebt sich dabei das Epithel unter das Netz, so daß dieses am Rand sukzessive zurückgeschnitten werden kann. Da das Netz mit der bedeckenden Fibrinschicht der Wunde fest aufliegt, ist während der gesamten Anwendungsdauer ein hoher Schutz vor bakterieller Invasion gewährleistet. Durch Freiwerden von Säuren beim Abbau wurde im unmittelbar angrenzenden Wundgebiet ein erniedrigter pH gemessen, der sich bakterienhemmend auswirken soll [2]. Dies könnte eine weitere Erklärung dafür sein, daß wir Wundinfektionen bei Anwendung von Vicryl-Netz außerordentlich selten beobachtet haben.

Als Vorbereitung für die Transplantatdeckung entfernen wir aber das Netz, im Gesicht nach ca. 1 Woche und an den Extremitäten nach ca. 2 Wochen, abhängig von der Höhe des Granulationsgewebes. Das Netz läßt sich nach dieser Zeit zumeist leicht und ohne Schmerzen abziehen. Der dabei entstehende Granulationsrasen ist dabei so gleichmäßig, daß sich in der Regel ein Planieren vor der Transplantatdeckung erübrigt. Dadurch sind ideale Voraussetzungen gegeben für nachfolgende plastische Deckungen mit freien Transplantaten.

Einer breiteren Anwendung von Netzen aus resorbierbarem Kunststoff steht in der Dermatochirurgie sicher der relativ hohe Preis entgegen, der allerdings durch die lange Verweildauer bei nur einmaliger Anwendung teilweise wieder ausgeglichen wird.

Literatur

1. Breuninger H (1987) Probleme und Planung der Basaliomexcision. In: Petres J (Hrsg) Fortschritte der operativen Dermatologie, Bd 3: Aktuelle Behandlungsverfahren. Springer, Berlin Heidelberg New York London Paris Tokyo, S 60–64
2. Cooper ML, Hansbrough JF, Spielvogel RL, Cohen R, Bartel RL, Naughton G (1991) In vivo optimization of a living dermal substitute employing cultured human fibroblasts on a biodegradable polyglycolic acid or polyglactin mesh. Biomaterials 12:243–248
3. Gross E, Erhard J, Eigler FW (1984) Kunststoffnetze als Hilfsmittel zum Bauchdeckenverschluß bei postoperativer Peritonitis, postoperativer Bauchdeckendehiszenz und zur Rekonstruktion der Bauchwand. Zentralbl Chir 109:1238–1250
4. Jablonski K, Tronnier H (1989) Vergleichende Untersuchung der Therapie des Ulcus cruris mit temporärem Hautersatz. Akt Dermatol 15:41–43
5. Salthouse TN, Matlaga PF (1984) Tissue regeneration associated with lactide containing implants. Trans Soc Biomater 7:272

Wundkonditionierung mit Calciumalginat-Kompressen

H. WINTER und K.-P. BELLMANN

Zusammenfassung

Calciumalginat-Kompressen zählen zu den modernen Wundauflagen, die neben ihren hämostyptischen Eigenschaften den Reinigungsprozeß der Wunde unterstützen und ein günstiges Mikroklima im Wundbereich ermöglichen. Die Wirksamkeit dieser Kompressen in der Phase der Wundkonditionierung wurde nach einheitlichem Behandlungsschema an Exzisionswunden nach Hauttumoroperationen, Sekundärdefekten sowie an Ulzera unterschiedlicher Genese bei insgesamt 40 Patienten überprüft. Der tägliche Verbandwechsel war unkompliziert und schmerzfrei ohne Gewebeirritation durchführbar. Bei allen Probanden konnte je nach Allgemeinzustand sowie Beschaffenheit und Lokalisation der Wunde zwischen 6 und 48 Behandlungstagen (Durchschnittswert 17 Tage) ein sauberer und frischer transplantationsgerechter Granulationsrasen erzielt werden. In Auswertung der Ergebnisse ist die Wundkonditionierung mit Calciumalginat-Kompressen besonders bei Problemwunden mit zerklüftetem Wundgrund sowie bei Exzisionsdefekten mit freiliegenden austrocknungsgefährdeten Gewebeanteilen zu empfehlen.

Einleitung

Unter Berücksichtigung der allgemeinen Wundbedingungen muß eine erfolgversprechende Wundbehandlung individuell und phasengerecht durchgeführt werden. Dabei spielen die modernen Wundauflagen eine bedeutsame Rolle. Sie dienen nicht nur als passive Wundabdeckung (Schutz vor mechanischen Einflüssen und bakterieller Kontamination, Aufnahme überschüssigen Wundexsudates), sondern auch der Wundkonditionierung, indem sie die natürlichen Wundheilprozesse aktiv unterstützen [1, 2, 4, 6, 8, 9, 11, 12, 14]. Abhängig von der Wahl des Präparates und der Anwendungsweise sind sie durch Aufnahme von Wundexsudat, Zelldetritus und Gewebstrümmer sowie Bakterien in der Lage, die Wundreinigung zu beschleunigen. Sie sorgen für ein günstiges Mikroklima im Wundbereich, haben teilweise auch hämostyptische Eigenschaften und können in bestimmten Fällen auch als ein „drug-delivery-system" genutzt werden. Ziele einer derartigen Wundkonditionierung sind die schnellstmögliche und komplikationslose Spontanheilung der Wunde bei ungestörtem Ablauf der Granulationsgewebsbildung und der Epithelisierungsvorgänge bzw. die Bildung eines transplantationsgerechten Granulationsrasens als Vorbedingung für eine erfolgreiche Transplantation. Dabei kann durch zusätzliche allgemeine und lokale Behandlungsmaßnahmen die Wundheilung wirksam unterstützt werden.

Gegenwärtig wird eine Vielzahl unterschiedlicher Präparate zur Wundkonditionierung angeboten [4]. Neben biologischen Hautersatzpräparaten handelt es sich um organische, halbsynthetische oder vollsynthetische Materialien mit unterschiedlichem Indikationsspektrum. – Noch immer haben Polyurethan-Weichschaumpräparate aufgrund ihrer hervorragenden materialtechnischen und wundreinigenden Eigenschaften eine dominierende Stellung [1, 7, 11, 12, 14]. Zunehmend gewinnen gerade in den letzten Jahren Hydrokolloid- und Hydrogelpräparate sowie Calciumalginate an Bedeutung [2, 6, 8, 9, 14]. Im Gegensatz zu den Polyurethanweichschaumpräparaten, die sich seit 20 Jahren zur Wundkonditionierung und auch zur Interimsdeckung bewährt haben [1, 4, 7, 11–14], sind die vielfältigen Einsatzmöglichkeiten von Calciumalginat-Wundauflagen in Deutschland noch immer relativ wenig bekannt. Der Rohstoff für die Herstellung von Calciumalginat-Präparaten ist Alginsäure, ein zelluloseähnliches Polysaccharid, das aus marinen Braunalgen gewonnen wird. Die wundheilungsfördernde Wirkung von Braunalgen ist lange bekannt. So sammelten Seeleute vor Seeschlachten diese Algen, um sie bei Bedarf als Wundauflagen zu benutzen [8]. Der Major der britischen Armee, Dr. Blaine, berichtete über umfangreiche Erfahrungen mit Alginaten in der Wundbehandlung während des 2. Weltkrieges und konnte tierexperimentell wundheilungsfördernde Eigenschaften nachweisen [3]. Neben positiven Effekten auf die Wundheilungsvorgänge wurde von anderen Autoren die hämostyptische Wirkung der Alginate besonders hervorgehoben [5, 6, 8].

Die im Handel erhältlichen Kompressen bestehen aus weichen, textilen Calciumalginat-Fasern. Beim Kontakt mit den im Blut und Wundsekret vorhandenen Natrium-Ionen wird durch Ionenaustausch das unlösliche Calcium-Alginat in lösliches Natrium-Alginat umgewandelt. Dadurch kommt es zur Aktivierung des Quellvorganges und schließlich zur Bildung eines schleimigen, stark hydrophilen Gels. Infolge des intrakapillären Saugvermögens werden nicht nur Wundexsudat, sondern auch Keime und Gewebetrümmer aufgenommen und mit jedem Verbandwechsel mechanisch entfernt. Neben ihren hämostyptischen Eigenschaften unterstützen Calciumalginat-Kompressen somit den Reinigungsprozeß der Wunde. Darüber hinaus wird ein physiologisches Wundheilungsmilieu geschaffen [10]. Der feuchte Gelverband schützt die Wunde vor dem Austrocknen, ohne sie okklusiv abzuschließen. Durch dieses günstige Mikroklima werden die natürlichen Granulations- und Epithelisierungsprozesse gefördert.

Die Handhabung der entsprechenden Wundauflagen ist denkbar einfach. Die Wundflächen werden mit den trockenen Calciumalginat-Kompressen abgedeckt. Tiefe und zerklüftete Wunden sind locker zu tamponieren. Darüber erfolgt die übliche Abdeckung mit Mullkompressen. Die Häufigkeit des Verbandwechsels ergibt sich aus der individuellen Wundsituation. In der Regel wird das Präparat täglich gewechselt. Eventuell in der Wunde verbleibende Restfasern sind unbedenklich, da sie sich im Wundsekret vollständig auflösen und ausgeschwemmt werden. Da der feuchte Gelverband nicht mit der Wunde verklebt, ist jeder Verbandwechsel ohne Gewebeirritation und schmerzfrei möglich.

Patienten

Im Zeitraum von 2 Jahren, vom 01.07.1990 bis 30.06.1992, wurden in der Universitäts-Hautklinik der Charité in Berlin Wunden unterschiedlicher Genese bei insge-

Tabelle 1. Wundkonditionierung mit Calciumalginat-Kompressen: Indikationsgruppen

Diagnose	n
Exzisionsdefekte nach Hauttumoroperationen	18
Wundheilungsstörungen nach Hauttumoroperationen	9
Pyodermia fistulans sinifica (Exzisionswunden)	6
Postthrombotische Ulcera crurum	3
Trophische Ulzera unterschiedlicher Genese	2
Nekrotisierende Erysipele	2
Gesamt	40

samt 40 Patienten in der Phase der Wundkonditionierung mit Calciumalginat-Kompressen (Sorbalgon, Fa. Paul Hartmann AG) behandelt. Es handelte sich um 15 Männer und 25 Frauen im Alter zwischen 24 und 91 Jahren (Durchschnittsalter 56 Jahre). In der Tabelle 1 sind die unterschiedlichen Indikationsgruppen zusammenfassend dargestellt. Am häufigsten wurden Exzisionsdefekte (18 Patienten) und Wundheilungsstörungen (9 Patienten) nach Hauttumoroperationen behandelt. Relativ groß war der Anteil an Patienten mit Pyodermia fistulans sinifica (6 Patienten) bei denen nach Exzision der befallenen Areale die Wundflächen mit Calciumalginat-Kompressen konditioniert wurden. Bei den restlichen 7 Patienten handelte es sich um schwierig zu behandelnde Wunden, meist um ausgesprochene Problemfälle.

Konditioniert wurden Exzisionswunden, Sekundärdefekte sowie Ulzera unterschiedlicher Lokalisation. Bevorzugte Lokalisation war die untere Extremität (18 Patienten), gefolgt von Wundgebieten am Rumpf (15 Patienten). Seltener wurden Wunden an der oberen Extremität (5 Patienten) und in der Kopf-Hals-Region (2 Patienten) konditioniert.

Klinische Anwendung

Die Wundkonditionierung erfolgte nach einheitlichem Behandlungsschema. Nach Exzision der Hauttumoren sowie der entzündlich veränderten oder nekrotischen Hautareale in Lokal- bzw. Allgemeinanästhesie wurden die großflächigen und tiefreichenden Defektwunden zunächst temporär mit synthetischem Hautersatz (Polyurethan-Weichschaumkompressen SYSpur-derm) abgedeckt. Je nach Wundbeschaffenheit und Lokalisation erfolgte die Entfernung des synthetischen Hautersatzpräparates zwischen dem 3. und 5. postoperativen Tag. Anschließend wurden zur Wundkonditionierung ausschließlich Calciumalginat-Kompressen verwendet. Bei allen anderen Wunden bzw. Ulzera erfolgte die Behandlung nur mit dem Calciumalginat-Präparat. Die Calciumalginat-Kompresse wurde im trockenen Zustand gleichmäßig auf die Wunde gelegt. Dabei wurden tiefe und zerklüftete Wunden locker austamponiert. Die Abdeckung erfolgte in üblicher Weise mit Mullkompressen und evtl. zusätzlich mit Fixierbinden. Der Verband wurde zusammen mit der gelierten Calciumalginat-Kompresse täglich gewechselt. Die Konditionierung wurde bis zur Transplantationsreife, d.h. bis zur Bildung eines gleichmäßigen und frischen Granulationsrasens, fortgeführt.

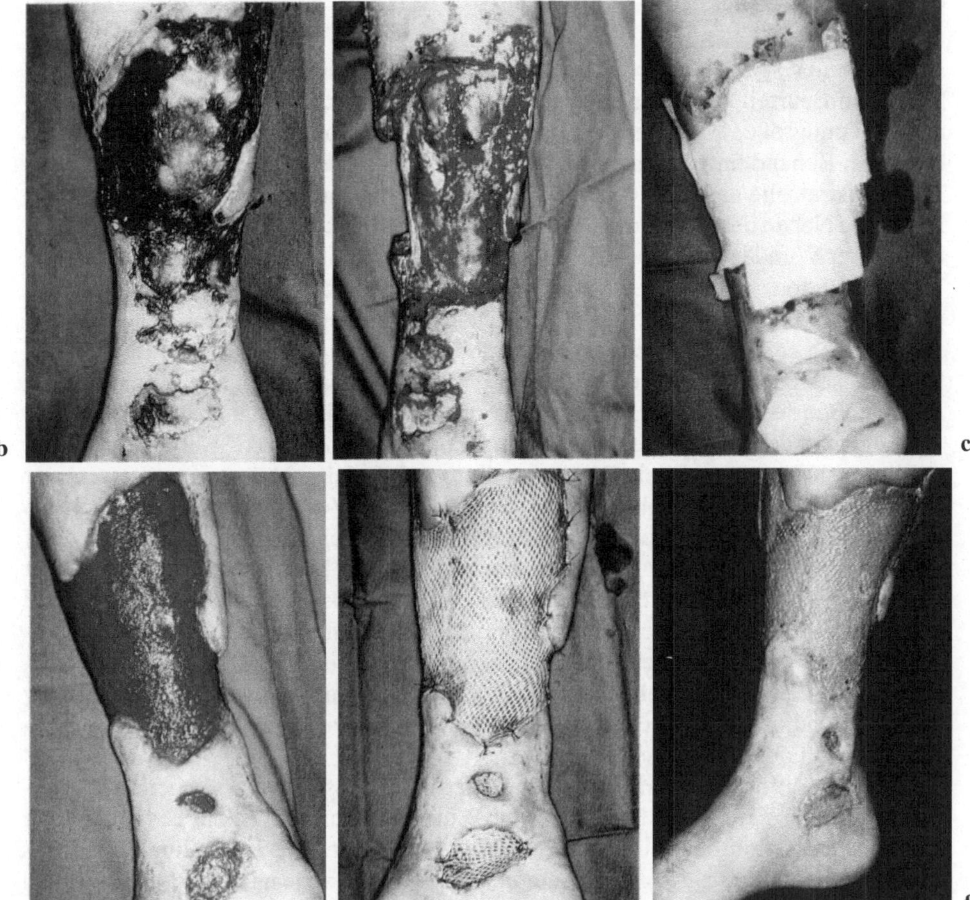

Abb. 1a–f. 61jährige Patientin mit nekrotisierendem Erysipel am rechten Unterschenkel. Großflächige und tiefreichende Nekrosezonen, teilweise mit schmierigen Belägen (**a**). Zustand nach Nekrektomie (**b**). Abdecken der Wundgebiete mit Calicumalginat-Kompressen (**c**). Sauberer und frischer Granulationsrasen 7 Wochen nach Wundkonditionierung. In der Endphase Calciumalginat-Kompressen in Kombination mit dem Wundheilfaktor Vulnacur (**d**). Spalthauttransplantation (Mesh-graft-Technik) (**e**). Ergebnis 3 Monate nach der Transplantation (**f**)

Wie bereits beschrieben, wurden Calciumalginat-Kompressen ohne Wirkstoffzusatz verwendet. Nur bei einer Patientin mit nekrotisierendem Erysipel am rechten Unterschenkel (Abb. 1 a–f) sowie bei einem Patienten mit verrukösem Karzinom der Perianalregion erfolgte nach der Nekrektomie bzw. nach der Tumorentfernung aufgrund der besonderen Wundverhältnisse eine zusätzliche Behandlung mit einem speziellen Wundheilfaktor. Dabei handelte es sich um ein in unserer Klinik erprobtes Dipeptid mit gezielter Stimulierung der Granulationsgewebsbildung [13]. Bei jedem Verbandwechsel wurde vor der Abdeckung mit Calciumalginat-Kompressen das gesamte Wundgebiet mit dem Wundheilfaktor (Vulnacur) benetzt.

Ergebnisse und Diskussion

Anhand eines speziellen Prüfplanes wurden die Behandlungsergebnisse nach einheitlichen Beurteilungskriterien ausgewertet. Nach Beschreibung der Wundverhältnisse (Wundgröße, Wundtiefe, Wundbeschaffenheit, Lokalisation und Wundumgebung) bei Behandlungsbeginn mit Photodokumentation erfolgte eine kontinuierliche Therapiekontrolle am 3., 7., 14. und 21. Tag bzw. bis zum Zeitpunkt der plastischen Deckung. Neben der Erfassung wichtiger Meßgrößen wurden Angaben über die Sauberkeit der Wunde sowie über die Granulations- und Epithelisierungstendenz bis zur Transplantationsreife erfaßt. Darüber hinaus wurde in dem vorliegenden Protokoll gezielt nach entzündlichen und allergischen Reaktionen sowie nach Allgemeinerscheinungen gefragt. Zusätzlich war eine Photodokumentation der wesentlichen Behandlungsetappen vorgesehen. Nur in ausgewählten Einzelfällen erfolgte eine histologische Beurteilung der Granulationsgewebsbildung mittels Stanzbiopsie.

Aufgrund des festgelegten Behandlungskonzepts war eine Auswertung nach einheitlichen Kriterien möglich. Die Behandlung mit Calciumalginat-Kompressen war bei allen Probanden unproblematisch. Bei täglichem Verbandwechsel ließ sich die gelierte Calciumalginat-Kompresse ohne Mühe und schmerzlos mit einer Pinzette vollständig entfernen. Nur selten war ein zusätzliches Spülen der Wundfläche mit physiologischer Kochsalzlösung erforderlich. Ein Verkleben mit dem Wundgrund konnte nicht beobachtet werden. Schmerzen im Zusammenhang mit der Präparatanwendung wurden von keinem Patienten angegeben. Darüber hinaus traten keine toxischen oder allergischen Nebenwirkungen auf. In keinem Fall mußte die Behandlung wegen Wundinfektionszeichen abgebrochen werden, auch nicht bei infektionsgefährdeten Wundverhältnissen.

Die Konditionierung mit Calciumalginat-Kompressen bei täglichem Verbandwechsel führte schon nach 3–7 Tagen zur Wundsäuberung sowie zur Einschränkung der Wundsekretion bei deutlicher Granulationstendenz. Die Behandlungsdauer bis zur Transplantationsreife bzw. Spontanheilung schwankte je nach Allgemeinzustand des Patienten, Größe, Tiefe und Beschaffenheit der Wunde sowie Wundlokalisation zwischen 6 und 48 Tagen (Durchschnittswert 17 Tage). Selbst bei Patienten im hohen Lebensalter (9 Patienten über 75 Jahre), teilweise mit schwierigen Wundverhältnissen, und bei 14 Patienten mit schweren Begleiterkrankungen kam es nach relativ kurzer Behandlungszeit zur Ausbildung eines transplantationsgerechten Granulationsrasens. Auch bei tiefen Defektwunden mit unregelmäßigem Wundgrund erreichte der Granulationsrasen, von wenigen Ausnahmen abgesehen, 12–18 Tage nach Behandlungsbeginn das Hautniveau der Wundumgebung.

Bei allen Probanden konnte durch Konditionierung mit Calciumalginat-Kompressen ein sauberer und frischer Granulationsrasen erzielt werden. Zur definitiven plastischen Deckung wurde bei insgesamt 27 Patienten eine Spalthauttransplantation (Mesh-graft-Technik) und bei 10 Patienten eine Reverdin-Plastik durchgeführt. Die unterschiedlichen Transplantate heilten auf dem optimal konditionierten Wundgrund vollständig ein. Bei 2 Patienten führte die Sekundärnaht nach Wundkonditionierung zu einem ungestörten Heilverlauf. Durch Wundinfektion nach Vorfußamputation kam es bei einer 62jährigen Patientin zur Wunddehiszenz. Die bei Behandlungsbeginn 3 × 7 cm große Wunde zeigte 3 Wochen nach Behandlung mit Calciumalginat-Kompressen eine Spontanepithelisierung.

In Auswertung der Prüfergebnisse ergeben sich spezielle Indikationsbereiche für die Wundbehandlung mit Calciumalginat-Kompressen. Bei großflächigen Defektwunden mit relativ glatter Oberfläche des Wundgrundes wird aufgrund der umfangreichen positiven Erfahrungen der vergangenen 10 Jahre die Behandlung mit Polyurethan-Weichschaumpräparaten in der Phase der Wundreinigung weiterhin bevorzugt [7, 11, 12]. Demgegenüber hat schon heute die Konditionierung von Wunden mit zerklüftetem Wundgrund, besonders in Problemregionen und in vorgeschädigten Gewebsabschnitten, sowie von Exzisionsdefekten mit freiliegenden austrocknungsgefährdeten Gewebsanteilen mit Calciumalginat-Kompressen einen festen Platz in unserem Behandlungskonzept [14]. Bei Problemwunden ist der Zusatz spezieller Wirkstoffe (enzymatische Wundreinigungspräparate, antimikrobielle Substanzen, wundheilungsfördernde Präparate) sinnvoll. Dabei hat sich besonders die Kombination mit dem Wundheilfaktor-Präparat Vulnacur bewährt [13].

Literatur

1. Alexander JW, Wheeler LM, Rooney RC, McDonald JJ, Macmillan GB (1973) Clinical evaluation of Epigard, a new synthetic substitute for homograft and heterograft skin. J Trauma 13:374–383
2. Barnett SE, Varley SJ (1987) The effects of calciumalginate on wound healing. Ann Roy Coll Surg Engl 69:153–155
3. Blaine G (1947) Experimental observations on absorbable alginate products in surgery. Ann Surg 125:102–107
4. Diem E (1991) Systematik, Methodik und Indikationsstellung des passageren Hautersatzes. Z Hautkr 66 (Suppl 3):47–49
5. Frantz VK (1948) Experimental studies of alginates as haemostatics. Ann Surg 127:1165–1172
6. Gilchrist T, Martin AM (1983) Wound treatment with Sorbsan – an alginate fibre dressing. Biomaterials 4:317–320
7. Lehnert W, Winter H (1983) Ulcus cruris varicosum – Neues zur Therapie. Med Akt 9:112–114
8. Sedlarik KM (1991) Alginate zur Wundbehandlung. Praxis J 10:1–5
9. Thomas S (1985) Use of a calciumalginate dressing. Pharma J 10:188–190
10. Winter GD (1971) Healing of skin wounds and the influence of dressing in the repair process. In: Harkiss KJ (ed) Surgical dressing and wound healing. Univ. Press, Bradford
11. Winter H, Lehnert W (1984) Indikationen zur passageren Defektdeckung mit synthetischem Hautersatz nach Tumorentfernung im Kopf-Hals-Bereich. In: Müller RPA, Friederich HC, Petres J (Hrsg) Operative Dermatologie im Kopf-Hals-Bereich. Fortschritte der operativen Dermatologie, Bd 1. Springer, Berlin Heidelberg New York, S 226–232
12. Winter H, Sönnichsen N, Lehnert W (1987) Operationstaktische Besonderheiten bei der Behandlung von Hauttumoren. In: Petres J (Hrsg) Aktuelle Behandlungsverfahren. Fortschritte der operativen Dermatologie, Bd 3. Springer, Berlin Heidelberg New York London Paris Tokyo, S 96–105
13. Winter H, Sönnichsen N, Buntrock P (1991) Erste klinische Erfahrungen mit einem neuartigen Wundheilfaktor. Z Hautkr 66 (Suppl 3):158–161
14. Winter H, Neuendorf D (1991) Wundkonditionierung mit Calciumalginat-Kompressen nach Hauttumoroperationen. Praxis J 10:18–23

Silikon-beschichtetes Polyamidnetz als Wundauflage – Einsatzgebiete und Erfahrungen in der operativen Dermatologie

W. Groth

Zusammenfassung

Ein Silikon-beschichtetes Polyamidnetz wurde als Wundauflage unterschiedlicher Weichteildefekte nach operativen Eingriffen am Hautorgan getestet: nach Dermabrasion von großen Hautarealen des Kopfes und der Unterarme ($n = 6$), nach Kürettage zahlreicher kleiner Präkanzerosen des Gesichts ($n = 9$), an Spalthautentnahmestellen ($n = 11$), zur passageren Wundabdeckung kleiner (< 20 cm^2) und ausgedehnter (>100 cm^2) Exzisionsdefekte ($n = 16$), zur Fixierung von Mesh-graft-Transplantaten ($n = 7$) und Vollhauttransplantaten ($n = 3$) und zur Abdeckung des Lappenstiels ($n = 3$) bei Stirn-Nasen-Lappenplastiken. Als Vorteil erwies sich der schmerzfreie Verbandswechsel und die saubere Granulation. Die Silikonschicht schützt die Wundfläche vor Austrocknung und Verkleben mit dem Polyamidnetz. Eine Wundkontamination durch Keime wurde nicht beobachtet. Die Gitterstruktur verhindert feuchte Kammern infolge Sekretstaus. Die extreme Flexibilität des Polyamidnetzes und die gute Haftung am epithelisierten Wundrand ermöglichte auch den Einsatz an unebenen Oberflächenregionen: am Nasen-/Wangenübergang, an Nasenwurzel-/Augeninnenwinkel, auf der Ohrmuschelvorderseite. Transplantate wurden sicher am Wundgrund fixiert und waren vor Verrutschen geschützt.

Einleitung

Die passagere Abdeckung oberflächlicher und tiefer Wunden erfordert unterschiedliche Eigenschaften des Verbandsmaterials. Ein idealer Verbandsstoff, der sämtliche Anforderungen gleichzeitig erfüllt, existiert nicht. Es stehen jedoch zahlreiche textile und synthetische Verbandsmaterialien zur Verfügung, die entsprechend ihrer biophysikalischen Eigenschaften gezielt eingesetzt werden können [1–4]. Fettgazen mit antibiotischen/antiseptischen Zusätzen finden bei bakteriell kontaminierten Wunden oder zum Schutz vor Kontamination Verwendung. In den letzten Jahren werden zunehmend hydrokolloide Verbände angeboten, die Granulation und Epithelisierung fördern [2, 4].

Ein moderner Wundverband soll vor Austrocknung schützen, nicht am Wundgrund festhaften, sekret-, blutdurchlässig und saugfähig sein, durch hohe Flexibilität sich den Unebenheiten des Wundgrundes/-randes anpassen, nicht verrutschen und einen schmerzfreien Verbandswechsel ermöglichen. Verzögerungen der Wundheilung und Unverträglichkeitsreaktionen sollten fehlen. Ein Belassen des Verbandsmaterials auf dem Wundgrund über einige Tage würde Arbeit, Zeit und Kosten sparen.

Grundlagen und Methode

Das Polyamidnetz verleiht dem Verbandsmaterial extreme Flexibilität. Es paßt sich lückenlos sämtlichen Unebenheiten des Wundgrundes und -randes an. Diese Eigenschaften bewährten sich vor allem in Körperregionen mit konvexen oder konkaven Oberflächen, wie z. B. Nasenspitze, Nasenflügelkante, Nasenwurzel-/Augeninnenwinkelregion, Ohrmuschel.

Die Silikonbeschichtung haftet gut auf trockener Haut und verhindert das Festkleben der netzförmigen Wundauflage am Wundgrund. Um die Haftfähigkeit auf epithelisierter Haut zu verbessern, wurde die Haut am Wundrand sorgfältig mit Benzin entfettet. Eine subtile Blutstillung verhinderte das Abschwemmen der Silikon-Netzauflage vom Wundgrund.

Zur Sekretaufnahme wurde das Silikon-beschichtete Polyamidnetz (Mepitel) mit einem saugfähigen papiernen Verbandsstoff abgedeckt, der je nach Sekretion der Wunde täglich, nach 1–2 Tagen alle 2–3 Tage gewechselt wurde. Ein Festkleben der Saugkompressen mit dem Polyamidnetz wurde nicht beobachtet, auch wenn in der Anfangsphase der Wundheilung eine stärkere fibrinöse Wundsekretion oder Restblutungen bestanden. Eine feuchte Kammer konnte sich unter der Netzauflage nicht ausbilden, da die Maschen des Silikon-/Polyamidnetzes den Flüssigkeitsaustritt ausreichend gewährleisten. Die Verbandswechsel waren stets schmerzlos.

Oberflächliche Wunden nach Dermabrasion, Kürettage, Spalthautentnahme

Die besten Erfahrungen wurden bei der Abdeckung von großflächigen Wunden nach Dermabrasion ($n = 6$) gewonnen. Die Schleifbehandlung wurde 3mal wegen zahlreicher aktinischer Keratosen der gesamten Stirn bzw. der Frontoparietalregion im Bereich der Alopecia androgenetica des Kapillitiums durchgeführt. Wird der epithelisierte Saum im Randbereich der Schleifwunde zu knapp, um eine ausreichende Haftfähigkeit des Silikon-/Polyamidnetzes zu gewährleisten, wurden am Kapillitium oder der Schläfe die Haare in einer Breite von 1–2 cm rasiert.

Bei 2 Patienten erfolgte die Dermabrasion wegen Aknenarben der Wangen und des Kinns. Um auch an den konvexen Oberflächen von Jochbogen und Kinn die falten- und lückenlose Abdeckung des Verbandsnetzes auf der Wundfläche zu erzielen, wurden im Bereich von Netzaufwerfungen Einschnitte angebracht oder kleine Dreiecke herausgeschnitten, um ein Abheben der Silikon-/Polyamidwundauflage zu verhindern. Kleinere Faltenbildungen konnten mit Textiltupfern am Wundgrund angedrückt werden.

Bei einem weiteren Patienten wurden ausgedehnte Laientätowierungen beider Unterarme geschliffen. Eine zusätzliche Fixierung des Polyamidnetzes wurde durch einen zirkulären Verband über den Saugkompressen erreicht. Kürettagestellen wurden mit zurechtgeschnittenen Mepitel-Auflagen abgedeckt. Die Blutstillung erfolgte in der Regel mit Albotyl-Betupfung des Wundgrundes, so daß Schnellpflasterverbände zur Sekret-/Blutaufnahme ausreichten.

Die Spalthautentnahmestellen ($n = 11$) an der Ventralseite des Oberschenkels wurden mit Fixomull abgeklebt, um über die aufgelegten Saugkompressen die eröffneten Gefäße der oberen Dermisschichten zu komprimieren und die Blutung zu stillen.

Flache Exzisionswunden

Nach Exzision von Basaliomen ($n = 2$) oder Plattenepithelkarzinomen ($n = 1$) der ventralen Ohrmuschel hat sich die Wundabdeckung mit Mepitel bis zur kompletten

Epithelisierung bestens bewährt. Die per-secundam-Heilung zeigte dabei die gleichen kosmetischen Resultate wie bei früher durchgeführten freien Transplantaten, so daß auf diese technisch diffizile Defektdeckung verzichtet werden konnte und die OP-Zeit wesentlich verkürzt wurde. Eine Austrocknung des Perichondriums mit konsekutiver Nekrose trat unter der Wundabdeckung mit der Silikon-/Polyamidnetzauflage nicht auf. Die Anpassung des synthetischen Wundverbandes an die unregelmäßgie Oberfläche der Ohrmuschel im Bereich von Crus helicis und Cavum conchae war problemlos möglich.

Tiefe Exzisionswunden

Bei Basaliomen an Nasenspitze/-flügel (Abb. 1) oder an Nasenwurzel-/Augeninnenwinkel ($n = 12$) erfolgte die passagere Wundabdeckung mit Mepitel, bis durch histologische Schnittrandkontrollen seitlich und basal die in-toto-Entfernung des Tumors gesichert war. Nach 1–1,5 Wochen war der Wundgrund ausreichend granuliert, um die endgültige Defektdeckung mit freien Transplantaten durchzuführen.

Nach Exzision ausgedehnt lokoregional metastasierter Hautmelanome am seitlichen Thorax oder Rücken ($n = 4$) wurde bei Defekten bis zu einer Größe von ca. 10×15 cm der Wundgrund unter der Abdeckung mit überlappenden Mepitel-Auflagen

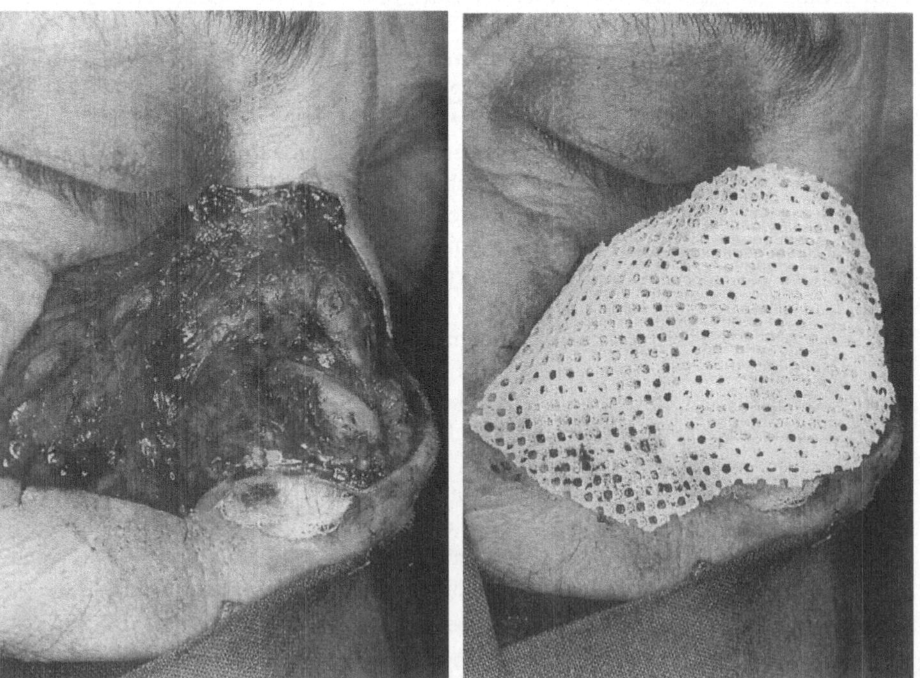

Abb. 1. a Intraoperativer Situs nach Exzision eines ausgedehnten Basaliomrezidivs der Nase/ Wange. **b** Den Unebenheiten der Körperoberfläche und des Wundgrundes angepaßte Wundabdeckung mit Mepitel

über 2–3 Wochen konditioniert. Es wurde stets eine plane Granulationsfläche für die Mesh-graft-Transplantation erreicht. Eine Hemmung der Granulation wurde nicht beobachtet, Blutungen traten beim Verbandswechsel nicht auf, das Granulationsgewebe bot in seiner gesamten Fläche ein frisches Aussehen, nekrotische Bezirke fehlten.

Transplantatfixierung

Mesh-graft-Transplantate ($n = 7$) wurden mit ausgezeichnetem Erfolg fast ausschließlich mit Mepitel fixiert, obwohl Defektgrößen von mehr als 100 cm² bei 3 Patienten vorlagen. Lediglich an den Ecken des Weichteildefektes wurden die Transplantate durch je eine Naht fixiert. Eine Retraktion der gemeshten Spalthauttrans-

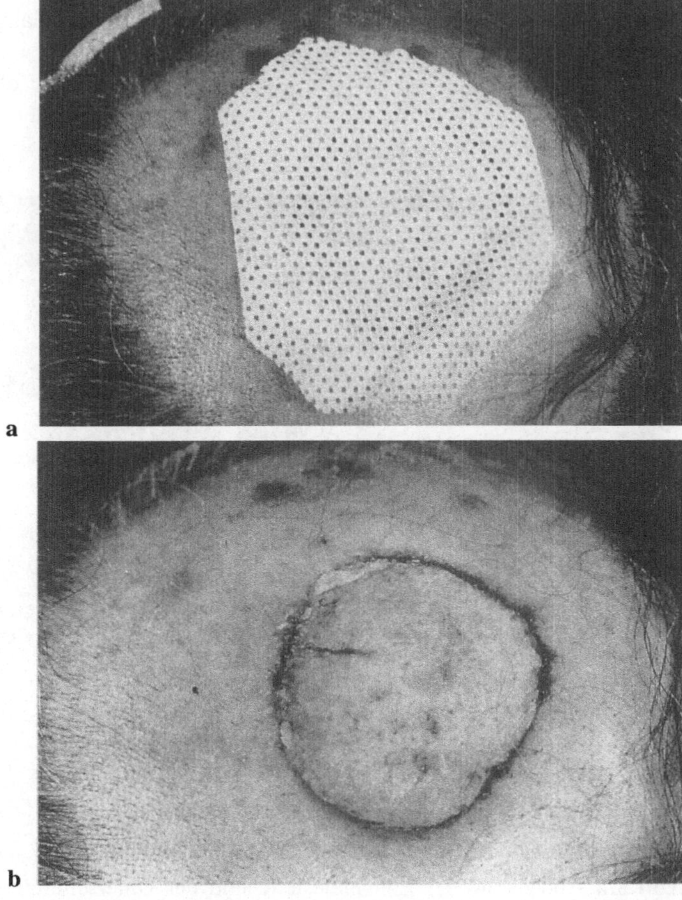

Abb. 2. a Fixierung eines Vollhauttransplantates allein durch Mepitel. **b** 5. postoperativer Tag nach Verbandentfernung

plantate vom Wundrand wurde durch die Haftfähigkeit der Silikon-/Polyamidauflage an epithelisierter Haut verhindert. Bei 2 Patienten erfolgte die Fixierung von insgesamt 3 Vollhauttransplantaten ausschließlich durch Mepitel, 2mal am frontoparietalen Kapillitium (Abb. 2), 1mal an der Nasenspitze/-flügel. Die Transplantate heilten per primam ein. Es ist jedoch darauf zu achten, daß die Transplantatgröße entsprechend der physiologischen Schrumpfungstendenz überkorrigiert wird.

Stirn-Nasen-Lappenplastik

Drei ausgedehnte Basaliome bzw. Basaliomrezidive an Nasenspitze/-flügel erforderten wegen jeweils Teilentfernung von Kolumella bzw. Nasenflügel die Defektversorgung durch einen Stirn-Nasen-Lappen. Während der histologischen Schnittrandkontrollen und bis zur Durchtrennung des Lappenstiels sind zahlreiche Verbandswechsel erforderlich. Unsere früheren Schwierigkeiten lagen in der Fixierung der Wundverbände und einem schmerzfreien Verbandswechsel. Durch den Wundaustritt von Fibrin und Blut an der Entnahmestelle des Lappens an der Stirn und auf der Unterseite des Lappens verklebten regelmäßig die Wundgazen und Saugkompressen mit der Wundfläche.

Durch den Einsatz von Mepitel konnten diese Probleme elegant gelöst werden. Besonders erleichtert wurde die Anlage und der Wechsel der Verbände im Bereich

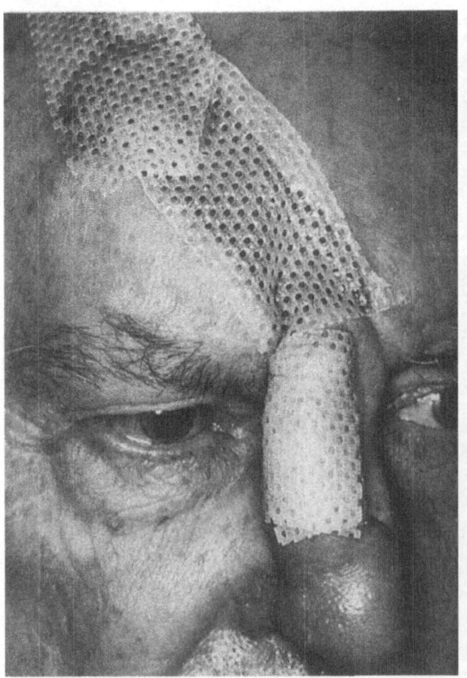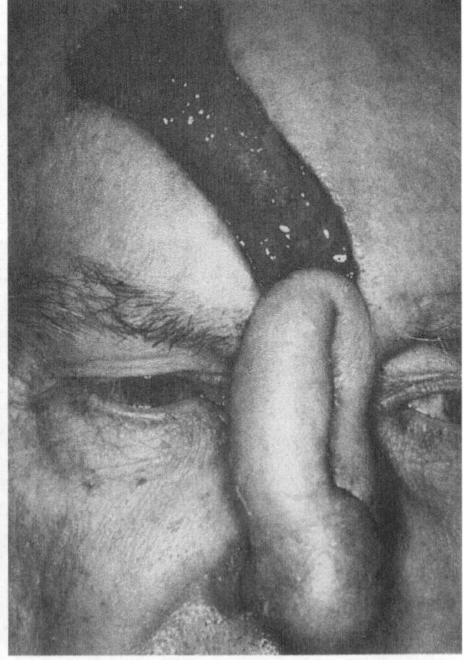

Abb. 3. a Abdeckung der Entnahmestelle und der Unterseite eines Stirn-/Nasenlappens. **b** Blick auf das Granulationsgewebe des Entnahmedefektes an der Stirn am 4. postoperativen Tag

des Lappenstiels, der nur einen engen Zwischenraum zum Nasenrücken freiläßt; das Silikon-/Polyamidnetz haftete gut an der epithelisierten Oberseite des Lappenstiels und kann mehrere Tage belassen werden (Abb. 3).

Diskussion

Die Verwendung eines Silikon-beschichteten Polyamidnetzes (Mepitel) zur passageren Wundabdeckung hat sich bisher als vorteilhaft erwiesen. Sämtliche postoperativen Verbandswechsel können am sitzenden Patienten durchgeführt werden, da die gute Haftfähigkeit der Silikonschicht am Wundrand ein Herabgleiten verhindert. Die früher üblichen Wundauflagen erforderten den Verbandswechsel im Liegen oder unter Assistenz einer zweiten Person. Waren sie am Wundgrund festgeklebt, war aufgrund der Schmerzhaftigkeit der Verbandswechsel im Liegen ebenfalls angebracht.

Fettgazen zeigten zusätzlich den Nachteil, daß sie eine lang anhaltende Feuchtigkeit der Wundflächen mit Mazeration der Wundränder unterhielten; Polyvinylpyrrolidin-Jod-Gazen erbrachten zwar schnell trockene Wundflächen – insbesondere nach Dermabrasion –, lösten aber infolge der hygroskopischen Wirkung eine enorme Schmerzhaftigkeit während der ersten beiden postoperativen Tage aus.

Hautersatz mit Polyurethan-Schaumstoffen sind zwar geeignet, müssen jedoch genau auf die Defektgröße zurechtgeschnitten werden. Während Syspurderm mehrere Tage belassen werden kann, da das Granulationsgewebe nicht in die Lücken des Kunststoffs einwachsen kann, muß Epigard täglich oder spätestens alle 2 Tage gewechselt werden. Blutungen sind beim Wechsel von Epigard daher nicht zu vermeiden, mit dem Abreißen des Granulationsgewebes werden jedoch Nekrosen- und Wundbeläge entfernt [1].

Daß Mepitel das Austrocknen der Wunden verhindert, konnte auch am Austrocknungsekzem der Unterschenkelhaut bei chronisch venöser Insuffizienz beobachtet werden. Im Bereich der Mepitel-Auflage blieben Rauhigkeit und Schuppung aus.

Ob die Silikon-Netzauflage die hypertrophe oder Keloidnarbenbildung, wie sie gelegentlich nach Dermabrasion von Schmuck-/Laientätowierungen auftritt, verhindert, kann aufgrund der bisher geringen Fallzahl noch nicht beurteilt werden. Die ersten Erfahrungen mit silikonhaltigen Silastic-Gelfolien bei Keloid- und hypertrophen Narben sind zumindest vielversprechend [5].

Der Vorteil der guten Haftfähigkeit des Silikon-beschichteten Polyamidnetzes auf epithelisierter Haut erweist sich bei der Handhabung als Nachteil; da Mepitel an den OP-Handschuhen festklebt, ist einige Übung erforderlich, um die Netzauflage auf der Wundfläche auszubreiten. Mit Hilfe von Präpariertupfern gelingt die Fixierung problemlos, die Silikonschicht haftet nicht an Textilstoffen.

In der vorliegenden Arbeit wurden unsere Erfahrungen mit Mepitel für den Einsatz in der operativen Dermatologie dargestellt. Bei den bisher herausgearbeiteten Indikationen hat sich die Silikon-/Polyamidwundauflage als Gewinn in der Wundversorgung erwiesen. Die Möglichkeiten, allein mit Mepitel Spalthaut-, Meshgraft- oder Vollhauttransplantate zu fixieren, sind sicherlich noch nicht ausgeschöpft [6].

Literatur

1. Diem E (1991) Systematik, Methodik und Indikationsstellung des passageren Hautersatzes. Z Hautkr 66 (Suppl 3):47–49
2. Eaglstein WH (1985) Experiences with biosynthetic dressings. Arch Dermatol 12: 434–440
3. Groth W (1988) Erfahrungen mit neueren Naht- und Verbandsmaterialien. In: Hanecke E (Hrsg) Gegenwärtiger Stand der operativen Dermatologie, Bd 4. Springer, Berlin Heidelberg New York Tokyo, S 60–66
4. Hilty N (1992) Hydrokolloide Verbände. Hautarzt 43:597–605
5. Schippert W, Breuninger H (1992) Keloide und hypertrophe Narben – Wie effektiv ist die Behandlung mit Silastic[R]-Gel-Folie? Zentralbl Haut 160:262
6. Wiese G (1991) Verwendung von Mesh grafts im Gesichtsbereich. Dtsch Z Mund Kiefer Gesichtschir 15:435–439

Der Einfluß klinischer und chirurgisch technischer Faktoren auf die Wundheilung

H. Breuninger

Zusammenfassung

Die Erforschung mikrobiologischer und biochemischer Grundlagen der Wundheilung hat in den letzten Jahren große Fortschritte gemacht, jedoch noch nicht zu klinisch standardisierten Behandlungsmöglichkeiten führen können. Deshalb ist die Kenntnis der schon lange bekannten klinischen und chirurgisch technischen Faktoren auf die Wundheilung von großer Bedeutung. Diese Faktoren werden hier systematisch und in ihren Beziehungen zueinander dargestellt. Nur die wohlüberlegte Auswahl des Verfahrens, abhängig von patientenbezogenen und krankheitsbildspezifischen Faktoren, und dessen fachgerechte Ausführung, kann letztendlich zu guten Ergebnissen der Wundheilung führen.

Einleitung

Bei vielen operativen Eingriffen an der Haut, ganz gleich mit welcher Technik, stellt sich die Frage, wie man den Defekt zur Abheilung bringen kann. Dieser Abheilung stehen im Einzelfall eine Reihe von Wundheilungsstörungen entgegen:

1. Störungen der *Epithelisierung*.
2. Störungen der *Kapillarbildung*, z.B. überschießendes oder fehlendes Granulationsgewebe, oder mangelhafte Transplantateinheilung.
3. Störungen der *Kollagengewebsbildung*. Diese können zur Naht- oder Narbendehiszenz, Narbenhypertrophie, Keloidbildung oder Transplantatschrumpfung führen.
4. Störungen der *Pigmentbildung*.

Die Erforschung mikrobiologischer und biochemischer Grundlagen dieser genannten Einzelfaktoren der Wundheilung hat in den letzten Jahren rasante Fortschritte gemacht. Diese Erkenntnisse haben allerdings bisher noch nicht zu einer standardisierten klinischen Behandlungsmöglichkeit geführt. Nun wird die Wundheilung von einer Vielzahl von klinischen und chirurgisch technischen Faktoren beeinflußt, die untereinander oftmals interferieren. Zu diesen Faktoren kommen noch Komplikationen wie Nachblutung, Wundinfekt und Hautnekrosen unterschiedlicher Ursachen. Weiter stellen sich Fragen nach der Heildauer und nach dem funktionellen und kosmetischen Ergebnis. Die Wundheilung und das postoperative Ergebnis bilden sozusagen eine Einheit. Dies findet in den folgenden Ausführungen immer eine Mitberücksichtigung.

In diesem Beitrag geht es darum, diese schon lange bekannten Faktoren soweit wie möglich systematisch aufzulisten, da deren Kenntnis und Beachtung den entscheidenden Beitrag zu einer komplikationslosen Wundheilung bedeutet.

Klinische Faktoren

Patientenbezogene Faktoren

Patientenbezogene Faktoren sind der Allgemeinzustand, Ernährungszustand, psychische Verfassung, Alter, genetische Disposition, Begleiterkrankungen und Medikamente.

Allgemeinzustand. Der Allgemeinzustand steht bei dermatologischen Eingriffen nicht im Vordergrund. Grundsätzlich besteht auch bei schlechtem Allgemeinzustand keine Kontraindikation für einen Eingriff an der Haut in Lokalanästhesie. Allenfalls ist die Wundheilung verzögert oder die Infektanfälligkeit erhöht. Bei einer notwendigen Tumoroperation ist dies eine sekundäre Überlegung. Wir konnten z.B. moribunde, pflegebedürftige Patienten von fötide riechenden Tumoren in einer Sitzung befreien und dadurch die Pflege dieser Patienten erheblich erleichtern.

Ernährungszustand. Der Ernährungszustand beeinflußt die Wundheilung vor allem durch den Fettgehalt der Subkutis. In aller Regel gibt es bei kachektischen Patienten mit ihrer eher schlaffen Haut weniger Wundheilungsstörungen als bei Adipösen. Bei Adipositas ist die Anfälligkeit von Lokalinfekten erhöht, ebenso die Neigung zu Hautnekrosen, insbesondere bei Lappenplastiken. Im adipösen Gesicht ist ein kosmetisch gutes Ergebnis schwieriger zu erreichen, Dehnungsplastiken im Rumpfbereich sind bei Fettleibigen dagegen leicht und mit gutem kosmetischen Resultat durchzuführen, wenn auch eine etwas höhere Komplikationsrate besteht.

Psychische Verfassung. Jedem Arzt dürfte bekannt sein, daß, obwohl nicht direkt meßbar, die psychische Verfassung die Heilung von Leiden beeinflußt. Wir legen deshalb Wert auf eine offene und angstfreie Atmosphäre, in die der Patient allzeit integriert wird. Auch werden die Vorstellungen des Patienten manchmal das operative Vorgehen mitbestimmen.

Alter. Einen wichtigen Einfluß auf die Wundheilung hat das Alter. Etwas überspitzt ausgedrückt: Je älter der Patient, um so unproblematischer die Wundheilung. So sind bei unseren Nachuntersuchungen die kosmetischen Ergebnisse bei älteren Patienten signifikant besser als bei jüngeren. Es gibt zwei besonders problematische Altersstufen: 1. Jugendliche von der Frühpubertät bis ins frühe Erwachsenenalter wegen der in diesem Alter sehr starken Neigung zu hypertrophen Narben bzw. Keloiden, die bei Säuglingen und Kleinkindern nicht so stark ausgeprägt ist, und 2. das späte Erwachsenenalter um 60 Jahre, da in dieser Altersgruppe Begleiterkrankungen häufig sind.

Genetische Dispositionen. Die Keloidneigung leitet über zur genetischen Disposition. Die Vielzahl der Einflüsse und deren Variabilität ist unüberschaubar groß. Ich möchte hier die genetisch festgelegte Beschaffenheit der Haut nennen wie Dehnbarkeit, Dicke, Gefäßversorgung, Pigmentierung und Neigung zur Narbenbildung. Sie bestimmen sehr stark die Auswahl des operativen Verfahrens und damit indirekt die Wundheilung.

Selten, aber praktisch wichtig ist im Zusammenhang mit der genetischen Disposition der Faktor-13-Mangel, der zu Wundheilungsstörungen führt, die durch Substitution zu heilen sind [5, 6] und die akute postoperative progressive Gangrän [3], bei der Kortison zur schlagartigen Besserung führt.

Begleiterkrankungen. Bei den erworbenen Begleiterkrankungen sind bezüglich der Wundheilung die Störungen der Mikrozirkulation, meist bedingt durch einen Diabetes mellitus oder, vorwiegend die untere Extremitäten betreffend, durch eine arterielle oder venöse Insuffizienz, von praktischer Relevanz. Vor einem Eingriff sollte das Grundleiden gebessert werden. Wir haben in unserem Krankengut die Diabetiker ohne klinisch manifeste Mikroangiopathie bezüglich der Wundheilung von Nähten mit einem Normalkollektiv verglichen und fanden dabei nur einen tendenziellen, jedoch nicht signifikanten Unterschied zuungunsten der Diabetiker [1, 2, 4]. Nicht so häufig, aber relevant sind Krankheiten des hämatopoetischen und des Immunsystems sowie der Leber, da sie vermehrt Hämatome verursachen können, verbunden mit einer erhöhten Infektanfälligkeit. Diese Begleiterkrankungen stellen eine sehr gute Indikation zur Kryotherapie dar.

Medikamente. Der letzte Punkt bei den patientenbezogenen Faktoren sind die Medikamente. Kortison und andere immunsupprimierende Medikamente führen zu verzögerter Wundheilung (Ausnahme immunologisch bedingte Ulzera), Antikoagulanzien zu Nachblutungen. In diesem Zusammenhang sei darauf hingewiesen, daß wir kleine und mittlere Operationen, wie z. B. auch Melanomnachexzisionen an Rumpf und Extremitäten, wo eine gute Kompression ausgeübt werden kann, ohne Umstellung der Cumarintherapie auf Heparin durchführen. In Fällen, wo dies die Grunderkrankung zuläßt, setzen wir die Cumarintherapie kurzzeitig unter dem Schutz einer ambulanten Low-dose-Heparinisierung mit niedermolekularem Heparin ganz ab. Bei entsprechender Erhöhung des Quickwertes kann dann die Operation erfolgen. Nach Abheilung erfolgt wieder die Cumarinisierung.

Krankheitsbildspezifische Faktoren

Ein weiterer klinischer Faktor für die Wundheilung ist das Krankheitsbild selbst, z. B. durch die Lokalisation. Im Gesicht, vor allem in Nasenbereich, ist der Heilverlauf oft von Irritationen der Wundränder begleitet, die kosmetischen Ergebnisse sind aber im Gesicht, abhängig von chirurgisch technischen Faktoren (z. B. nach Lappenplastiken), nach unseren Untersuchungen signifikant besser als am übrigen Körper. An den unteren Extremitäten dauert die Wundheilung besonders lange. Durchmesser, Eindringtiefe, Kontaminationsgrad und Malignitätsgrad bestimmen zusammen mit der Hautbeschaffenheit die operativ technischen Faktoren.

Operativ technische Faktoren

Bei diesen sind zu unterscheiden der Operateur, die Operationsart und die postoperative Behandlung, die allerdings miteinander in Verbindung stehen.

Operateur

Der Operateur bestimmt durch seine Erfahrung nicht nur die Auswahl der Technik, sondern auch die Sorgfalt der Operationsausführung mit entsprechender Auswirkung auf die Wundheilung und das kosmetische Ergebnis. Bei einer Auswertung von Verläufen von 867 Nähten in bezug auf die Erfahrung des Operateurs zeigte sich, daß der Anteil unerwünschter Begleiterscheinungen der Wundheilung bei den erfahrenen Operateuren tendenziell niedriger lag als bei weniger erfahrenen. Der Anteil der als schlecht beurteilten Ergebnisse, der insgesamt nur 8% ausmachte, war bei den erfahrenen Operateuren signifikant niedriger ($P = 0{,}001$), obwohl sie generell die schwierigen Eingriffe durchführten.

Asepsis und Antibiose

Der Operateur bestimmt auch die Asepsis und Antibiose. Wir haben vor eineinhalb Jahren für einen großen Teil unserer mittleren Operationen den Aufwand für die Asepsis auf ein notwendiges Mindestmaß wie großzügige lokale Desinfektion, sterile Handschuhe, desinfizierte Unterarme und ein Lochtuch reduziert und keine Erhöhung der Rate von Wundheilungsstörungen feststellen können. Bei stark kontaminierten und infizierten Hautläsionen vermindert eine lokale Antibiose, oder eine systemische, noch intraoperativ begonnene antibiotische Behandlung die Wundheilungsstörungen auf 0,5%. Der Einsatz einer systemischen Antibiose sollte nur sehr zurückhaltend nach Antibiogramm erfolgen.

Operationsart

Durch die drei Größen Patient, Krankheitsbild und Operateur wird die Operationsart bestimmt. Selbstverständlich hat jede Methode, sei es Skalpellexzision, tangentiale Abtragung, hochtourige Fräse, Kryo- oder Lasertherapie, ihre bekannten Verläufe der Wundheilung. Den kürzesten Heilverlauf (ca. 7 Tage) hat immer noch, vom Argon- oder Dyelaser abgesehen, die Naht nach Dehnungs- oder Lappenplastik. Die Spannung auf den Wundrändern bestimmt entscheidend den Heilverlauf. Eine sehr wichtige Rolle spielt dabei die Nahttechnik und das verwendete Nahtmaterial. Unbestreitbare Vorteile hat eine versenkte Naht mit resorbierbarem Nahtmaterial. PDS zeigt gegenüber Vicryl weniger Wundheilungsstörungen, insbesondere bei jüngeren Patienten, aber nur, wenn es von erfahrenen Operateuren angewandt wird, da die Handhabung etwas schwieriger ist.

Transplantate brauchen abhängig von ihrer Dicke zur Anheilung länger (ca. 14 Tage), und zwar unabhängig davon, ob der Wundgrund konditioniert wurde oder nicht, und sie haben dazu die bekannten Nachteile des kosmetischen und funtionellen Ergebnisses. Eine Konditionierung verlängert meist unnötig den Gesamtheilverlauf ohne großen Gewinn für das kosmetische Ergebnis, wenn bei der Primärversorgung eine Stufenbildung durch Entfettung des Wundrandes vermieden wird. Fibrinkleber haben keinen Einfluß auf den Heilverlauf.

Postoperative Behandlung

Wichtiger ist eine sachgerechte postoperative Behandlung mit geeignetem Verbandsmaterial. Hier brachten die semipermeablen und hydokolloidalen Verbände einen Fortschritt in der Wundheilung. Besonders die semipermeablen Folien begünstigen die Anheilung von Transplantaten wegen des optimalen Feuchtigkeitsmilieus. Kompression und eine genügend lange Ruhigstellung bei gelenknahen Transplantaten beschleunigen den Heilverlauf.

Eine spezifische postoperative medikamentöse Standardbehandlung zur Verbesserung der Wundheilung existiert nicht. Bei schlecht durchbluteten Lappenplastiken schein Pentoxifyllin oder ein Plasmaexpander eine Wirkung zu besitzen. Besser ist natürlich eine gute Planung der Lappenplastik. Dieser Satz ist auch als Quintessenz des Gesagten zu verstehen, denn nur die wohlüberlegte Auswahl und die fachgerechte Ausführung des operativen Verfahrens im Gefüge der Faktoren, die für eine gute Wundheilung beitragen, kann letztendlich zu guten Ergebnissen führen. Dazu bedarf es eines guten Ausbildungsstandards, den wir mit der VOD-Tagung seit vielen Jahren vermitteln, der aber leider noch keineswegs an allen Hautkliniken üblich ist.

Literatur

1. Cooley BC, Hanel DP, Anderson RB et al. (1992) The influence of diabetes on free flap transfer. Am Plast Surg 29:58–64
2. Fahey TJ, Sadaty A, Jones WG et al. (1991) Diabetes impairs the late inflammatory response to wound healing. J Surg Res 50:308–313
3. Fulbright RK, Wolf JE, Tschen JA (1985) Pyoderma gangrenosum at surgery sites. J Dermatol Surg Oncol 11:883–886
4. Pearl SH, Kanat JO (1988) Diabetes and healing: a review of the literature. J Foot Surg 27:268–270
5. Thavaraj V, Singh Y, Choudhary VP et al. (1991) Congenital factor XIII deficiency. A family report. Haematology 24:107–111
6. Vanscheidt W, Hasler K, Wokalek H et al. (1991) Factor XIII-deficiency in the blood of venous leg ulcer patients. Acta Derm Venerol (Stockholm) 71:55–57

Sonographische Kontrolle der Wundheilung

M. Stücker, K. Hoffmann, G. Rippert und P. Altmeyer

Zusammenfassung

Nicht invasive Methoden zur Quantifizierung kutaner Reparationsprozesse erlauben in der Regel nur eine zweidimensionale Beurteilung der Wundoberfläche. Die hochauflösende B-scan-Sonographie ermöglicht neuerdings auch eine Tiefenbestimmung von Hautläsionen. Wir prüften daher, ob und inwieweit sich Reparationsvorgänge nach einer kryochirurgischen Behandlung des Basalioms sonographisch quantifizieren lassen. In dieser Studie wurden 64 Basaliome im Kopf-/ Halsbereich kryochirurgisch behandelt. Kryochirurgische Defekte sind in ihrem Ausmaß gut zu steuern und bieten sich somit als standardisiertes Wundheilungsmodell an. Die Läsionen wurden doppelblind randomisiert mit einer Hyaluronsäure-haltigen Creme bzw. wirkstoffreier Grundlage therapiert. Der Heilungsverlauf wurde mit einem 20 MHz-B-scan Sonographiegerät kontrolliert. Die laterale Auflösung liegt bei 200 µm, die axiale bei 80 µm. Die Kryoläsion wurde über mindestens 3 Wochen bzw. bis zur Abheilung klinisch und sonographisch untersucht. Die Invasionstiefe und die seitliche Ausdehnung des Basalioms wie auch des Kryoschadens sind sonographisch exakt zu bestimmen. Die exsudative Phase nach Kryochirurgie mit dem korialen Ödem läßt sich anhand der Reflexionsminderung im Korium quantifizieren.

Einleitung

Seit langem ist die Beschleunigung der Wundheilung ein Anliegen der klinischen Forschung. Wichtige Grundvoraussetzung ist dabei eine objektive Verlaufskontrolle von Wundheilungsprozessen direkt am Menschen. Wir überprüften daher, ob und inwieweit sich die Reparationsvorgänge einer Läsion in der hochauflösenden Sonographie quantifizieren lassen. Als gut standardisierbare Läsionen wurden die Defekte nach kryochirurgischer Behandlung von Basaliomen nachbeobachtet.

Patienten, Material und Methode

Bei 66 Patienten (39 w, 27 m) mit einem Altersmedian von 72 Jahren wurde ein Basaliom kryochirurgisch behandelt. Zur Diagnosesicherung wurde präoperativ eine 3-mm-Stanzbiopsie entnommen. Alle Basaliome befanden sich im Kopf-/Halsbereich. Tumoren über 4 cm Durchmesser wurden nicht in die Studie aufgenommen. Patienten, bei denen Wundheilungsstörungen nicht unwahrscheinlich waren, wurden ebenfalls ausgeschlossen (Insulin-pflichtiger Diabetes mellitus oder HbA1 > 10%, Niereninsuffizienz, arterielle Hypertonie mit systolischem Druck über 180 mmHg). Weitere Ausschlußkriterien waren eine schlechte Compliance in der Nachsorge, eine bekannte Empfindlichkeit gegen Parabene sowie Rezidivtumoren.

Zwei Patienten wurden im offenen Sprayverfahren, 64 Patienten mit dem geschlossenen Kontaktverfahren kryochirurgisch behandelt. Beim geschlossenen System wird flüssiger Stickstoff durch einen Metallstempel geleitet, welcher auf den Tumor – ggf. nach Planierung – aufgesetzt wird. Beim offenen System hingegen wird der flüssige Stickstoff direkt auf den Tumor gesprüht. Das geschlossene Kontaktverfahren ermöglicht eine doppelte Temperaturkontrolle: zum einen direkt am Stempel, zum anderen über einen Thermofühler, der vor der Operation an der Tumorbasis plaziert wird. Der Gefrierzyklus wurde bei Temperaturen an der Tumorbasis zwischen -20 und $-35°$C unterbrochen, die Gefriergeschwindigkeit lag bei mindestens $100°$ C/min. Grundsätzlich behandelten wir Basaliome, die das mittlere Korium nicht überschritten, mit einem einfachen Vereisungszyklus. Patienten mit tiefer infiltrierenden wachsenden Basaliomen ($n = 1$) wurden einem Zusatzzyklus unterzogen.

Präoperativ und während der Abheilung der Vereisungsläsion kontrollierten wir den Tumor bzw. die Wunde mittels hochauflösender Sonographie. Wir benutzten ein 20-MHz-B-scan-Ultraschallbildgerät (DUB 20, Taberna pro medicum, Lüneburg, FRG). Bei diesem Gerät führt die Schrittmotorsteuerung den Transducer durch eine Wasservorlaufstrecke über das zu untersuchende Hautareal. Über eine Strecke von 12,8 mm Länge werden Impulse gesendet und empfangen und nach Digitalisierung zu einem Schnittbild umgerechnet. Das Ultraschallbild stellt Gewebe bis zu einer Tiefe von 7 mm dar; somit werden Epidermis, Korium, Subkutis und, je nach Lokalisation, Muskelfaszie und Knochen erfaßt. Das Auflösungsvermögen liegt bei 80 µm axial und etwa 200 µm lateral. Die empfangenen Echos werden mittels einer Falschfarbkodierung mit 255 Farben dargestellt, da das menschliche Auge Farben besser als Graustufen diskriminieren kann. Das Schnittbild wird auf dem Monitor gestaucht mit 24facher Vergrößerung zur Tiefe und 8facher Vergrößerung zur Breite dargestellt. Die Größenverhältnisse können im sonographischen Bild mittels einblendbarer Vermessüngslinien computergestützt bestimmt werden. Die Reflexintensität läßt sich mit Hilfe der sog. Densitometrie als mittlere Größe der Reflexamplituden für jedes beliebige Areal des sonographischen Schnittes bestimmen. Der Rechner bestimmt dabei den Rang der mittleren in der jeweiligen Region of interest gemessenen Farbe in der bereits erwähnten Skala von 255 Farben. Um zu gewährleisten, daß jeweils dieselben Schnittebenen sonographisch untersucht wurden, wurde die Untersuchungsebene auf Polaroidbildern eingezeichnet. Zusätzlich wurden einige Fixpunkte zum Zentrum der Läsion ausgemessen und diese Meßpunkte in einer Zeichnung dokumentiert. Die Kryoläsion wurde über einen 3wöchigen Zeitraum zunächst täglich, dann alle 2 Tage makroskopisch untersucht. Vor der Operation, an den Tagen 1–4 sowie am 7., 10., 14., und 21. Tag wurde in der festgelegten Untersuchungsebene sonographiert. Zu diesen Zeitpunkten wurden die sonographischen Parameter quantitativ erfaßt, insbesondere Länge und Tiefe der Kryoläsion:

- Hautdicke (mm)
- Dicke des Eingangsechos (mm)
- Invasionstiefe des Tumors (mm)
- sonographische Dichte von Eintrittsecho, Tumor, Korium, Kryoläsion
- Granulationsgewebe abgrenzbar (ja/nein)
- seitliche Abgrenzbarkeit des Tumors (scharf/unscharf)
- Abgrenzbarkeit des Tumors zur Tiefe (scharf/unscharf)

146   M. Stücker et al.

- Tumorberandung (regelmäßig/unregelmäßig)
- Binnenechos (homogen/inhomogen)
- dorsales Schallverhalten (unverändert/Schallverstärkung/-abschwächung)

Am 4. postoperativen Tag wurde grundsätzlich ein Abstrich zur mikrobiologischen Untersuchung gefertigt, bei konkretem Verdacht auf eine Wundinfektion auch zu anderen Zeitpunkten. Eine abschließende Kontrolluntersuchung einschließlich Sonographie führten wir nach 3 Monaten durch.

Die Studie erfolgte doppelblind randomisiert nach GCP-Richtlinien, um die Trennschärfe der Sonographie bei der Wundheilung bezüglich verschiedener Therapieformen zu überprüfen. Getestet wurde eine Hyaluronsäure-Applikation (Jossalindcreme) im Vergleich zu einer wirkstofffreien Cremegrundlage. 100 g der als Verum eingesetzten Creme enthalten 0,2 g Hyaluronsäure mit einem Molekulargewicht zwischen 40 000 und 80 000 Dalton. Als Wundverband wählten wir eine sterile Gaze. Die Wundbehandlung erfolgte 3mal täglich in der Weise, daß die Ulzeration um etwa 1 mm überlappt wurde.

Ergebnisse

Sonographisches Bild des Basalioms und der Kryoläsion

Am Übergang von der echolosen Wasservorlaufstrecke zur Epidermis zeigt sich sonographisch ein reflexreiches Eingangsecho, da im wesentlichen auf den Impedanzsprung von Wasser zum Stratum corneum zurückzuführen ist. Unter dem Eingangsecho stellt sich das Korium sonographisch insgesamt reflexreich mit inhomogener Textur dar. Die Subkutis ist echoarm. Die Basaliome stellen sich präoperativ als echoarme bis echolose Areale mit flauen, inhomogenen Binnenechos dar. Die Abgrenzung zur Tiefe war in allen untersuchten Fällen möglich. Bei ausgeprägt aktinisch geschädigter Haut sowie in der Rosazea-Haut trat sonographisch ein echoarmes Band unter dem Eingangsecho auf. Hierdurch war die seitliche Abgrenzung des Basalioms nicht in allen Fällen eindeutig möglich.

Nach dem kryochirurgischen Eingriff zeigt sich klinisch initial Rötung und Blasenbildung in dem behandelten Areal (Tag 1–4). Im Sonogramm ist am 1. postoperativen Tag das Eingangsecho kaum mehr nachweisbar. Dicke, Dichte und Reflexogenität sind nahezu aufgehoben, entsprechend dem geringeren Impedanzsprung von Wasservorlaufstrecke zu der nun nekrotischen Epidermis und Fibrinbelägen. Bei ausgeprägter Blasenbildung liegt im Ultraschallbild das Eingangsecho kalottenartig abgehoben über dem echolosen Blasenlumen und einer ausgeprägten Schallverstärkung zur Tiefe. Im behandelten Areal tritt klinisch eine zum Teil erhebliche Schwellung auf. Im Ultraschallbild stellt sich das Korium aufgrund dieser exsudativ entzündlichen Veränderungen verbreitert und in geringerer Echointensität als präoperativ dar. Das nekrotische Tumorgewebe stellt sich echoarm dar. Dieses echoarme Areal läßt sich in Größe und Echodichte exakt quantifizieren. Somit ist es möglich, mit guter Näherung das dreidimensionale Wundvolumen aus der Wundoberfläche und der sonographisch bestimmten Tiefenausdehnung der Läsion zu berechnen.

Die Reepithelisierung erfolgt schon früh (7.–10. Tag). Bereits eine Dicke von wenigen Zellagen stellt sich sonographisch als bandförmiges Eintrittsecho dar, so daß die Reepithelisierung eher sonographisch als klinisch nachweisbar ist. Bei Abschluß der Wundheilung ist das Eingangsecho wieder in der alten Dichte und Dicke im Ultraschallbild nachweisbar. Geringere Reflexogenität und stellenweise Unterbrechungen des Eingangsechos sind dann nachweisbar, wenn das neue dünne Epithel noch Unebenheiten der Oberfläche aufweist, welche zu einer Streuung der reflektierten Signale führt. Der Rückgang des korialen Ödems stellt sich sonographisch als Abnahme der vergrößerten Koriumdicke sowie als Zunahme der sonographischen Dichte dar. Die echoarme Kryoläsion nimmt in ihrer Größe kontinuierlich ab. Die sonographische Dichte dieses echoarmen Areals nimmt währenddessen kontinuierlich zu. Die Unterscheidung von Granulationsgewebe vom Korium ist in der Regel nicht möglich.

Nach 3 Monaten ist nur noch eine Narbe nachweisbar. Im Sonogramm reflektieren die neugebildeten Kollagenfasern das Ultraschallsignal deutlich geringer als das umgebende Korium. Die Kryonarbe stellt sich also echoärmer als gesunde Haut dar.

Volumen der Basaliome und der Kryoläsionen

Das Tumor- bzw. Wundvolumen wurde aus klinischen und sonographischen Parametern berechnet. Am 1. Tag nach dem kryochirurgischen Eingriff betrug in der mit Hyaluronsäurecreme behandelten Gruppe die Oberfläche 3,8 cm^2 (3,4 cm^2) und das Volumen 195,2 mm^3 (187,7 mm^3); die Daten in Klammern gelten für die mit wirkstoffreier Creme behandelte Vergleichsgruppe. In der mit Hyaluronsäurecreme behandelten Gruppe der Patienten waren die Kryoläsion etwa 2mal und in der Placebo-Gruppe etwa 3mal so groß wie das ursprüngliche Basaliom. Sowohl bezüglich der Oberfläche als auch des Volumens unterschieden sich die Gruppen signifikant ($P = 0,086$ und $P = 0.042$; (t-Test). Das Wundvolumen war am Tag 7 bei der Verum-Gruppe um 17,5% reduziert, bei der Placebogruppe jedoch um 4,3% vergrößert. Am Tag 10 war das Volumen um 69,2% in der Wirkstoffgruppe und um 53,0% in der Placebogruppe reduziert. Bei beiden Gruppen war die Wunde am Tag 21 um über 90% verkleinert. Dieser Heilungsverlauf war bei kleineren Läsionen mit einem Volumen < 100 mm^3 ähnlich; allerdings waren hier die Unterschiede zwischen Wirkstoffgruppe und Kontrollgruppe ausgeprägter (Wirkstoffgruppe: Tag 7: – 26,3%, Tag 10: – 74,0%. Placebogruppe: Tag 7: – 4,1%, Tag 10: – 54,5%). In der Varianzanalyse mit den Faktoren „Behandlungsgruppe", „Zeit" und „initiales Volumen" ergeben sich keine signifikanten Unterschiede. Unter den Wunden, die innerhalb von 14 Tagen abgeheilt waren ($n = 21$), war der Anteil der mit Hyaluronsäure behandelten signifikant größer als der Anteil der mit Placebo behandelten (14 von 33 gegenüber 7 von 33; $P = 0.064$).

Granulationsgewebe

Im Studienverlauf erwies es sich als schwierig, im Ultraschallbild die exakten Begrenzungen des Granulationsgewebes festzustellen. So ließ sich am 4. postoperativen Tag nach Kryochirurgie lediglich bei 4 Patienten der Verumgruppe und bei 8 Patienten der Kontrollgruppe Granulationsgewebe sonographisch darstellen. In beiden Gruppe betrug die mittlere Dicke dieses Gewebes 0,6 mm.

Diskussion

Die hochauflösende B-scan-Sonographie liefert nichtinvasiv, schnell und beliebig oft reproduzierbare, feingewebliche Informationen über die Haut [13]. Sie findet breite Anwendungsmöglichkeiten in der Dermatologie. Entzündliche Dermatosen können in ihrem Verlauf objektiv dokumentiert werden [7, 11]. Präoperativ kann die Ausdehnung von Hauttumoren kontrolliert werden [4, 7]. Ähnlich den histopathologischen Untersuchungen ist auch bei der Interpretation der Hautsonographie die Kenntnis der sonographischen Morphe gesunder Haut unverzichtbar [6]. Dem Basaliom ließ sich wie auch in früheren Studien eine wohl definierte Gestalt zuordnen [12]. Typisch ist ein scharf begrenzter, regelmäßig berandeter, echoarmer Herd mit flauen, inhomogen verteilten Binnenechos. Häufig tritt eine dorsale Schallverstärkung auf.

Durch die Kryochirurgie werden kontrollierte Defekte in Epidermis und Korium gesetzt [2]. Aufgrund guter funktioneller und kosmetischer Ergebnisse sowie geringer Rezidivquoten ist die Kryochirurgie eine Alternative zu den konventionellen chirurgischen Methoden [2, 9]. Aufgrund der hohen Inzidenz des Basalioms kann durch strenge Einschlußkriterien ein homogenes Patientengut geschaffen werden. Durch die Wahl der Stempelgröße, die Anzahl der Gefrierzyklen und die Gefriertemperatur lassen sich die oberflächliche und tiefe Defektausdehnung gezielt steuern. Somit sind die hochstandardisierbaren kryochirurgischen Läsionen besonders geeignet zur Untersuchung von Wundheilungsprozessen unter verschiedenen Verbandstechniken. Mit der hochauflösenden B-scan-Sonographie kann das Ausmaß der Kryoläsion exakt dargestellt werden. Morphologisch zeigt sich eine echoarme, gut abgrenzbare Zone. Das Rechnersystem erlaubt im gesamten Wundheilungsverlauf eine kontinuierliche Größenbestimmung des Wundareals, so daß eine exakte Vermessung der Volumina der Wunde möglich ist. Die Reepithelisierung dokumentiert sich in der Regenerierung des Eingangsechos. Die verminderte sonographische Dichte des nicht-läsionalen Koriums nach Kryochirurgie resultiert aus einem dermalen Exsudat und einem zellulären Infiltrat, welches zur relativen Verminderung von als Grenzflächen wirkenden Kollagenbündeln führt. Kollagen gilt als wichtigste grenzflächenbildende Substanz und ist somit von entscheidender Bedeutung für die Echogenität eines Gewebes [10]. In unserer Studie zeigte sich jedoch, daß zelluläre Reparationsvorgänge entsprechend dem Auflösungsvermögen des Scanners sonographisch nur begrenzt darstellbar sind. So läßt sich das Granulationsgewebe mittels der 20-MHz-Sonographie nicht immer darstellen. Da sich Granulationsgewebe und frisches Narbengewebe gleichermaßen relativ echoarm darstellen, ist eine Differenzierung allenfalls nur anhand des Vergleichs der Sonogramme in zeitlicher Abfolge möglich. Sowohl zu Beginn als auch zu Ende der Heilungsvorgänge zeigen sich schwache Binnenechos in der Tiefe der Kryoläsion. In den ersten postoperativen Tagen lassen sich diese Reflexe am Grund der Läsion als Konglomerat aus Resten von Hautanhangsgebilden, mit fibrinreichen Thromben verschlossene Gefäße und als Granulationsgewebe interpretieren [9]. Die Binnenechos am Ende der Heilungsphase entsprechen hingegen eher neugebildetem, feinfibrillären Bindegewebe.

Mit Hilfe der Sonographie konnte in dieser Studie die Vergleichbarkeit der Wirkstoffgruppe und der Kontrollgruppe objektiv beurteilt werden, indem nicht nur die Läsionsoberfläche, sondern das gesamte Wundvolumen berücksichtigt werden konnte. Es zeigte sich, daß die Wundheilung unter der Hyaluronsäurecreme deutlich beschleunigt wird. Der genaue Wirkmechanismus der Hyaluronsäure ist letztlich noch nicht bekannt. Eine Hypothese besagt, daß die Behandlung mit Hyaluronsäure die kapilläre Perfusion während der ersten Stunden der Abheilung steigert. Eine mögliche Erklärung für dieses Phänomen ist die geringere Gefäßpermeabilität und nicht so sehr eine Beschleunigung der Angiogenese, wie früher angenommen [8]. Ferner konnten zahlreiche In-vitro-Versuche zeigen, daß Hyaluronsäure zelluläre Prozesse stimuliert, die in der Wundheilung eine Rolle spielen; genannt sei die Zellmigration [3], die Fibroblastenproliferation [5] und die Phagozytose durch neutrophile Granulozyten und Monozyten [1].

Das Ziel der klinischen Wundheilungsforschung muß sein, reproduzierbare Kontrollmöglichkeiten zu schaffen, die den Abheilungsverlauf dokumentieren und die Wirkung von heilungsfördernden Therapeutika objektivieren können. Die hochauflösende Sonographie kann dies leisten, indem sie die Reparationsprozesse in jedem Stadium der Wundheilung quantifiziert.

Literatur

1. Ahlgren T, Jarstrad C (1984) Hyaluronic acid enhances phagocytosis of human monocytes in vitro. J Clin Immunol 4:246–248
2. Altmeyer P, Luther H (1989) Die dermatologische Kryochirurgie. Akt Dermatol 15: 303–311
3. Bernanke DH, Markwald R (1984) Effects of glykosaminoglycans on seeding of cardiac cushion cell into a collagen-lattice culture system. Anat Rec 18:205
4. Breitbart EW, Rehpennig W (1983) Möglichkeiten und Grenzen der Ultraschalldiagnostik zur in vivo Bestimmung der Invasionstiefe des malignen Melanoms. Z Hautkr 58: 975–987
5. Curri SB, Csermely E (1963) Reperti morfohistochimici nell ulcere da varici infiltrate con acido ialuronico (Brevia n. 3) Biochim Biol Sper 2:239
6. Görtz S, Hoffmann K, el Gammal S, Altmeyer P (1990) High frequency B-scan sonography and sin thickness measurements of normal skin. Zentralbl Hautkr 157:319–320
7. Hoffmann K, Gerbaulet U, el-Gammal S, Altmeyer P (1991) 20-MHz B-mode ultrasound in monitoring the course of localized scleroderma (morphea). Acta Derm Venereol (Stockh) Suppl 164:3–16
8. King SE, Hickerson WL, Kenneth GP et al. (1991) Beneficial actions of exogeneous hyaluronic acid on wound healing. J Surg 109:76–83
9. Luther H, Banas J, Dawecke-Pickardt G, Hofmann K, Altmeyer P (1989) Die Kryochirurgie des Basalioms. Ergebnisse einer retrospektiven Studie. Histologische Untersuchungen der Kryoläsion. Z Hautkr 64:748–755
10. Rosenfield AT, Taylor KJW, Jaffe CC (1980) Clinical applications of ultrasound tissue characterization. Radiol Clin North Am 18:31–58
11. Serup J (1984) Localized scleroderma: Thickness of sclerotic plaques as measured by 15 MHz pulsed ultrasound. Acta Derm Venereol (Stockh) 64:214–219
12. Stücker M, Hoffmann K, el-Gammal S, Altmeyer P (1992) The acoustic characteristics of the basal cell carcinoma in 20-Mhz ultrasonography. In: Altmeyer P, el-Gammal S, Hoffmann K (eds) Ultrasound in dermatology. Springer, Berlin Heidelberg New York Tokyo, pp 207–220
13. Tan Cy, Statam B, Marks R, Payne PA (1982) Skin thickness measurement by pulsed ultrasound: its reproducibility, validation and variability. Br J Dermatol 106:657–667

Nahttechniken

Kosmetisch-funktionelle Wundnähte

A. Fratila, R. Bertlich, H. Kluess und H.-W. Kreysel

Zusammenfassung

Die ideale Wundnaht in der operativen Dermatologie ist vor allem durch hohe kosmetisch-funktionelle Eigenschaften charakterisiert. Einige der wichtigsten Voraussetzungen hierfür sind: perfekte, leicht evertierte Wundrandadaptation, gleichmäßige und langfristige Belastungsstabilität vor allem bei spannungsreichen Wundverschlüssen, keine narbigen Einstichkanäle, die das „Strickleiterphänomen" und Infektionsrisiko zur Folge haben, Möglichkeit der frühzeitigen Verbandsentfernung und Waschen postoperativ, schnelle und einfache Durchführbarkeit. Es gibt mehrere Nahttechniken, die alleine oder in Kombination diese Voraussetzungen erfüllen. Für spannungsreiche Wundverschlüsse empfehlen wir die versenkten Matratzennähte alleine oder in Kombination mit Suspensionsnähten. Für spannungsfreie Wundverschlüsse eignet sich sehr gut die fortlaufend durchschlungene Subkutan-Intradermalnaht, die ebenfalls mit Suspensionsnähten kombiniert werden kann. Bei korrekter Durchführung nach langfristiger Erfahrung und richtiger Auswahl des Fadenmaterials sind keine Nachteile oder Komplikationen zu erwarten.

Einleitung

Die ideale Wundnaht in der operativen Dermatologie ist vor allem durch hohe kosmetisch-funktionelle Eigenschaften charakterisiert. Außer dem Operateur wünscht sich in erster Linie der Patient das schnelle Entfernen der Verbände und möglichst geringe Spuren des durchgeführten operativen Eingriffs. Sowohl der unmittelbare postoperative Eindruck als auch das endgültige kosmetische Ergebnis sind zum einen von der Nahttechnik, zum anderen von den verwendeten Nahtmaterialien abhängig. Eine perfekte Nahttechnik führt zu ideal adaptierten und leicht evertierten Wundrändern und gewährt eine langfristige Belastungsstabilität auch bei unter Spannung stehendem Wundverschluß. Sie hinterläßt keine narbigen Einstichkanäle und vermindert damit das Infektionsrisiko. Außerdem sollte sie schnell und einfach durchzuführen sein.

Das optimale Nahtmaterial für eine subkutan versenkte Naht ist resorbierbar, ohne von einer inflammatorischen Reaktion begleitet zu sein. Es sollte für ein ausreichendes und definiertes Zeitintervall angemessen reißfest sein und sich danach rasch und spurlos auflösen. Wir verwenden hierzu Polyglactin 910 (Vicryl), welches sich durch Hydrolyse nach etwa 40 Tagen aufzulösen beginnt und von dem bereits nach 90 Tagen keine polymeren Anteile mehr nachzuweisen sind. In Situationen, bei denen eher mit Wundinfektionen oder verlängerter Heilungsdauer zu rechnen ist, steht uns das synthetische Homopolymer Polydioxanone (PDS) zur Vergügung, dessen monofiler Aufbau die Durchwanderung von Mikroorganismen und damit evtl. Fadenfisteln verhindert. Der Hauptvorteil liegt in einer auch nach 5 Wochen noch bestehenden Reißfestigkeit von über 50%, während die Resorption erst nach gut einem halben Jahr abgeschlossen ist. Alternativ könnte auch Maxon verwendet werden, ein ebenfalls monofiler Faden mit hoher Reißfestigkeit.

Nahttechniken

Versenkte Matratzennaht

Für den Verschluß von mäßig unter Spannung stehenden Wunden, z.B. nach spindelförmigen Exzisionen, aber auch bei Lappenplastiken, führen wir seit 8 Jahren versenkte Matratzennähte durch [5]. Erhöhte Spannung ist nötigenfalls durch vorausgehende tiefe Suspensionsnähte abzufangen [4]. Sollte die Adaptation nicht perfekt sein, kann zusätzlich eine fortlaufende Intradermalnaht ergänzt werden.

Um eine optimale Naht erzielen zu können, ist bereits eine korrekte Skalpellführung wichtig. Die Klinge ist bei der Exzision etwas nach außen zu neigen. Auf diese Art bleiben die Epidermis und obere papilläre Dermis überstehend etwas länger als die retikuläre Dermis. Die Wundränder adaptieren besser bei einer zugleich erzielten leichten Eversion. Nach ausreichender Subkutanmobilisation sind die evtl. nötigen Suspensionsnähte zuerst anzulegen, um die Spannung des Wundverschlusses zu reduzieren. Bei der versenkten Matratzennaht wird die Nadel auf der einen Seite an der Hautbasis (im Fettgewebe) eingestochen, damit der Knoten am Ende in der

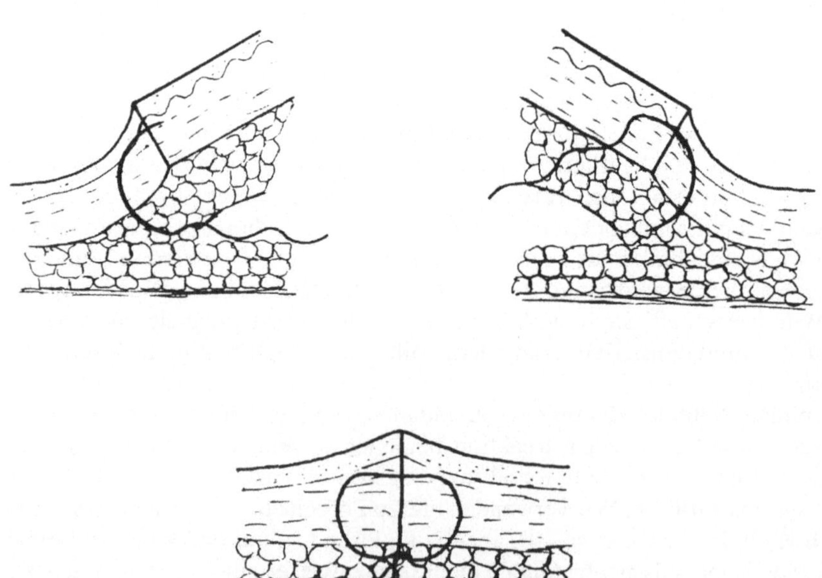

Abb. 1. Versenkte Matratzennaht – schematische Darstellung

Tiefe zu liegen kommt (Abb. 1). Der Wundrand ist mit Hilfe einer Pinzette oder eines Wundhäkchens anzuheben bzw. über die von außen entgegenzudrückende Fingerkuppe zu evertieren. Die Nadel wird ca. 5–10 mm vom Wundrand dicht an die Oberfläche geführt, entsprechend der papillären Dermis, und etwas tiefer in der retikulären Dermis zum Wundrand hin ausgestochen. Auf der gegenüberliegenden Seite erfolgt die Stichführung spiegelverkehrt. Beim Halten der Fadenenden ist zu beachten, daß diese zu ein und derselben Seite der Naht führen. Durch Anziehen des Fadens kann nun die einwandfreie und stufenlose Adaptation der Epidermis überprüft werden. Der gut fest zu ziehende Knoten liegt schließlich tief unter der Haut bzw. an der Kutis-Subkutis-Grenze. Die Fadenenden sind kurz abzuschneiden. Bei sehr kurzen Wunden und im Wundwinkel sollte die jeweils vorletzte Naht zunächst nicht geknüpft werden. Die ausreichend lang gelassenen Fadenenden sind mit einer Klemme zu halten, um ein unbehindertes Durchführen des letzten Stiches zu ermöglichen. Beide Nähte können dann nacheinander verknotet werden. Es ist darauf zu achten, daß die Knoten alle sicher in der Wunde versenkt sind, nötigenfalls können sie mit einer feinen Pinzette zwischen den Nähten in die Tiefe geschoben werden. In den meisten Fällen erübrigt sich eine zusätzliche adaptierende Hautnaht, die ansonsten ggf. fortlaufend intradermal mit PDS 5-0 oder 6-0 erfolgt. Hierzu können natürlich ebenso transkutane Nähte mit einem entsprechend feinen Nahtmaterial, fortlaufend oder einzeln geknüpft, durchgeführt werden, die bei einer Entfernung nach 3 Tagen keine dauerhaft sichtbaren Stichkanäle hinterlassen.

Intrakutane Schmetterlingsnaht

Die intrakutane Schmetterlingsnaht hat sich ebenfalls bei uns gut bewährt [1]. Auf eine ausführliche Beschreibung kann hier verzichtet werden, da diese Nahttechnik an einer anderen Stelle bereits ausführlich beschrieben wird.

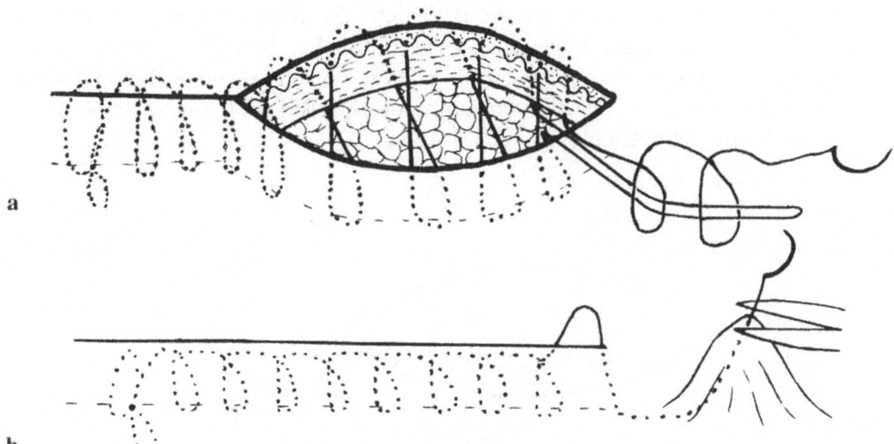

Abb. 2. a Fortlaufende Subkutan-Intradermalnaht. **b** Ausführung des Fadenendes

Fortlaufende Subkutan-Intradermalnaht

Bei Wundverschlüssen, die sehr wenig oder überhaupt nicht unter Spannung stehen, bevorzugen wir die versenkte fortlaufende Subkutan-Intradermalnaht (Abb. 2a). Diese Nahttechnik ist schnell durchzuführen und erzielt eine ausgezeichnete Festigkeit. An einer der Wundecken wird zuerst eine subkutan versenkte Matratzennaht gelegt und geknüpft [2]. Das kurze Fadenende ist abzuschneiden. Mit dem langen Fadenende wird die Naht fortgesetzt. Der Einstich erfolgt nun im Fettgewebe bzw. an der Lappenbasis, der Ausstich in der oberen retikulären Dermis. Auf der gegenüberliegenden Seite ist die Stichführung spiegelverkehrt vorzunehmen. Diese Prozedur wird fortlaufend durchgeführt, bis die Wunde komplett verschlossen ist. Am Ende verknotet man das freie Fadenende mit dem tiefen Anteil der vorletzten Schlinge. Der Knoten wird zusammen mit dem Fadenende versenkt, indem man die Nadel etwas weiter entfernt ausführt. Unter Zug am Fadenende, und zwar senkrecht zur Hautoberfläche, ist die Haut mit der Schere zurückzuschieben und anschließend der Faden abzuschneiden (Abb. 2b). Die zurückgeschobene Haut entfaltet sich wieder und das Fadenende, das somit nicht zu kurz geschnitten werden muß, ist sicher versenkt.

Fortlaufend durchschlungene Subkutan-Intradermalnaht

Liegt doch eine leicht erhöhte Spannung beim Wundverschluß vor, empfehlen wir die fortlaufend durchschlungene Subkutan-Intradermalnaht [3]. Diese Nahttechnik unterscheidet sich von der zuvor beschriebenen dadurch, daß der kreisförmig senkrecht zur Hautoberfläche fortlaufend geführte Faden einen zentralen Achsenfaden stetig über- und unterkreuzt (Abb. 3). Dabei entsteht eine Knotenschlinge, die durch Zug am Haltefaden zugezogen wird und damit die Wundränder adaptiert. Es resultiert eine fortlaufend durchschlungene Subkutan-Intradermalnaht, die die Operationswunde reißverschlußartig verschließt. Ist der Weichteildefekt sehr groß und eine perfekte Wundrandadapation nur mühsam zu erreichen, sollte die erhöhte Spannung durch vorausgehende tiefe Suspensionsnähte abgefangen werden. Darüber hinaus können solche Unterstützungsnähte die natürliche Ausformung eines „abgeflachten Sulkus", wie z. B. den Nasolabialsulkus, wiederherstellen bzw. betonen.

Eine korrekte präoperative Einschätzung des zu verschließenden Haut-Weichteil-Defektes und die richtige Auswahl der durchzuführenden subkutan versenkten Naht gewährleisten ein kosmetisch optimales Ergebnis.

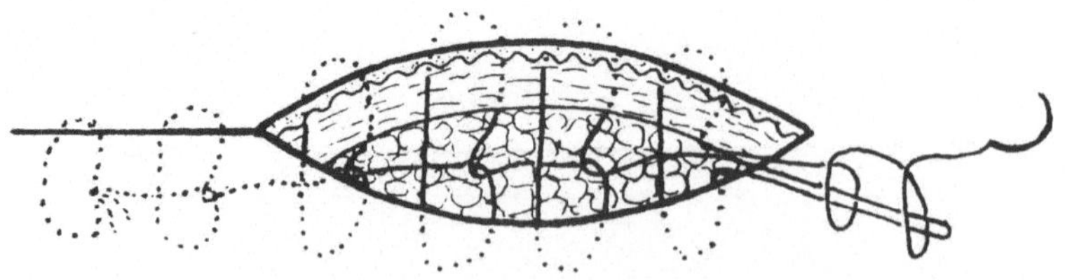

Abb. 3. Fortlaufend durchschlungene Subkutan-Intradermalnaht

Literatur

1. Breuninger H, Schippert W (1991) Die intrakutane Schmetterlingsnaht mit resorbierbarem synthetischen monofilen Nahtmaterial. Z Hautkr 66 (Suppl 3):69–71
2. Ftaiha Z, Snow SN (1989) The buried running dermal subcutaneous suture technique. J Dermatol Surg Oncol 15:264–266
3. Groth W, Hecker Ch, Henn M, Quinkler C (1991) Wundnaht-Intradermal-Naht. Z Hautkr 66 (Suppl 3):65–68
4. Salasche SJ, Jarchow R, Feldman BD, Devine-Rust MJ, Adnot J (1987) The suspension suture. J Dermatol Surg Oncol 13:973–978
5. Zitelli JA, Moy RL (1989) Buried vertical mattress suture. J Dermatol Surg Oncol 15:17–19

Variationen der Flaschenzugnaht

E. HANEKE

Zusammenfassung

Es werden verschiedene Modifikationen der Flaschenzugnaht vorgestellt. Als besonders nützlich hat sich eine lateral versetzte, versenkte subkutan-kutane Flaschenzugnaht mit synthetischem resorbierbarem Nahtmaterial erwiesen. Ihre Vorteile sind leichte Knüpfbarkeit auch bei Wundrandspannung, ausgezeichnete Wundrandadaptation und überragende langdauernde Festigkeit bei geringerem Einbringen von Nahtmaterial in die Wunde.

Einleitung

Allgemein wird bei plastischen und dermatologischen Operationen der spannungsfreie Wundverschluß gefordert. Da jedoch die überwiegende Mehrzahl aller dermatochirurgischen Eingriffe zu einem Hautdefekt führt, ist diese Forderung häufig eine Utopie. Andererseits ist gerade der Dermatologe daran interessiert, möglichst unauffällige Narben zu hinterlassen. Sorgfältige Operationsplanung, atraumatisches Operieren und anspruchsvolle Nahttechniken ohne Hinterlassung unschöner Stichmarken sind dabei selbstverständlich. Trotzdem kommt es gelegentlich vor, daß mit den herkömmlichen Nahttechniken Schwierigkeiten beim Defektverschluß entstehen können. Hat man keinen Assistenten bei der Operation zur Verfügung – eine Situation, wie sie besonders oft in der Praxis anzutreffen ist –, kann das Knüpfen der Nähte unter gewisser Spannung sehr schwierig werden.

Flaschenzugnaht

Eine Möglichkeit, den Zug auf die Naht zu verringern, ist die Flaschenzugnaht [1, 5], die in zahlreichen Modifikationen durchgeführt werden kann. Typischerweise wird zunächst wundrandfern eingestochen, die Nadel auf der anderen Seite wundrandnah herausgeführt, um wiederum wundrandnah eingestochen und wundrandfern ausgestochen zu werden [3] (Abb. 1). Die Haltekraft einer solchen Naht ist ausgezeichnet, und sie kann auch als Variante nah-fern-fern-nah durchgeführt werden. Sie hat jedoch drei wesentliche Nachteile [3]: 1. Es verbleibt viel Fadenmaterial außerhalb der Wunde, das beim Fädenentfernen durch das Gewebe gezogen werden muß; 2. da der Faden praktisch doppelt übereinander zu liegen kommt, können auffallende Stichmarken auftreten; 3. der Wundrand stülpt sich meist ein, was die Wundheilung beeinträchtigen kann. Diese Nachteile lassen sich zum Teil vermeiden, indem der erste Ausstich und der zweite Einstich intrakutan bleiben (Abb. 2).

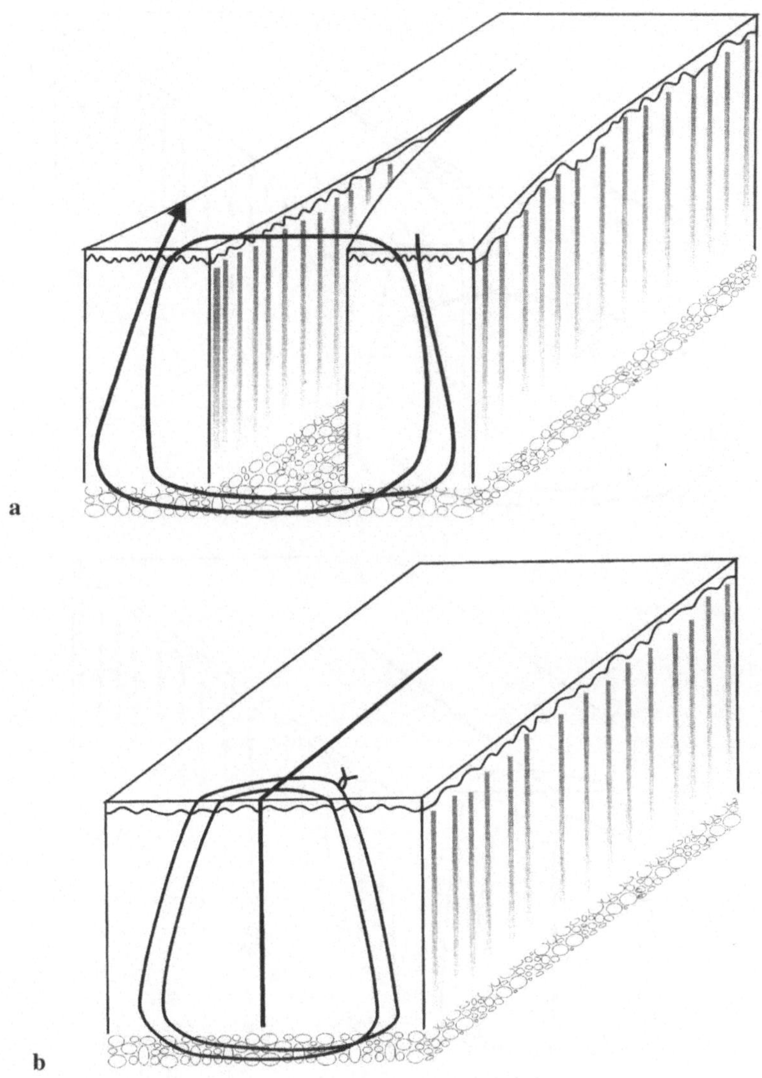

Abb. 1a, b. Schematische Darstellung der Flaschenzugnaht (fern-nah/nah-fern). **a** Fadenführung. **b** Geknüpfte Naht

Kreuzstichnaht

Eine weitere Variante ist der Kreuzstich, der sich hervorragend zum Verschluß von
runden Stanzdefekten eignet (Abb. 3), bei Ein- und Ausstich außerhalb der eigentlichen Stanze aber auch Stanztransplantate im Spenderloch hält, ohne diese zu durch-
stechen [6] (Abb. 4). Wenn sich der Faden unter der Dermis kreuzt, liegt er parallel
auf der Epidermis; diese Modifikation eignet sich hervorragend zum Verschluß klei-

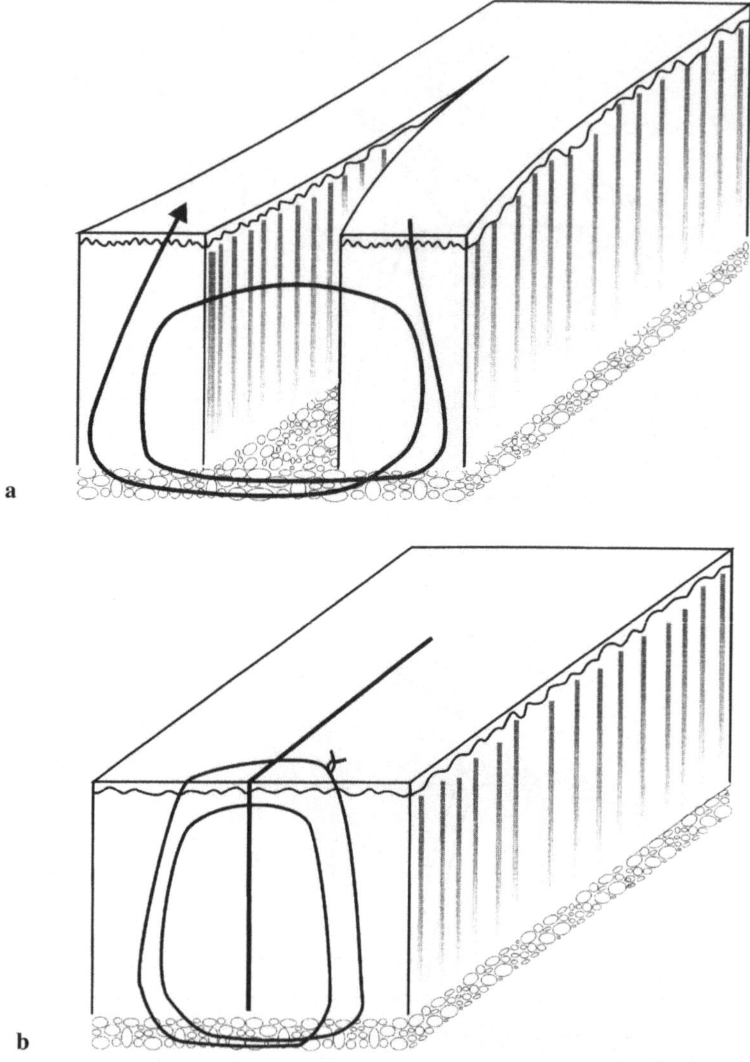

Abb. 2 a, b. Halb-intrakutane Flaschenzugnaht (fern-nah intrakutan/nah intrakutan-fern).
a Fadenführung. **b** Geknüpfte Naht

ner spindelförmiger Exzisionsdefekte, für die man sonst 2 Einzelknopfnähte benötigen würde (Abb. 5). Da alle Kreuzstichvarianten die Flaschenzugeigenschaften besitzen, sollte nicht zu fest geknüpft werden, um das Einschneiden der Fäden zu vermeiden.

Die beschriebenen Variationen der Flaschenzugnaht lassen sich sämtlich auch in Form versenkter Nähte durchführen. Damit sind alle theoretischen Nachteile der Flaschenzugnaht vermeidbar, ohne daß ihre Vorteile verloren gehen.

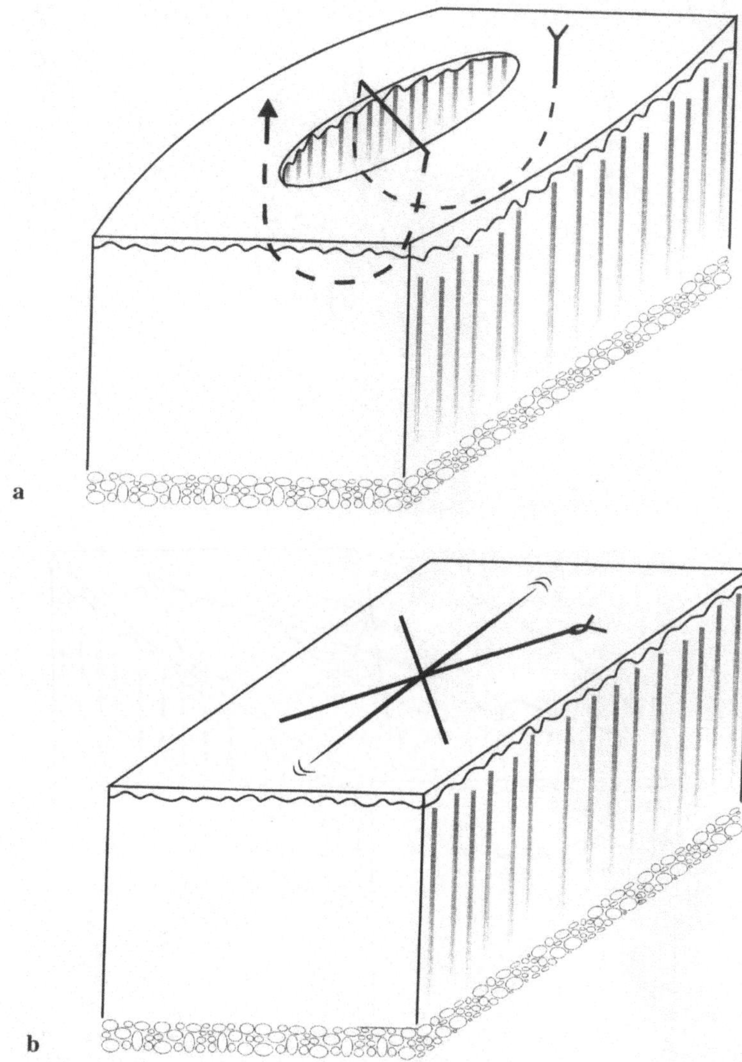

Abb. 3 a, b. Kreuzstichnaht zum Verschluß eines Stanzdefektes. **a** Fadenführung. **b** Geknüpfte Naht

Versenkte Flaschenzugnaht

Exemplarisch soll hier die versenkte, kutan-subkutane, seitlich leicht versetzte Flaschenzugnaht beschrieben werden: Der Wundrand wird angehoben und die Nadel von subkutan in die Dermis eingestochen, in Höhe des oberen Drittels oder Viertels der Dermis im Wundrand ausgestochen und genau entsprechend im gegenüberliegenden Wundrand ein- und subkutan seitlich vom ersten Einstich ausgestochen; dann folgt wieder ein Einstich von subkutan und Ausstich in der oberen Dermis des Wund-

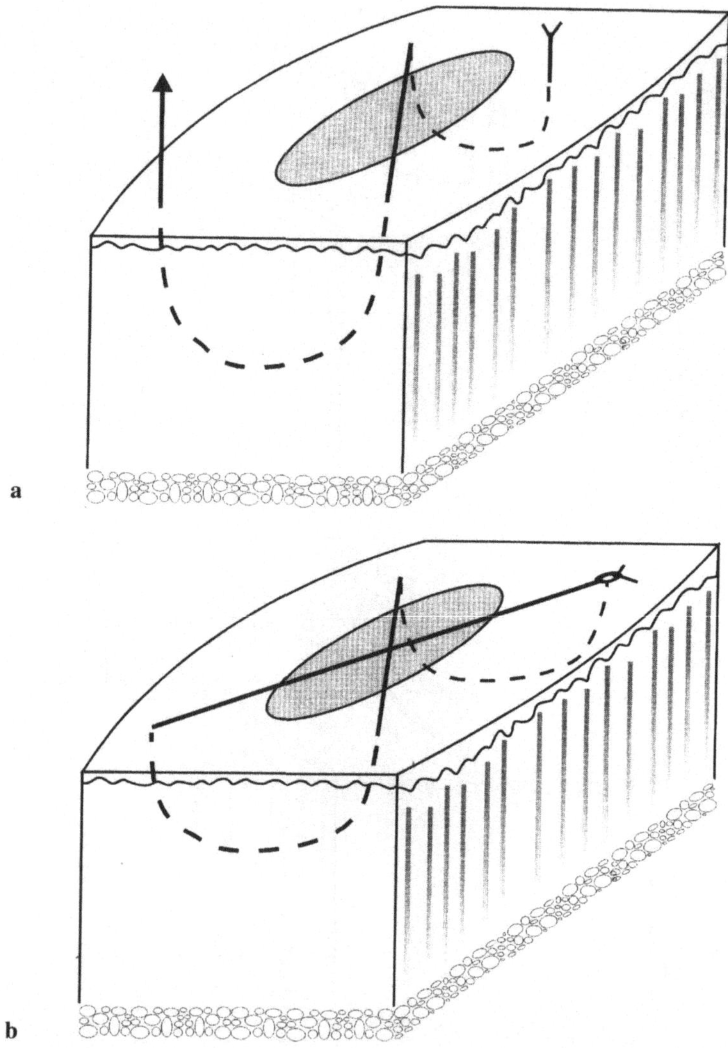

Abb. 4a, b. Kreuzstichnaht zur Fixierung von Stanztransplantaten: Ein- und Ausstiche liegen außerhalb des eigentlichen Stanzareals. **a** Fadenführung. **b** Geknüpfte Naht

randes, Einstich in die Dermis exakt in derselben Höhe im gegenüberliegenden Wundrand und Ausstich subkutan gegenüber dem allerersten Einstich (Abb. 6). Der Faden wird durch alternierenden Zug an den freien Fadenenden zunächst gespannt, wobei oft schon die Wunde zusammenhält, und dann geknüpft. Es sollten 4 Knoten abwechselnd rechts und links geknüpft werden, da die Fäden sehr kurz abgeschnitten werden müssen, um ein Durchspießen der Fadenenden zu vermeiden. Als Fadenmaterial eignet sich am besten ein monofiler resorbierbarer, langfristig festhaltender Faden, z. B. aus Polydioxanon (PDS).

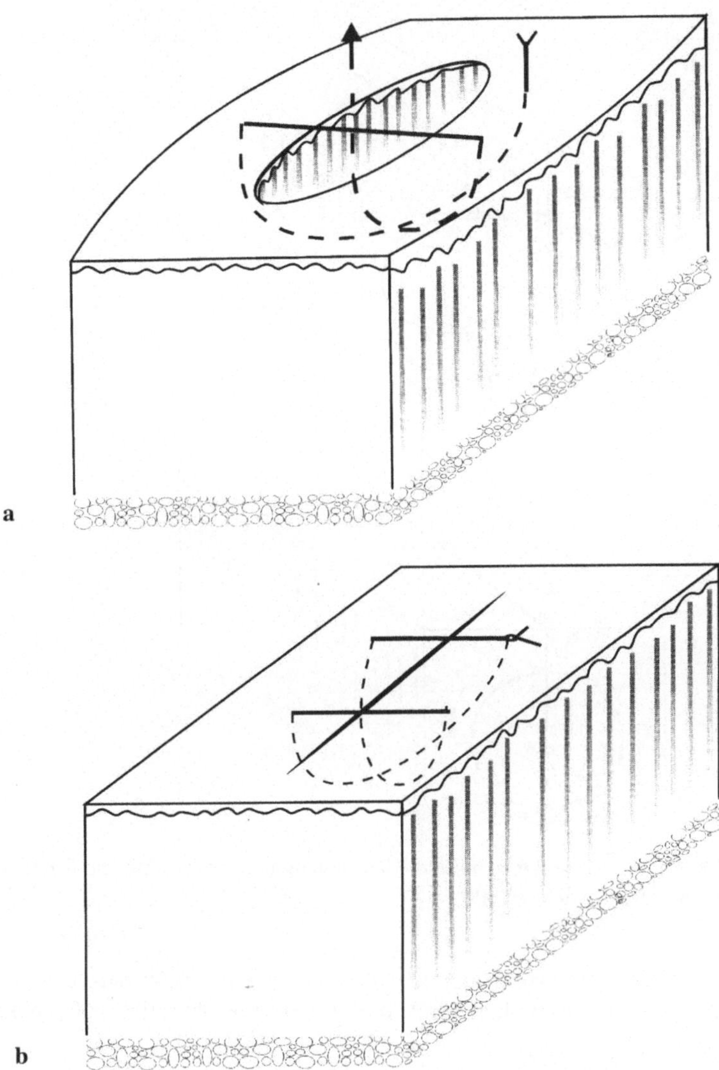

Abb. 5a, b. Modifizierte Kreuzstichnaht zum Verschluß einer spindelförmigen Exzision. **a** Fadenführung. **b** Geknüpfte Naht

Die Vorteile der versenkten Flaschenzugnaht sind: 1. ihre leichte Knüpfbarkeit auch bei gewisser Wundrandspannung, 2. die ausgezeichnete Wundrandadaptation – vorausgesetzt, die Naht wurde sorgfältig durchgeführt –, 3. die überragende Festigkeit, die auch bei Naht am Rücken meist eine Dehiszenz verhindert, 4. daß praktisch 2 Nähte auf einmal geknüpft werden können, und dadurch 5. erheblich weniger Fremdmaterial in die Wunde eingebracht wird, was die Wundheilung beschleunigt und verbessert.

Mit kleinen Modifikationen läßt sich diese Naht auch ausgezeichnet zum Verschluß eines Dreiecks oder eines dreistrahligen Sterns im Zentrum verwenden. Auch

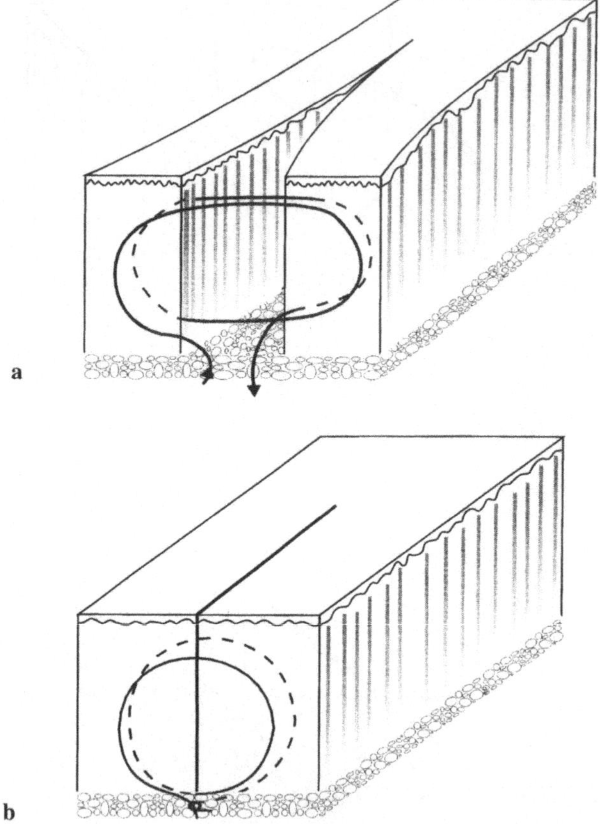

Abb. 6a, b. Versenkte parallele Flaschenzugnaht (versenkte modifizierte Kreuzstichnaht). **a** Fadenführung. **b** Geknüpfte Naht

die sog. Schmetterlingsnaht [2] läßt sich als ein Teil dieser versenkten Flaschenzugnaht vornehmen, in dem der 1. und 4. Ein- und Ausstich entsprechend geführt werden.

Literatur

1. Bernstein G (1985) The far-near/near-far suture. J Dermatol Surg Oncol 11:470
2. Breuninger H, Schippert W (1991) Die intrakutane Schmetterlingsnaht mit resorbierbarem synthetischem monofilem Nahtmaterial. Z Hautkr 66 (Suppl 3):69–71
3. Hundeiker M (1979) Techniken und Verfahrensweisen der Hautnaht. In: Salfeld K (Hrsg) Operative Dermatologie. Springer, Berlin Heidelberg New York, S 23–33
4. Moy RL, Waldman B, Hein DW (1992) A review of sutures and suturing techniques. J Dermatol Surg Oncol 18:785–795
5. Nockemann PF (1980) Die chirurgische Naht, 3. Aufl. Thieme, Stuttgart
6. Orentreich N, Orentreich DS (1984) ‚Cross stitch' suture techniques for hair transplantation. J Dermatol Surg Oncol 10:970–971

Untersuchungen zur Wundheilung nach Verwendung resorbierbaren synthetischen Nahtmaterials bei intrakutanen Schmetterlingsnähten

H. Breuninger, J. Keilbach und U. Haaf

Zusammenfassung

476 modifizierte intrakutane Nähte mit synthetischem resorbierbarem Nahtmaterial wurden 1 Jahr postoperativ nachuntersucht auf stattgehabte Wundreizung, Fadenreaktion und Fadendurchtritt, Narbenhypertrophie bzw. Narbenverbreiterung sowie das kosmetische Ergebnis. 60 Narben konnten bei notwendigen Nachexzisionen bis maximal 3 Monate postoperativ entfernt und histologisch untersucht werden. Histologisch fand sich eine umgekehrte Korrelation zwischen der entzündlichen Fadenreaktion und der Einbettiefe, d. h. je tiefer der Faden liegt, desto geringer ist die Reaktion. Polydioxanon zeigte eine geringere Reaktion als Polyglactin 910. Lokale unerwünschte Nebeneffekte wie Wundreizung, Fadenreaktion und Fadendurchtritt traten in ca. 10% aller Fälle auf mit leichten Vorteilen für das Polydioxanon. Signifikant geringer war die postoperative Narbenverbreiterung bei Verwendung des Polydioxanonfadens. Eine Narbenhypertrophie trat in 5,1% aller Fälle auf, ohne signifikante Unterschiede zwischen den beiden Materialien. Dasselbe gilt für die kosmetischen Ergebnisse. Nur in der Gruppe der als schlecht bewerteten Ergebnisse besteht ein signifikanter Unterschied zuungunsten des Polyglactin 910. Der Polydioxanonfaden schneidet insgesamt etwas günstiger ab, liefert aber nicht in jedem Fall bessere Resultate als das Polyglactin 910. Die Erfahrung des Operateurs und seine Routine im Umgang mit diesem Material und die Nahttechnik spielen eine entscheidende Rolle.

Einleitung

Wenn eine Wunde durch Naht verschlossen wird, hängt deren Wundheilung von einer Vielzahl von Faktoren ab, wie z.B. der Spannung auf den Wundrändern, dem Durchblutungszustand der Haut, dem Alter des Patienten und Begleiterkrankungen und last but not least selbstverständlich von der Nahttechnik. Die besten Ergebnisse der Wundheilung und des kosmetischen Ergebnisses kann man mit intrakutanen Nähten erreichen. Bei Verwendung von resorbierbarem Nahtmaterial sind zur weiteren Optimierung des Endresultates Modifikationen der Nahttechnik sinnvoll. Da jedes implantierte Nahtmaterial an der Haut zu Reaktionen führt, lag die Frage nahe, welche bei diesen modifizierten Techniken unter Verwendung verschiedener Materialien in Erscheinung treten würden. Die vorliegende Untersuchung befaßt sich mit Störungen der Wundheilung und Narbenbildung nach intrakutaner Naht mit den beiden synthetischen Materialien Polydioxanon (PDS) und Polyglactin 910 (Vicryl) in den Fadenstärken 2-0 bis 7-0.

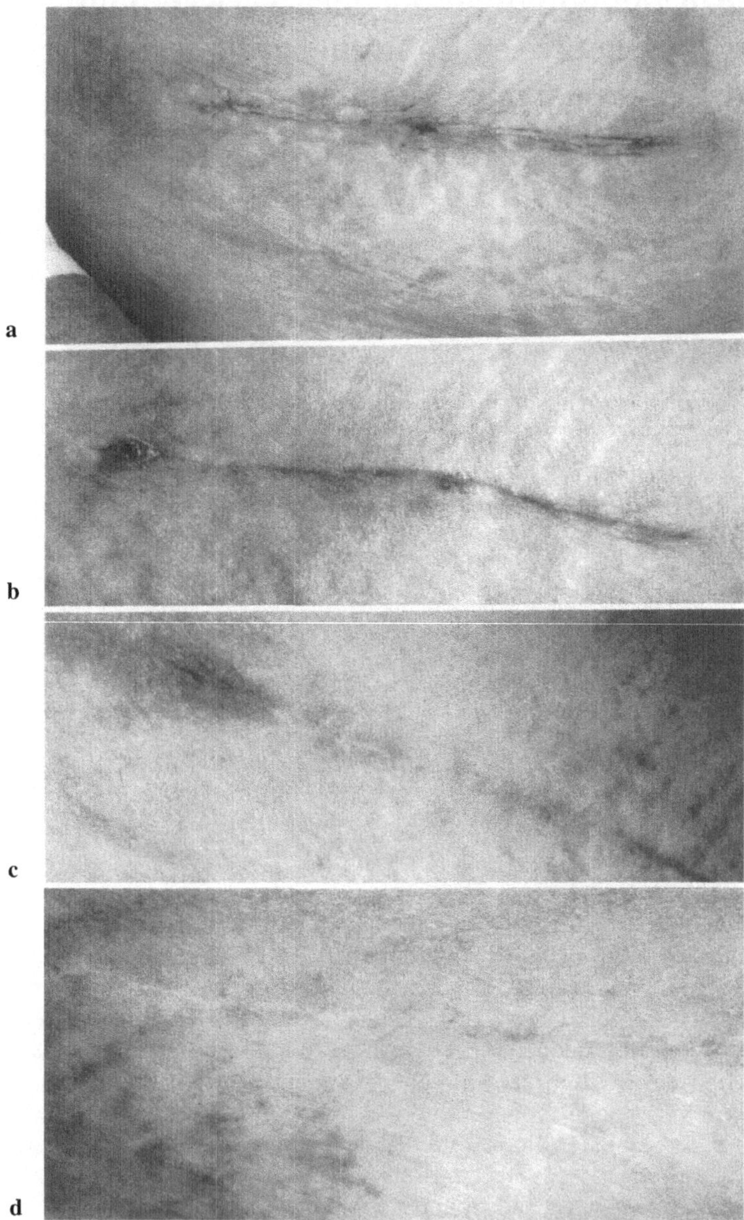

Abb. 1 a–d. Melanomexzision an der rechten Flanke, Dehnungsplastik und Naht durch Schmetterlingsnähte (PDS 3-0) und fortlaufende i.c. Naht (PDS 4-0). **a** 10 Tage postoperativ beim 1. Verbandswechsel. Es ist keine Entfernung von Nahtmaterial notwendig. Im postoperativen Verlauf trat eine Wundreizung am lateralen Ende der intrakutanen Nahtverankerung auf, die sich spontan vollständig zurückbildete. **b** 4 Wochen postoperativ; **c** 10 Wochen postoperativ; **d** 6 Monate postoperativ

Material und Methode

In einer prospektiv angelegten klinischen Studie wurde bei 563 Patienten, bei denen 876 Nähte (Polydioxanon, $n = 486$, Polyglactin 910, $n = 390$) ausgeführt wurden, 1 Jahr nach der Operation nachuntersucht. Besondere Berücksichtigung fanden hierbei die Bewertung des Verlaufes und die persönliche Beurteilung des kosmetischen Ergebnisses durch die Patienten selbst.

Die Auswertung der gewonnenen Daten erfolgte in Bezug auf die folgenden Kriterien: 1. Wundreizung (Abb. 1, klinisches Beispiel), 2. Fadenreaktion und Fadendurchtritt, 3. Narbenhypertrophie bzw. Narbenverbreiterung, und 4. kosmetisches Ergebnis. Zusätzlich konnte Narbengewebe, welches bei 60 Nachexzisionen bis maximal 3 Monate postoperativ anfiel, histologisch untersucht werden in bezug auf quantifizierbare entzündliche Infiltrate um den Faden in Abhängigkeit von der Einbettiefe [5, 6].

Nahttechnik

Die Fadenführung der „Schmetterlingsnaht" [2, 3, 6] erlaubt eine sichere, breite Verankerung des Fadens im Gewebe, ohne es ab- oder einzuschnüren, eine sehr gute Adaptation der Wundränder und eine tiefe Lage des Knotens.

Bei den am häufigsten vorkommenden spindelförmigen Exzisionen ist zur Optimierung der Adaptation eine schräge Schnittführung günstig mit einer oben längeren Wundlippe als im tiefen Korium (Abb. 2). Die Nadel wird am Unterrand des Koriums eingestochen, im Bogen nach oben bis knapp unter die Hautoberfläche und im Lauf der Nadel wieder zurück unterhalb des Koriums geführt. Ein Kreisbogen wird komplettiert mit der entgegengesetzten Stichführung auf der anderen Seite der Wundlippe. Anschließend kann der Faden unterhalb des Koriums verknotet werden (Abb. 2).

Zusätzlich zu den Schmetterlingsnähten wurden je nach Lokalisation und Operationsart noch fortlaufende intrakutane Nähte oder konventionelle, sehr feine Einzelknopfnähte ebenfalls mit resorbierbarem Material eingebracht.

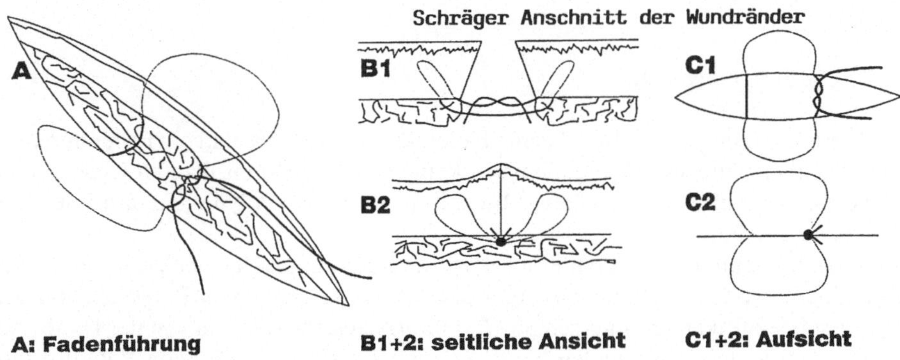

Abb. 2. Technik der Schmetterlingsnaht

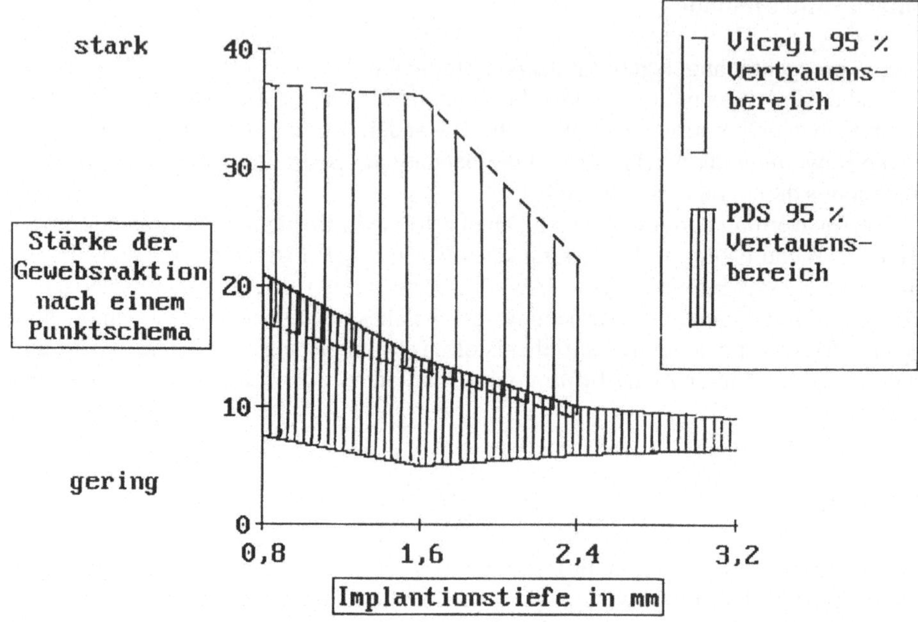

Abb. 3. Gewebereaktion von Vicryl und PDS in Abhängigkeit von der Implantationstiefe

Ergebnisse

Histologische Untersuchungen

In Abb. 3 wird auf der y-Achse der Grad der Gewebereaktion in Abhängigkeit von der auf der x-Achse aufgetragenen Einbettiefe des Fadenmaterials dargestellt. Die quantitative Auswertung des entzündlichen Infiltrats um das Fadenmaterial zeigte insgesamt geringe Werte, allerdings schnitt das Polydioxanon durchweg besser ab. Sowohl Polyglactin 910 als auch Polydioxanon zeigen mit zunehmender Einbettiefe eine abnehmende Gewebereaktion.

Klinische Untersuchungen

Eine Wundreizung trat in 14,4%, eine Fadenreaktion in 5,6% und ein Fadendurchtritt in 9,7% aller Fälle auf. Es ergaben sich keine statistisch signifikanten Unterschiede zwischen den beiden Materialien, obwohl im Trend das Polydioxanon mit leichten Vorteilen abschnitt.

Eine Narbenhypertrophie trat in 5,1% aller Fälle auf und lag bei Verwendung von Polyglactin 910 geringfügig niedriger als bei Verwendung von Polydioxanon. Ein statistisch signifikanter Unterschied ($P = 0{,}001$) besteht allerdings in der Häufigkeit einer nachträglich auftretenden Narbenverbreiterung mit 4,7% beim Polydioxanon und 10,8% beim Polyglactin 910 (insgesamt 7,4%). Die kosmetischen Ergebnisse

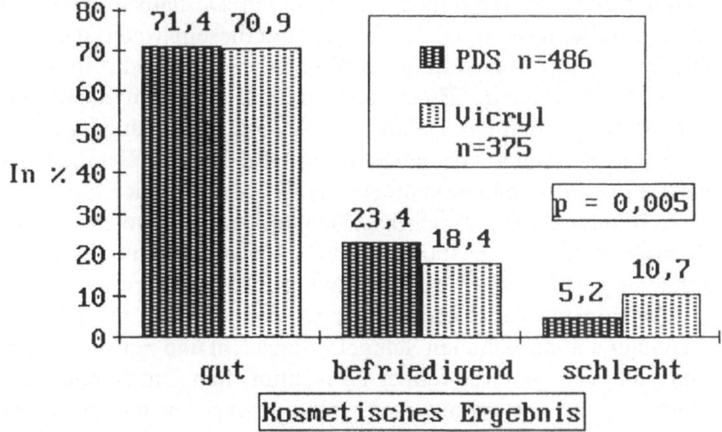

Abb. 4. Vergleich von PDS und Vicryl bezüglich des kosmetischen Ergebnisses

zeigen keine wesentlichen Unterschiede. Nur in der Gruppe der als schlecht Bewerteten besteht ein signifikanter Unterschied zuungunsten des Polyglactin 910 (P = 0,001) (Abb. 4).

Unerwünschte Begleiterscheinungen traten im Durchschnitt bei 10% aller Nähte auf. Die Auswertungen zeigten für beide Materialien keine signifikanten Unterschiede. In 39% aller Fälle begannen sie in der 1. Woche postoperativ. Im Zeitraum 5 Wochen bis zu 1 Jahr traten nur noch 25% der unerwünschten Begleiterscheinungen auf. Deren Dauer betrug im Schnitt 5 Wochen, konnte sich aber bis zu 1 Jahr hinziehen.

Diskussion

In der Literatur wird vielfach auf die Vorteile monofilen Materials hingewiesen [4, 7, 8]. Nur eine Arbeit [1] kommt zu dem Schluß, ein nicht resorbierbares monofiles Nahtmaterial sei besser als Polydioxanon. In einer Kritik dieser Arbeit wird eine falsche Knotentechnik für diese Ergebnisse verantwortlich gemacht.

Die Schmetterlingsnaht führt durch die Möglichkeit der intrakutanen breit verankerten Entlastung des Wundrandes und der tiefen Lage des Knotens zu deutlich besseren kosmetischen Ergebnissen als herkömmliche Nähte. Die Fadenführung erlaubt einen tiefen Sitz des Knotens. Dies ist im Hinblick auf eine geringere Gewebereaktion von großer Bedeutung. Die Auswertung der histologischen und klinischen Ergebnisse lassen den Schluß zu, daß das Polydioxanon günstiger abschneidet als das Polyglactin 910. Der Unterschied ist in bezug auf Wundreizung, Fadenreaktion und Fadendurchtritt tendenziell besser für den Polydioxanonfaden. Ein statistisch signifikanter Unterschied zugunsten des Polydioxanon besteht allerdings in der Häufigkeit einer nachträglich auftretenden Narbenverbreiterung, welcher sich durch den schnelleren Reißkraftabfall des Polyglactinmaterials erklären läßt [4].

Obwohl insgesamt der Polydioxanonfaden günstiger abschneidet, sind nicht in jedem Fall bessere Resultate als mit Polyglactin 910 zu erreichen. Ersterer ist steifer als letzterer und läßt sich schlechter verknoten. Deshalb spielen die Erfahrung des Operateurs und seine Routine im Umgang mit diesem Material eine entscheidende Rolle. Dies zeigte die Auswertung der Ergebnisse der Studie im Hinblick auf die durchführenden Operateure. Eine Kontraindikation für Polydioxanon als Schmetterlingsnaht besteht an den Palmae und Plantae und an sehr dünner Haut.

Folgende Punkte erscheinen bei Ausführung der Schmetterlingsnaht mit den genannten resorbierbaren, synthetischen Nahtmaterialien zur Optimierung der Ergebnisse beachtenswert: 1. schräge Wundränder, 2. Knoten unterhalb des Koriums, 3. dünnstmögliche Fadenstärke, 4. zusätzlicher Knoten und Fadenenden sehr kurz abschneiden, und 5. viel Übung und gutes Instrumentarium.

Zusammenfassend kann gesagt werden, daß sich mit beiden Materialien bei Anwendung der intrakutanen Schmetterlingsnaht und ggf. einer intrakutanen fortlaufenden Naht oder weiteren feinen, konventionellen Einzelknopfnähten in der operativen Dermatologie hervorragende Ergebnisse erzielen lassen, die bei Verwendung des PDS-Fadens insgesamt noch günstiger sind, wenn der Operateur genügend Erfahrung mit diesem Material besitzt.

Literatur

1. Aitken RJ, Anderson EDC, Chetty K (1989) Subcuticular skin closure following minor breast biopsy: Prolene is superior to polydioxanone (PDS). J R Coll Edinb 34:128–129
2. Breuninger H, Haueisen S (1985) Anwendung von resorbierbarem Nahtmaterial in der operativen Dermatologie. Z Hautkr 5 (60):453–457
3. Breuninger H (1990) Die Hautnaht – Neue Aspekte durch die Verwendung resorbierbaren Nahtmaterials. Ethicon OP-Forum 143 (1)
4. Chautarasak ND, Milner RH (1989) A comparison of scar quality in wounds closed unter tension with PGA (Dexon) and Polydioxanone (PDS). Br J Plast Surg 42:687–691
5. Docin N (1978) Vicryl und sein Verhalten im Gewebe. Ethicon OP Forum 96 (4)
6. Haaf U, Breuninger H (1988) Resorbierbares Nahtmaterial in der menschlichen Haut: Gewebereaktion und modifizierte Nahttechnik. Hautarzt 39:23–27
7. Knoop M, Keck H (1990) Monofile resorbierbare Nahtmaterialien. Zentralbl Chir 115:1339–1342
8. Moy RL, Kaufmann AJ (1991) Clinical comparison of polyglacticacid (Vicryl) and polytrimethilenecarbonate (Maxon) suture material. J Dermatol Surg Oncol 17:667–669

Therapie von physikalisch-chemischen Hautdefekten

Möglichkeiten und Grenzen
der konservativen Verbrennungsbehandlung

E. Diem

Zusammenfassung

Die konservative Verbrennungsbehandlung hat ihre umschriebenen Indikationen, ihre Vor- und Nachteile gegenüber der operativen Therapie. Nur wer dies aus eigener Erfahrung kennt, wird im Einzelfall die für den Patienten optimalen therapeutischen Schritte tun können. Es soll abschließend noch einmal erinnert werden, daß auch bei konservativer Behandlung alle nach 3 Wochen noch bestehenden, über münzgroßen, nicht abgeheilten Areale autotransplantiert werden müssen, um hypertrophe Narbenbildung zu verhindern – dies gilt natürlich nur bei mittelschweren Verbrennungen bis zu einer Körperoberfläche von 30% Verbrennung, da alle darüberliegenden thermischen Schäden therapeutisch-intensivmedizinisch einer anderen Strategie unterliegen.

Einleitung

Die Therapieentscheidungen bei thermischen Hautschäden basieren hauptsächlich auf dem Verbrennungsgrad – also der Tiefe des Schadens und dessen Ausdehnung bezogen auf die prozentuell betroffene Körperoberfläche.

Die *Verbrennungswunde* mit ihrem dreidimensionalen Aufbau und den charakteristischen Zonen nimmt innerhalb der chirurgischen Wunden eine *Sonderstellung* ein [2].

1. Es verbleibt eine große Menge toten Gewebes (Nekrosen) über einen u.U. längeren Zeitraum im Körper.
2. Die Verbrennungswunde ist einer eigenen Dynamik unterworfen: Von der initial sterilen Wunde wechselt sie zu einem idealen Kulturmedium für Keime. Der Schaden kann sich vertiefen.
3. Über diese Verbrennungswunden kommt es zu Verlusten von Wasser, Serum und Blut.
4. Es entfällt über längere Zeit die Barriere- und Schutzfunktion – die Wunde bleibt offen – und erfordert
5. in vielen Fällen die Mobilisierung von Gewebe (Autotransplantation), um diese Defekte permanent zu verschließen.

Es ist daher unser Hauptziel, jede Verbrennungswunde raschest möglich von Nekrosen zu säubern und definitiv zu reepithelialisieren oder für die Autotransplantation vorzubereiten.

Eine *aktive chirurgische Vorgangsweise* ist heute bei allen ausgedehnten oder drittgradigen Verbrennungen unbestritten, sie verkürzt Morbidität, Mortalität und mindert Folgezustände, wie etwa hypertrophe Narbenbildung.

Ein *konservatives Vorgehen* ist in jenen Fällen vorzuziehen, wo eine eindeutige Differenzierung des Verbrennungsgrades – etwa bei mosaikartigem Schädigungsmuster von zweit- und oberflächlich drittgradigen Verbrennungen – nicht möglich ist, es sich um Verbrennungen des Gesichtes, Perineums, von Handflächen und Sohlen handelt und auch eine diagnostische tangentiale Abtragung zu viel, noch vitales Gewebe opfern würde. Weitere Vorteile sind, daß keine Anästhesie erforderlich ist und nur minimale Blutverluste resultieren [3].

Welche konservativen Verfahren kommen nun hauptsächlich zur Anwendung?

1. Das biochemische (enzymatische) *Débridement* mit diversen proteolytischen und fibrinolytischen Enzymen in Kombination mit manuellem Débridement, Badebehandlung und fallweise
2. *topische antibakterielle Chemotherapie.*
3. Verfahren der *Wundstimulation* und *Interimsdeckung.*
4. *Additive Maßnahmen.*

Seit langem ist die Wirksamkeit von Sekreten diverser Fliegenmaden bekannt, sie wurden in den 30er Jahren sogar in Form der „surgical maggots" bei Osteomyelitits therapeutisch genutzt [7].

Chemisches Débridement

Die hauptsächlich verwendeten Enzyme Bromelain, Kollagenase, Streptokinase, Streptodornase wirken alle ähnlich: Es kommt nicht zur Verflüssigung der Nekrose, sondern zur Auflösung im Zwischenraum zwischen verbranntem und unverbranntem Gewebe, ohne dabei vitales Gewebe zu schädigen oder systemische Toxizität zu bewirken. Die Wirkung ist kontrollierbar und steuerbar, die Zeitdauer bis zur Nekrolyse allerdings von diversen Individualfaktoren abhängig, wobei vor allem der Wund-pH eine Schlüsselrolle einnimmt und andere topisch angewandte Medikamente die Enzymwirkung aufheben können. Die Anwendung der Enzympräparation soll zum frühestmöglichen Zeitpunkt, also 24–48 h nach Unfall, erfolgen. Kontraindiziert ist die Anwendung über exponierten Sehnen, Nerven oder bei mit Körperhöhlen kommunizierenden Fisteln. In Einzelfällen können Okklusivtechniken oder Feuchtverbände die Enzymwirkung beschleunigen. Die enzymatische Nekrolyse ist mit Ablösung aller Schorfe und Nekrosen beendet [1, 3].

Topische antibakterielle Chemotherapie

Sie ist Eckpfeiler in der Prophylaxe der Verbrennungssepsis, vor allem bei jenen Patienten, bei denen entweder die Verbrennungsnekrosen aufgrund ihrer Ausdehnung nicht in einem Schritt entfernt werden können oder wenn ein konservatives Vorgehen sinnvoller erscheint. Ziel ist die Herstellung eines keimarmen Milieus, da eine vollkommene Keimfreiheit in praxi kaum erreicht werden kann. Verbrennungsnekrosen werden innerhalb von 24 h von Keimen besiedelt, deshalb muß die prophylaktische antibakterielle Chemotherapie zum frühestmöglichen Zeitpunkt eingeleitet werden. Das Anforderungsprofil an derartige Substanzen – breites antibakterielles Spektrum in vitro und in vivo, Penetrationsvermögen, fehlende Absorption und systemische Toxizität, keine Schmerzhaftigkeit und Allergisierung etc. – wird von keinem der derzeit zur Verfügung stehenden Substanzen in idealer Weise erfüllt. Die wichtigste zur Verfügung stehende Substanz in dieser Indikation ist das Silbersulfadiazin – es kann die Keimbesiedlung der Verbrennungswunde bis zu 14 Tagen hinausschieben [6].

Zu bedenken ist, daß ein Teil der topischen Chemotherapeutika die Nekrolyse, aber auch die Epithelialisierung verzögern kann. Es ist daher vom Therapeuten täglich zu entscheiden, ob enzymatische Nekrolyse, topische Chemotherapie oder eine Kombination von beiden im individuellen Fall nutzbringender sind.

Interimsdeckung und Wundstimulation

Nach Abräumen der Nekrosen und Wundschörfe, so eine autologe Transplantation nicht erfolgt, werden die Wundflächen mit homologen Haut- und Xenotransplantaten oder Hautersatz passager abgedeckt [4]. Diverse Wundheilungsfaktoren wurden bis jetzt in klinischem Maßstab nicht ausreichend erprobt. Es ist aber zu erwarten, daß sie in verschiedenen Phasen der Wundheilung die reparativen Vorgänge positiv beeinflussen können [5].

Additive Maßnahmen

Hierunter fallen alle therapeutischen Maßnahmen, die indirekt die Wundheilung unterstützen, wie Ernährung, Blut- und Komponentensubstitution, systemische antibakterielle Chemotherapie usw.

Literatur

1. Bayley EW (1990) Wound healing in the patient with burns. Nurs Clin North Am 25:209–222
2. Deitch EA (1990) The management of burns. New Engl J Med 323:1249–1252
3. Diem E (1990) Einheitliches Therapiekonzept umschriebener Verbrennungen. Wunsch und Wirklichkeit. Z Hautkr 65:521–526
4. Diem E (1991) Systematik, Methodik und Indikationsstellung des passageren Hautersatzes. Z Hautkr 66 (Suppl 3):47–49
5. Kingsnorth AN, Slavin J (1991) Peptid growth factors and wound healing. Br J Surg 78:1286–1290
6. Monafo WW, West MA (1990) Current treatment recommendations for topical burn therapy. Drugs 40:364–373
7. Vistnes LM, Lee R, Ksander GA (1981) Proteolytic activity of blowfly larvae secretions in experimental burns. Surgery 90:835–841

Dermatochirurgische Behandlungsmöglichkeiten von chronischen Strahlenfolgen am Hautorgan

H. WINTER und K.-P. BELLMANN

Zusammenfassung

Chronische strahlenbedingte Schädigungen am Hautorgan sind trotz aller Fortschritte auf dem Gebiet der Strahlentherapie nicht immer zu vermeiden. Indikationen für eine operative Therapie sind nicht nur Tumoren im Bestrahlungsfeld und Strahlenulzera, sondern auch chronische Strahlenfolgen am Hautorgan, die Ursache erheblicher subjektiver Beschwerden sein können. Nach Auswertung von 52 Patienten, die im Zeitraum von 10 Jahren (1982 bis 1991) an der Universitätshautklinik der Charité in Berlin behandelt wurden, wird das chirurgische Therapiekonzept vorgestellt. Da das Ausmaß der Gewebsschädigung makroskopisch nicht sicher abgrenzbar ist, sollte das strahlengeschädigte Hautareal möglichst weit im Gesunden exzidiert werden. Zur Defektdeckung haben sich unterschiedliche Lappenplastiken sowie Transplantationen nach zwischenzeitlicher Wundkonditionierung bewährt. Bei kritischer Indikationsstellung, sorgfältiger Auswahl des Operationsverfahrens und richtigem operationstaktischen Vorgehen sind selbst bei Problemfällen beachtliche Erfolge zu erzielen. Dabei ist eine enge interdisziplinäre Zusammenarbeit zwischen Strahlentherapeuten und Dermatochirurgen von besonderer Bedeutung.

Einleitung

Chronische strahlenbedingte Schädigungen unterschiedlicher Schweregrade am Hautorgan sind trotz aller Fortschritte auf dem Gebiet der Strahlentherapie nicht immer zu vermeiden. Häufiger sind sie der Preis für die Vernichtung eines bösartigen Tumors. Deshalb sollte der Begriff des „Strahlenschadens" nach Ansicht einiger Autoren bewußt vermieden werden, da er leicht mit dem Vorliegen eines schuldhaften Behandlungsfehlers in Verbindung gebracht werden könnte [2, 9, 11, 12]. Von zentraler ätiopathogenetischer Bedeutung sind dabei unterschiedlich stark ausgeprägte Gefäßschäden im Kapillarbereich, die zu einer Durchblutungsverschlechterung besonders im Bereich der Kutis und Subkutis führen. Sekundär können je nach Schweregrad narbig-atrophische Veränderungen und auch Gewebsnekrosen beobachtet werden [12]. Das klinische Bild reicht dementsprechend von narbig-atrophischen Veränderungen (Radioderm) über oberflächliche Ulzerationen bis zu schweren tiefreichenden Radionekrosen. Zusätzlich muß bei chronischen Strahlenfolgen an der Haut nach einer Latenzphase auch mit der Gefahr einer malignen Entartung gerechnet werden [1, 3]. Chronische Schädigungen am Hautorgan nach einer Lege artis durchgeführten Strahlentherapie sind häufig Kombinationsschäden [11]. Zusätzliche mechanische, toxisch-allergische und entzündliche Reize, aber auch erneute Tumorbildungen sind in diesem Zusammenhang von besonderer Bedeutung. Deshalb sollten bei chronischen Strahlenfolgen immer auch zusätzliche schädigende Faktoren

Tabelle 1. Chronische Strahlenfolgen am
Hautorgan: Lokalisationen ($n = 52$)

Region	n
Kopf/Hals	5
Obere Extremität	6
Untere Extremität	13
Rumpf	28
Gesamt	52

ausgeschlossen werden, besonders wenn ein bislang stabiles Radioderm nach Jahren
„aufbricht".

Auf dem Gebiet der Behandlung chronischer Strahlenfolgen hat sich gerade in
den letzten Jahren ein auffälliger Wandel vollzogen. Während in der Vergangenheit
oft ein therapeutischer Nihilismus zu beobachten war, haben heute plastisch-chirurgische Maßnahmen eine dominierende Stellung im Behandlungsplan [1, 2, 4–11,
13]. Sorgfältige Anamnese und Diagnostik sowie die gezielte topische Basisbehand-
lung durch einen erfahrenen Dermatologen sind auch weiterhin eine unabdingbare
Forderung. Die Zeit, in der Patienten mit chronischen Strahlenfolgen und starkem
Leidensdruck jahrelang mit frustranen konservativen Methoden behandelt wurden,
sollte endgültig der Vergangenheit angehören.

Patienten

Nach einer 10-Jahresanalyse (01.01.1982 bis 31.12.1991) wurden an der Universitätshautklinik der Charité in Berlin insgesamt 52 Patienten (15 Männer und 37
Frauen) im Alter zwischen 23 und 82 Jahren (Durchschnittsalter: 53 Jahre) wegen
chronischer Strahlenfolgen am Hautorgan operativ behandelt. Von Ausnahmen abgesehen, handelte es sich um Folgezustände nach strahlentherapeutischer Behandlung von malignen und semimalignen Tumoren. 23 dieser Patienten waren als Problemfälle einzuordnen: 13 Patienten zeigten bei der Aufnahme ausgedehnte Strahlenulzera bzw. tiefreichende Radionekrosen. In 3 Fällen wurden Rezidive (Mela-
nom-, Plattenepithel-, Basalzellkarzinomrezidiv) nach Strahlentherapie histopatho-
logisch nachgewiesen. Bei 7 Patienten handelte es sich um maligne Umwandlungen
auf dem Boden von chronischen strahlenbedingten Hautschäden (3 Plattenepithelkarzinome, 2 verruköse Karzinome, 2 Basaliome). Eine Zusammenstellung über die
Lokalisation der strahlengeschädigten Hautareale ist der Tabelle 1 zu entnehmen. Am
häufigsten waren es Rumpfhautlokalisationen (28 Patienten), gefolgt von Lokalisationen an den Extremitäten (19 Patienten) und im Kopf-Hals-Bereich (5 Patienten).

Chirurgisches Therapiekonzept, Ergebnisse und Diskussion

Indikationen für eine operative Therapie sind nicht nur Tumoren im Bestrahlungsge-
biet und Strahlenulzera bzw. tiefreichende Radionekrosen, sondern auch chronische

Tabelle 2. Defektverschluß nach Exzision strahlengeschädigter Hautareale ($n = 52$)

Operationstechnik	n
Exzision und Defektdeckung in einer Sitzung	
Primäre Wundnaht	3
Lappenplastik (Nah-, Regional-, Fernlappenplastik, myokutane Lappenplastik)	28
Transplantation (Spalthaut, Reverdin)	2
Defektverschluß nach Interimsdeckung bzw. Wundkonditionierung	
Transplantation (Spalthaut, Reverdin)	19
Gesamt	52

strahlenbedingte Schädigungen der Haut, die trotz konsequenter dermatologischer Lokaltherapie evtl. in Kombination mit systemischer Behandlung Ursache erheblicher subjektiver Beschwerden (Brennen, Jucken, Schmerzen) sind. Operative Behandlungsmaßnahmen sind oft die einzige Möglichkeit, den Patienten auf Dauer von seinen Beschwerden zu befreien. Da das Ausmaß der Gewebsschädigung makroskopisch nicht sicher abgrenzbar ist, sollte das Radioderm bzw. das Strahlenulkus möglichst weit im Gesunden exzidiert werden, um postoperative Wundheilungsstörungen zu vermeiden. Bei Verdacht auf Tumorrezidivbildung oder maligne Entartung ist eine Probeexzision mit histologischer Sicherung der Diagnose unabdingbare Voraussetzung für die Operationsplanung. Bei Bestätigung erfolgt die operative Entfernung nach den Radikalitätsprinzipien der Tumorchirurgie.

Nach Exzision der strahlengeschädigten Hautareale erfolgt der Defektverschluß in Abhängigkeit von der Art und dem Schweregrad der Schädigung, der Lokalisation sowie dem Alter und der Belastbarkeit des Patienten mittels unterschiedlicher Lappenplastiken oder Hauttransplantationen. In der Tabelle 2 werden die verschiedenen Möglichkeiten des Defektverschlusses anhand des eigenen Patientengutes zusammengestellt. Ein primärer Wundverschluß nach Wundrandmobilisation (3 Patienten) ist nur selten erfolgversprechend. Auch Hauttransplantate kommen zur primären Defektdeckung nur in ausgewählten Fällen (2 Patienten) in Frage, da nur bei oberflächlichen Strahlenfolgen und ausreichender Exzisionstiefe Störungen der Mikrozirkulation im Wundbereich nicht zu befürchten sind.

Demgegenüber hat sich bei ausgedehnten und tiefreichenden Schädigungen der Haut, bei Infektionsgefährdung, bei Tumorbildungen im Bestrahlungsfeld sowie bei Patienten mit eingeschränkter Belastbarkeit die zwischenzeitliche Interimsdeckung und anschließende Wundkonditionierung mit synthetischem Hautersatz bzw. mit speziellen Wundauflagen (19 Patienten) bewährt [13]. Erst bei transplantationsgerechtem Granulationsrasen wird dann in 2. Sitzung die Hauttransplantation – meist als Spalthauttransplantation (Mesh-graft-Technik) oder Reverdin-Plastik – vorgenommen. Darüber hinaus ist durch eine derartige zweizeitige Vorgehensweise eine mikrographische Entfernung von malignen Neubildungen sowie von Rezidivtumoren ohne Schwierigkeiten möglich. Bei primärer Defektdeckung sind Lappenplastiken (28 Patienten) besonders geeignet (Abb. 1). Meist können durch unterschiedliche Nahlappenplastiken (22 Patienten) optimale funktionelle und ästhetische Spätergebnisse erzielt werden [2, 4, 7, 9]. Ist die umgebende Haut infolge weitreichender Strah-

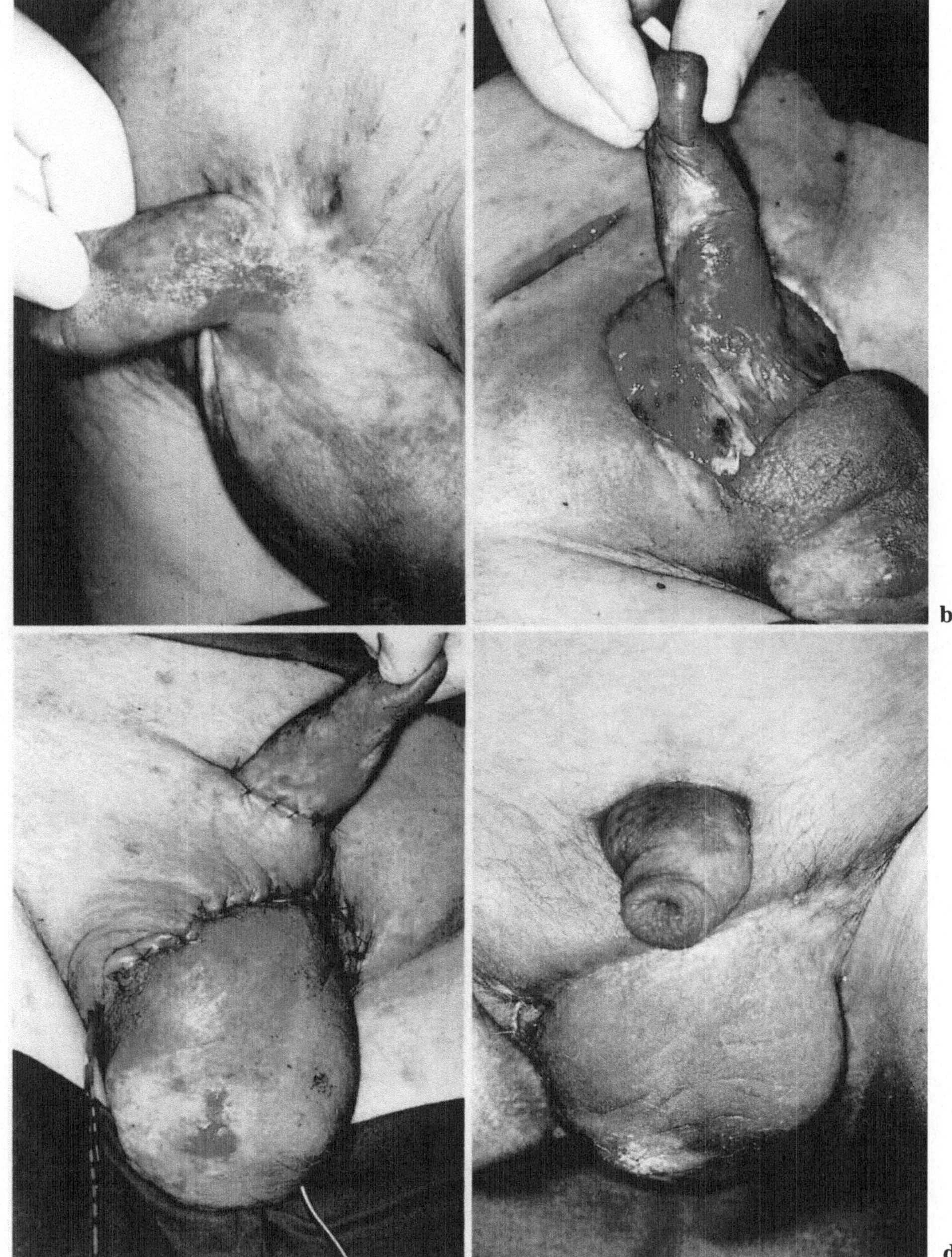

Abb. 1a–d. 83jähriger Patient mit Rezidiv eines Paget-Karzinoms nach Strahlentherapie an der Peniswurzel sowie großflächigem Radioderm im Penis- und Skrotalbereich (**a**). Exzision des Tumorrezidivs zusammen mit der strahlengeschädigten Penis- und Skrotalhaut, Präparation eines Brückenlappens am Unterbauch (**b**). Abschlußphoto nach Penisverlagerung und Hautnaht (**c**). Ergebnis 1 Jahr nach der Operation (**d**)

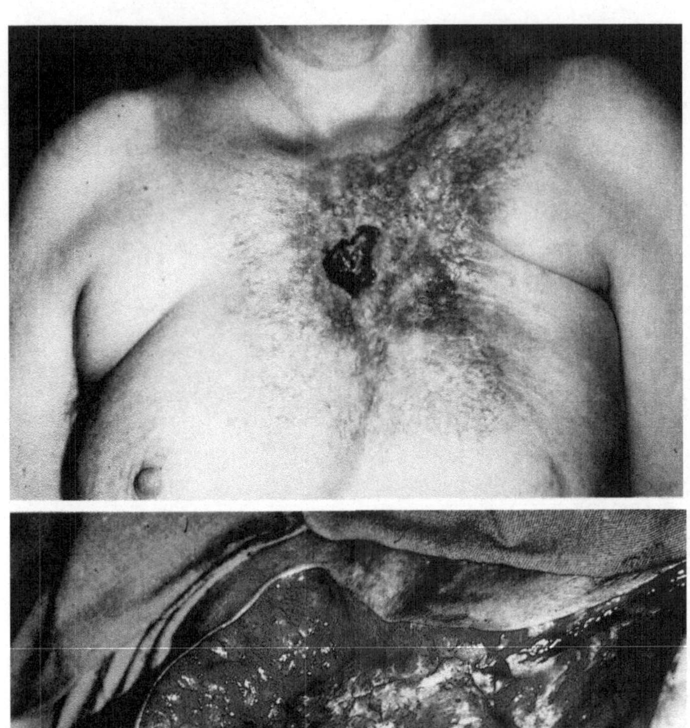

Abb. 2a–d 55jährige Patientin mit Strahlenulkus nach Mammaradikaloperation links mit Nachbestrahlung (**a**). Großflächiges Exzisionsgebiet (**b**). Präparation eines linksseitigen myokutanen Latissimus-dorsi-Insellappens. Verschluß des Entnahmedefektes mittels Rotationslappenplastik (**c**). Ergebnis 1 Jahr nach Latissimus-dorsi-Insellappenplastik (**d**)

lenschädigung oder aufgrund topographischer Gegebenheiten für ein nahplastisches Verfahren nicht geeignet, so sollte die definitive Defektdeckung mittels Regionallappenplastik (1 Patient) oder Fernlappenplastik (1 Patient) erfolgen. Dabei sind möglichst solche Fernlappenplastiken zu wählen, die ohne größeren operativen Aufwand und ohne längere Immobilisation zum Erfolg führen. In diesem Zusammenhang stellen die in den 70er Jahren wiederentdeckten myokutanen Lappenplastiken (4 Patienten) eine wesentliche Bereicherung der therapeutischen Möglichkeiten dar [4–6, 8, 11]. Aufgrund ihrer optimalen Blutversorgung und ihres muskulären Anteils sind sie besonders bei tiefreichenden Exzisionsdefekten und bei Infektionsgefährdung geeig-

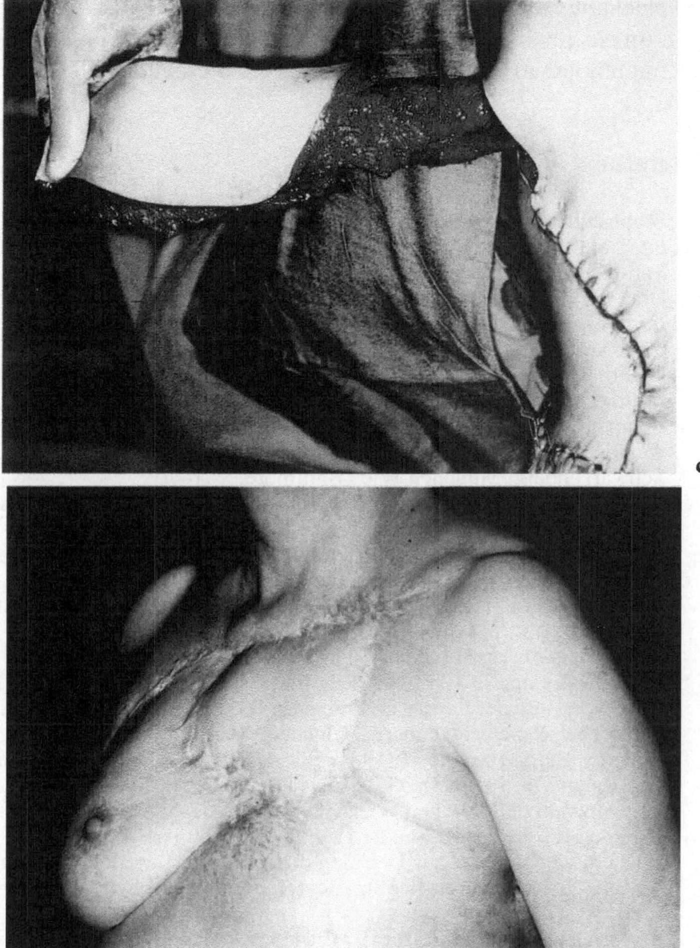

c

d

net (Abb. 2). Eine Indikation für einen freien Transfer eines Haut-Fett-Lappens oder Haut-Muskel-Lappens ist nur dann gegeben, wenn mittels konventioneller plastisch-chirurgischer Verfahren keine befriedigende Wiederherstellung von Form und Funktion zu erwarten ist [10].

Schwerwiegende intra- und postoperative Komplikationen wurden bei keinem der in der Universitätshautklinik der Charité behandelten Patienten beobachtet. Stets konnte nach Anheilung der Transplantate eine belastungsfähige Epithelabdeckung erzielt werden. Trotz teilweise ungünstiger Vorbedingungen kam es nach Lappenplastiken nur bei 7 Patienten zu geringfügigen Wundheilungsstörungen, die konservativ beherrscht wurden. Schon zum Zeitpunkt der Entlassung aus stationärer Behandlung berichteten alle Patienten übereinstimmend von deutlicher Besserung der zuvor stark ausgeprägten subjektiven Beschwerden, meist sogar von vollständiger Beschwerdefreiheit. Bei der überwiegenden Mehrzahl der operativ behandelten Patienten wurden bei Nachuntersuchungen gute funktionelle und ästhetische Spätergebnisse beschrieben. Im Nachbeobachtungszeitraum von bis zu 10 Jahren kam es bei keinem Patienten mit präoperativem Strahlenulkus zu einer erneuten Ulkusbildung.

Literatur

1. Braun-Falco O, Plewig G, Wolff HH (1984) Hautkrankheiten durch ionisierende Strahlen. In: Braun-Falco O, Plewig G, Wolff HH (Hrsg) Dermatologie und Venerologie, 3. Aufl. Springer, Berlin Heidelberg New York Tokyo, S 342–344
2. Draf W (1984) Die plastisch-chirurgische Versorgung von Strahlenfolgen im Halsbereich. In: Lemperle G, Koslowski L (Hrsg) Chirurgie der Strahlenfolgen. Urban & Schwarzenberg, München Wien Baltimore, S 61–70
3. Ehring F (1984) Röntgentherapie. In: Petres J, Kunze J, Müller RPA (Hrsg) Onkologie der Haut. Grosse, Berlin, S 34–42
4. Lemperle G (1984) Plastisch-chirurgische Deckung von Strahlenulzera im Becken- und Analbereich. In: Lemperle G, Koslowski L (Hrsg) Chirurgie der Strahlenfolgen. Urban & Schwarzenberg, München Wien Baltimore, S 61–70
5. Olbrich RR, Mühlbauer W, von Mallinckrodt G (1984) Brustrekonstruktion in strahlengeschädigter Haut. In: Lemperle G, Koslowski L (Hrsg) Chirurgie der Strahlenfolgen. Urban & Schwarzenberg, München Wien Baltimore, S 61–70
6. Olivari N (1976) The latissimus flap. Br J Plast Surg 29:126–128
7. Przybilski R, Lemperle G (1984) Verschiedene Schwenklappenplastiken zur Deckung von Strahlenulzera. In: Lemperle G, Koslowski L (Hrsg) Chirurgie der Strahlenfolgen. Urban & Schwarzenberg, München Wien Baltimore, S 61–70
8. Radu D, Lemperle G (1984) Der muskulokutane Rektuslappen für Strahlenulzera der Brustwand und der Leiste. In: Lemperle G, Koslowski L (Hrsg) Chirurgie der Strahlenfolgen. Urban & Schwarzenberg, München Wien Baltimore, S 61–70
9. Spitalny HH, Lemperle G (1984) Plastisch-chirurgische Versorgung von Strahlenfolgen im Gesicht. In: Lemperle G, Koslowski L (Hrsg) Chirurgie der Strahlenfolgen. Urban & Schwarzenberg, München Wien Baltimore, S 61–70
10. Steinau HU, Jaeger K, Soeder H, Enke A, Reuther J, Schnabel U (1984) Mikrochirurgischer Muskeltransfer zur Deckung ausgedehnter Strahlenulzera. In: Lemperle G, Koslowski L (Hrsg) Chirurgie der Strahlenfolgen. Urban & Schwarzenberg, München Wien Baltimore, S 61–70
11. Tilkorn H, Drepper H, Ehring F (1984) Indikationen für plastisch-chirurgische Versorgung von Strahlenfolgen an der Haut. In: Lemperle G, Koslowski L (Hrsg) Chirurgie der Strahlenfolgen. Urban & Schwarzenberg, München Wien Baltimore, S 61–70
12. Trott KR (1984) Strahlenbiologische Faktoren bei der Entstehung von Strahlenfolgen an der Haut. In: Lemperle G, Koslowski L (Hrsg) Chirurgie der Strahlenfolgen. Urban & Schwarzenberg, München Wien Baltimore, S 61–70
13. Winter H, Lehnert W (1987) Operationstaktische Besonderheiten bei der Behandlung von Hauttumoren. In: Petres J (Hrsg) Fortschritte der operativen Dermatologie, Bd. 3: Aktuelle Behandlungsverfahren. Springer, Berlin Heidelberg New York London Paris Tokyo, S 96–105

Radioderm – Operative Behandlung und Komplikationen

Z. Szabo und T. Werfel

Zusammenfassung

Radioderme haben unter Chirurgen einen schlechten Ruf. Sie werden meist erst dann operiert, wenn ein bösartiger Tumor im Radioderm entsteht. Die Autoren wollen aufgrund eigener Erfahrungen die operativ tätigen Kollegen ermutigen, Radioderme möglichst frühzeitig zu operieren. Es werden die modernen Operationsmöglichkeiten, aber auch die häufigsten Komplikationen dargestellt. Die Autoren meinen, daß die häufigsten Komplikationen, z. B. Superinfektion, in der Regel gut beherrschbar sind. Operationen von Radiodermen sollten frühzeitig sowohl aus prophylaktischen Gründen als auch aufgrund ästhetischer und funktioneller Aspekte durchgeführt werden.

Einleitung

Die Dermatologie ist ein klinisches Fach, in dem man selten schnelle Erfolge sieht. Eine Ausnahme stellt die Dermatochirurgie dar: Hier wird der Patient aufgenommen, operiert und – mit etwas Glück – nach 10 Tagen entlassen. Arzt und Patient sind dann zufrieden. Derartig verwöhnt, neigen wir manchmal dazu, die undankbaren Aufgaben zu verdrängen.

Ein Beispiel für ein solches Problem ist die chirurgische Behandlung von Radiodermen [2, 3]. Diese werden in der Regel erst dann operiert, wenn dort ein Malignom entstanden ist, was sehr häufig passiert [4]. Aber auch ohne Tumor sind die Patienten durch die nässenden, schmerzhaften, superinfizierten Wunden stark belastet, und deshalb ist eine möglichst frühzeitige Operation anzustreben [7].

Patienten

In den letzten 3 Jahren behandelten wir in unserer Klinik 22 Patienten mit Radiodermen. Diese Patienten kann man grundsätzlich in 2 Gruppen einteilen: Die erste Gruppe setzt sich aus 10 älteren Menschen (zwischen 51 und 83 Jahren) zusammen, die vor 30–40 Jahren wegen einer bösartigen Tumorerkrankung operiert wurden und deren Lymphknoten im Rahmen einer adjuvanten Therapie bestrahlt wurden [7]. Das Mammakarzinom und andere gynäkologische Malignome waren die häufigsten Grunderkrankungen. Zum zweiten Patientenkreis gehörten 7 jüngere Personen (von 25–40 Jahren), die im Säuglings- oder Kleinkindalter wegen Hämangiomen bestrahlt wurden. In 5 Fällen war der Grund der Bestrahlung nicht mehr nachvollziehbar.

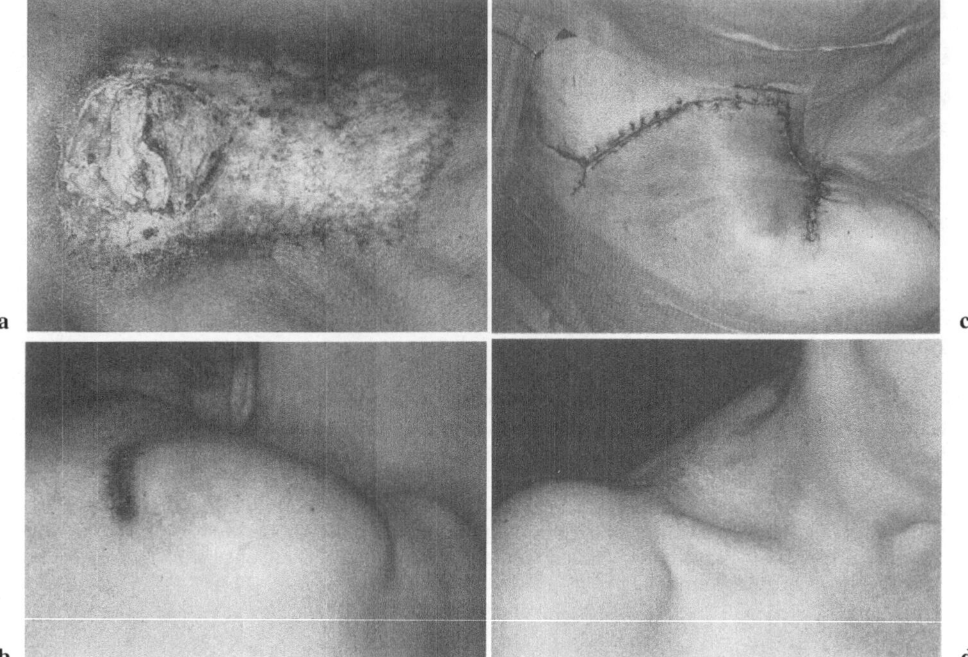

Abb. 1 a–d. Radioderm rechtes Schulterblatt (**a**). Zustand nach Implantation eines Hautexpanders (**b**). In der 5. Woche Entfernung des Expanders, Exzision des Radioderms, Deckung des Defekts mit Schwenklappen (**c**). Zustand 10 Wochen nach Exzision (**d**)

Methodik und Komplikationen

Bei 10 Patienten exzidierten wir die Hautveränderungen spindelförmig und verschlossen die Wunde primär. In 9 Fällen versorgten wir die Exzisionswunden mit Schwenklappen [8], darunter wurde in 4 Fällen ein Hautexpander als Vorbereitung zum Schwenklappen verwandt [5, 6]. 3 Patienten wurden mit freier Hautverpflanzung versorgt.

Histologisch fanden wir in den Radiodermen in 6 Fällen Plattenepithelkarzinome und in 2 Fällen Basaliome.

Als häufigste Komplikation zeigten sich nach 1 Woche postoperativ fast sterile, in jeden Fall aber unspezifische Wundentzündungen. Diese besserten und verschlechterten sich in wöchentlichem Rhythmus und klangen nach ungefähr 1 Monat ab. Kulturell wurde von Wundabstrichen wenig Staphylococcus aureus, bei anderen Lokalisationen wenig Proteus vulgaris nachgewiesen. Bei diesen Entzündungen empfahl sich eine abwartende Haltung. Wir konnten den Verlauf bei 7 Patienten längere Zeit beobachten. Kein Patient hatte Fieber, und der Allgemeinzustand blieb gut. Obwohl wir in allen Fällen gezielt antibiotisch behandelten, hatten wir den Eindruck, daß diese Therapie den Verlauf wenig beeinflußte.

Ergebnisse

Schlechte Erfahrungen hatten wir mit der freien Hautverpflanzung. In 2 Fällen mußte die Operation wiederholt werden, und das Endresultat war nicht viel besser als die Ausgangssituation. Sehr erfolgreich waren dagegen trotz aller allgemein bekannten Bedenken die Schwenklappenplastiken mit Hautexpandervorbereitung. In der Auffüllungsphase war die eingeschränkte Dehnbarkeit der Haut problematisch. Die Expander wurden durchschnittlich nach 4 Wochen wegen Schmerzhaftigkeit entfernt. Das bedeutete, daß wir die Kapazität der Expander nur zu 60–70% nutzten. Dies reichte aber in allen Fällen aus, um die Wunddefekte mittels Schwenklappen zu versorgen. Während der Auffüllungsphase beobachteten wir – ähnlich wie in der Heilungsphase – etwa in wöchentlichem Rhythmus auftretende, zum Teil schmerzhafte Entzündungen in der Umgebung des Hautexpanders.

Ein typisches Beispiel für die operative Radiodermbehandlung stellte eine 65jährige Patientin dar, die vor 30 Jahren wegen eines Mammakarzinoms operiert und postoperativ bestrahlt wurde. Seit ca. 20 Jahren bestand bei ihr ein 13×7 cm großes Radioderm am rechten Schulterblatt (Abb. 1). Als Vorbereitung für eine Schwenklappenplastik implantierten wir in Vollnarkose einen Hautexpander von 640 cm^3 [1]. Innerhalb von 4 Wochen wurde der Expander bis auf 420 cm^3 aufgefüllt. In der 5. Woche nahmen die Empfindlichkeit und die leichte Irritation der Haut zu, und der Expander mußte entfernt werden. In derselben Sitzung exzidierten wir das Radioderm, und der Wunddefekt wurde mit dem Schwenklappen gedeckt. Bei der histologischen Begutachtung des Exzidats wurde das Bild eines Radioderms ohne Hinweis auf Malignität beschrieben. Nach 4 Wochen bildete sich in der Mitte des Schulterblattes eine 0,6 cm breite, empfindliche Narbe, die in örtlicher Betäubung korrigiert wurde. Nach 10 Wochen erreichten wir einen relativ stabilen Zustand.

Obwohl das kosmetische Ergebnis nur als mittelmäßig bezeichnet werden kann, ist die Patientin nach 20 Jahren schmerzfrei, und sie kann wieder in öffentlichen Bädern schwimmen.

Dieses Beispiel sowie die zusammengefaßten Ergebnisse mögen verdeutlichen, daß Radioderme möglichst frühzeitig operiert werden sollten.

Literatur

1. Argenta L, Watanabe MJ, Grabb WC (1983) The use of tissue expansion in head and neck reconstruction. Ann Plast Surg 11:31–37
2. Brown JB, Mc Dowell F, Fryer MP (1949) Surgical treatment of radiation burns. Surg Gynecol Obstet 88:609–622
3. Érczy M (1928) Radioderm und seine Behandlung. Pollatschek-Buch. Franklin, Budapest
4. Loessl J (1929) Die chirurgische Behandlung der Radioderme. MSM 1929, XV. Großtagung, 84
5. Radovan C (1979) Development of adjacent flaps using the temporary expander. Plast Surg Forum 2:62
6. Radovan C (1976) Adjacent flap development using expandable silastic implant. Ann Meeting Plastic Rec Surg (Vortrag in Boston am 30.9.76)
7. Seemen H (1951) Operative Behandlung schwerer Strahlenschädigungen. Langenbecks Arch Chir 270:363–366
8. Zoltan J (1984) Atlas der Hautersatzverfahren. Karger, Basel

Chemische Verletzungen der Haut und Schleimhaut durch Einwirkung von Säuren, Basen oder Metallsalzen

A. Sprossmann und R. P. A. Müller

Zusammenfassung

In dieser Abhandlung über Verletzungen durch chemische Noxen soll ein Überblick über die häufigsten Verätzungen und sinnvolle Sofortmaßnahmen gegeben werden, wichtige chemische Kampfstoffe eingeschlossen.

Einleitung

Zu den häufigsten Verletzungen, mit denen Dermatologen konfrontiert werden, gehören die Verätzungen der Haut und Schleimhäute. Verätzungen sind chemische Gewebsverletzungen durch Einwirkung von Säuren, Basen oder Metallsalzen, deren Ausmaß von der Einwirkdauer, Konzentration oder Aggregationszustand der Noxe abhängen. Die Kenntnis der adäquaten Sofortmaßnahmen ist für den Therapieerfolg entscheidend und für den Patienten oft lebenswichtig.

Pathophysiologie der Verätzung

In Abhängigkeit der Noxe kommt es zu Oxidations- oder Reduktionsvorgängen im Gewebe oder zu Proteinsalzbildung. Die Freisetzung von Histamin und anderen permeabilitätssteigernden Proteinmetaboliten führt zu Erythem-, Ödem- und Blasenbildung. Die Demarkation des Gewebes entsteht durch lokale Entzündungsvorgänge an der Grenze des durch die ätzende Substanz geschädigten Gewebes. Diese Entzündungsreaktion ist durch initiale Gefäßdilatation, anschließende reaktive Hyperämie und gesteigerte Perfusion gekennzeichnet. Im Anschluß kommt es zur Verlangsamung der Blutzirkulation bis zur völligen Stase. Durch Leukozyten und Flüssigkeitsaustritt entsteht der charakteristische Ätzschorf. Die Immunitätslage der Haut ist erheblich geschwächt. Die neutrophilen Leukozyten könnten zwar noch Bakterien phagozytieren, aber nicht mehr auflösen. Die Bildung von Antikörpern gegen neue Antigene (z.B. Pilze oder Pseudomonas), Keime also, die nicht zur normalen Flora des menschlichen Organismus gehören, geht vorübergehend verloren.

Das Trauma kann einmalig sein oder beruflich chronisch. Man unterscheidet bei den Verätzungen zwischen der Koagulationsnekrose und der Kolliquationsnekrose als schwerste Schädigungsform.

Bei der Koagulationsnekrose kommt es unter Gerinnung und Ausfällung des Zelleiweißes durch die Noxe zu umschriebenen Gewebsnekrosen. Es entsteht ein perga-

Tabelle 1. Wirkungen und Sofortmaßnahmen nach Verätzungen

Noxe	Wirkung	Sofortmaßnahmen
Acrylsäure	Erythem, Ödem, bullöse Dermatitis	Spülung mit Wasser, physiolog. NaCl-Lösung und Seifenwaschung
Äthylenimin	Erytheme, Blasen, Nekrosen (Atemgift)	Sofortige Hydrotherapie
Aluminintriäthyl	Schmerzhafte Blasenbildung	Hydrotherapie und Lokalanästhesie
Ameisensäure	Erythem, Blasen, Ulkus	Hydrotherapie
Brom	Erythem, Blasen, tiefe Nekrosen	Hydrotherapie
Benzoylchlorid	Hautreizungen, Ätzschorf	Hydrotherapie
Calciumhypochlorid	Ödem, Ulzerationen	Hydrotherapie
Chromsäure	Chronische Ulzerationen	Natriumhypochlorid, gepufferte Lösungen von mono- und dibasischen Phosphatlösungen
Chlor	Erosionen, Ulzerationen	Glukokortikoide, $NHCO_3$-Infusion
Eisen-III-Chorid	Schwarz-brauner Ätzschorf	Trispuffer
Essigsäure	Bräunlicher Ätzschorf (Hämolyse)	Hydrotherapie
Formaldehyd	Reiz- und Ätzwirkung auf Haut und Schleimhäute, Proteinfällung	Verdünnte Ammoniaklösung oder 1%ige Ammoniumcarbonat-Lösung
Hydrazin	Erythem, Ulkus	Hydrotherapie
Methyläthylketon-peroxid	Ulzerationen, Erblindungs-gefahr durch Dämpfe	Zuerst Alkoholabtupfung, dann Hydrotherapie
Oleum	Tiefe, schmerzhafte Gewebsnekrose	Hydrotherapie
Phosphorpentachlorid Salzsäure Schwefelsäure Zinkchlorid	Erythem, Ätzschorf, Ulzerationen	Hydrotherapie
Phenol	Lokale Gefäßschädigung, rasche transkutane Resorption	Hydrotherapie, Nachreinigung mit Glycerin und Polyäthylenglycol
Perchlorsäure	Typische Koagulations-nekrose	Hydrotherapie
Peressigsäure	Toxische Ekzemreaktion, Nekrose	Alkoholabtupfung, Spülung mit 10%iger Natriumbicarbonatlösung
Salpetersäure	Gelber-schwarzgelber Ätzschorf (Xanthoproteinbildung)	Hydrotherapie mindestens 1h, mild gepufferte Lösung
Salpetrige Säure	Ödem, Erythem	Hydrotherapie, kein Neutralisationsversuch
Schwefelige Säure	Ödem, Erythem	
Zinkäthyl	Blasen, Nekrosen	Hautreinigung mit Paraffin und Polyäthylenglycol, danach Wasser, kein Fett, kein Alkohol

mentartiger Ätzschorf, der u. U. in Abhängigkeit von der Chemikalie, eine typische Färbung aufweist. Durch die Verschorfung wird die weitere Penetration der ätzenden Substanz verhindert. Im Gegensatz hierzu führt die Kolliquationsnekrose durch die Bildung von löslichen Albuminaten zu einer Erweichung des Gewebes. Der Schorf ist weich, gallertartig, transparent bis milchigtrüb. Der Gewebsdefekt ist unscharf begrenzt und reicht häufig bis weit in die Tiefe. Zu den häufigsten Noxen gehören folgende alphabetisch geordnete chemische Substanzen (Tabelle 1):

Die Acrylsäure ist die einfachste, ungesättigte organische Säure, die zur Herstellung technisch wichtiger Polyacrylharze benötigt wird. Sie ist stark reizend und führt zu bullösen Dermatitiden. Eine umgehende Entfernung der Noxe sowie eine intensive Spülung mit Wasser oder physiologischer Kochsalzlösung ist erforderlich. Auch Seifenwaschungen wirken hier unterstützend.

Das Äthylenimin ist eine farblose Flüssigkeit, die zu schweren Nekrosen führen kann. Im Respirationstrakt kommt es zu Glottis- und Lungenödemen. Da eine transkutane Resorption möglich ist, ist auch hier die sofortige Entfernung der Noxe durch Wasserspülungen angezeigt. Sekunden können hier über das Ausmaß der Schädigung entscheiden.

Beim Aluminiumtriäthyl (einem Aluminiumalkyl) entstehen schmerzhafte Blasen, die neben der o. g. Hydrotherapie den Einsatz von Lokalanästhetika erfordern. Die Blasen sollten steril eröffnet werden.

Die Ameisensäure ist ein Bestandteil des Ameisengiftes und wird in der Textil- und Lederindustrie verwendet. In hohen Konzentrationen kann es zu Ulzerationen kommen. Eine umgehende Hydrotherapie ist erforderlich.

Flüssiges Brom führt zum Erythem und paraungualen Blasen. Auf Grund rasch durchgeführter Wasserspülungen können schwere Ulzerationen, die bei dieser Verätzung entstehen können, vermieden werden.

Benzoylchlorid, eine Substanz, die in der Kunststoffindustrie verwandt wird, zerfällt auf feuchter Haut in Salzsäure und Benzoesäure. Diese führt zur Ausbildung eines typischen Ätzschorfes.

Chromsäure führt zu schlecht heilenden, chronischen Ulzera. Die Salze sind potente Kontaktallergene (Chromatekzem). Bei Chromsäureverätzungen sollten lokal Natriumhypochlorid oder gepufferte mono- und diphasische Phosphatlösungen zur Anwendung kommen.

Bei *Chlorkontamination* kann es neben den lokalen Verätzungen zur Chlorvergiftung kommen. Die parenterale Gabe von Glukokortikoiden und Infusionstherapie mit $NAHCO_3$ und Trispuffern ist erforderlich.

Eisen-III-Chlorid-Verätzungen zeigen eine typischen schwarz-braunen Ätzschorf. Neben einer intensiven Hydrotherapie können auch hier Trispuffer eingesetzt werden.

Essigsäure ist ein häufiges Acetylierungsmittel in organisch-chemische Laboratorien. Der Ätzschorf hat eine typische bräunliche Verfärbung, die durch Hämatineinlagerung entsteht.

Formaldehydverätzungen sollten statt mit Wasser mit Ammoniaklösungen oder 1%igen Ammoniumcarbonatlösungen behandelt werden.

Methyläthylketonperoxid führt zu schwersten Ulzerationen. Durch die Dämpfe besteht Erblindungsgefahr. Die Sofortmaßnahme sollte in sofortiger Alkoholabtupfung der Haut bestehen. Anschließend kann dann die bereits oben erwähnte ausführliche Hydrotherapie erfolgen.

Oleumverätzungen (rauchende Schwefelsäure) führen zu tiefen Gewebsnekrosen, ähnlich denen der Schwefelsäureverätzungen. Es kommt bei starker Wärmeentwicklung zur Verkohlung des Gewebes.

Phosphorpentachlorid-, Salzsäure-, Schwefelsäure- und Zinkchloridverätzungen zeichnen sich durch Erythembildung, Ätzschorfbildung und tiefe Ulzerationen in Abhängigkeit von der Konzentration der Noxe aus. Hier sollten sofortige Wasser- und physiologische NaCl-Spülungen durchgeführt werden.

Phenol, hier sind auch die Derivate, wie das Kresol, Pyrogallol, Naphthol und die Pikrinsäure zu nennen, führt zu schweren Verätzungen mit lokalen Gefäßschädigungen, die eine rasche transkutane Resorption des schädigenden Agens ermöglichen. Nach der Hydrotherapie sollte eine Nachbehandlung mit Glycerin und Polyäthylenglycol (Lutrol-9) erfolgen.

Die *salpetrige Säure* und schwefelige Säure gehören zu den reduzierenden Substanzen. Auch hier steht die Hydrotherapie im Vordergrund. Ein Neutralisationsversuch sollte hier unterbleiben.

Zu den *Zinkäthylverätzungen* ist zu erwähnen, daß eine Hautreinigung mit Paraffin oder Lutrol-9 erfolgen sollte. Fett- oder alkoholhaltige Reinigungsmittel sollten keine Anwendung finden, da hierdurch eine transkutane Resorption des Agens gefördert wird.

Tabelle 2. Ätzalkalien

Noxe	Wirkung	Sofortmaßnahmen
Alkalihydroxide (KOH, NaOH)	Ödeme, Gewebsverflüssigung	Hydrotherapie (Wasser- oder physilogische NaCl-Lösung), lokale Applikation von verdünnten Säuren, z.B. Essig-, Wein- und Zitronensäure
Äthylendiamin	Ödem, toxisches Ekzem, Ulzerationen	Hydrotherapie
Ammoniak	Schlecht heilende Verätzungen	Hydrotherapie
Erdalkalihydroxide	Konzentrationsabhängige Haut- und Schleimhautverätzungen	Hydrotherapie sowie Neutralisation mit verdünnten Säuren (s. oben)
Alkali- und Erdalkalioxide	Bei Wasserkontakt starke Wärmeentwicklung, zusätzliche Verbrennungen	Hydrotherapie

Ätzalkalien und Laugen verursachen Kolliquationsnekrosen mit weichen, gallertartigen Ulzerationen. Noch nach Stunden können die Noxen in tiefere Gewebsschichten penetrieren. Neben der Hydrotherapie ist hier besonders bei den Erdalkalihydroxiden und den Alkalihydroxiden ein Neutralisationsversuch mit verdünnten Säuren zu erwähnen. Hier können die Essigsäuren oder, wie in Tabelle 2 angeführt, Wein- und Zitronensäure Verwendung finden.

Eine Sonderstellung nimmt die *Flußsäure* ein. Die Flußsäure ist eine relativ häufig vorkommende Substanz. In der Glasindustrie wird sie zum Ätzen von Glas verwendet, aber auch in Rostentfernern ist sie enthalten. Sie verursacht zunächst kaum sichtbare, aber sehr schmerzhafte Hautläsionen, wobei die eigentliche Ätzwirkung erst nach 1–2 Tagen auftreten kann. Die perkutane Resorption ist möglich und kann zu ZNS-Schäden, Nieren- und Leberschäden führen. Auf Grund der Unberechenbarkeit der Ätzfolgen sind die Sofortmaßnahmen entscheidend. Eine Vielzahl von Therapien wird z. Zt. diskutiert. So empfehlen einige Autoren [8] die Dreiphasentherapie: Unterspritzung der Läsion mit Hyaluronidase und Lidocain 2%ig. Anschließend Nachinjektion von 4%igem Lidocain sowie 20%igem Calciumgluconat und zusätzliche Gabe von Steroiden systemisch. Andere Empfehlungen [7] schlagen als Methode der Wahl die lokale Kortikoidunterspritzung vor, die sowohl in der Sofortwirkung als auch in bezug auf Spätschäden die besten Ergebnisse aufwies. Bei tiefreichenden Gewebsdefekten bleibt u. U. nur die chirurgische Intervention mit radikaler Exzision des geschädigten Gewebes. Hier ist die Vitalfärbung mit Disulphidine-Blau zur Abrenzung des geschädigten Gewebes hilfreich.

Chemische Kampfstoffe

Alle Noxen, die in Tabelle 3 aufgeführt sind, führen über eine Störung der DNA-Synthese bei Hautkontakt zu bullösen Hautveränderungen. Als systemische Wirkung ist vor allem das Lungenödem zu nennen. Die Noxe ist sofort zu entfernen und die Haut sollte mit 70%igem Alkohol abgetupft werden. Anschließend sollten z.B. wasserstoffperoxidhaltige Lösungen oder andere verfügbaren Lösungen, wie sie aufgeführt sind, aufgetragen werden.

Eine Sonderstellung unter den Kampfstoffen nehmen das Lewisit und andere arsenhaltige Verbindungen ein. Durch die hohe Lipidlöslichkeit wird das Gift schnell aufgenommen und im gesamten Organismus verteilt. An der Haut entstehen bullöse Hautveränderungen aller Stadien. An den Augen kann es nach 3 h zur Hornhauttrübung und Nekrose kommen. Systemisch entstehen Lungenödem, hämorrhagische Ödeme bis zum toxischen Schock. Lewisit gilt zusätzlich als potentes Kanzerogen. Bei den Schutzmaßnahmen, die von gefährdeten Personen durchgeführt werden, ist zu erwähnen, daß Leder, Gummi und Textilien besonders leicht von Lewisit durchdrungen werden. Besondere Therapieempfehlungen sind von Krüger [5] ausgesprochen worden. Neben dem Entfernen der Noxen durch ausgiebige Hydrotherapie ist die Dekontamination durch Oxidationsmittel wichtig. Prophylaktisch sollten 1 g Prednisolon i.v. gegeben werden, um systemische Schäden abzufangen. Als Antidot ist BAL = Britisch-Anti-Lewisit im Handel als Sulfactin erhältlich. Dies sollte bis zu 1 h nach Exposition injiziert werden. Eine tiefe i.m.-Injektion ist wichtig, da es sich um eine ölige Substanz handelt. Die Dosierung beträgt 3 mg/kg KG alle 4 h. Inzwi-

Tabelle 3. Chemische Kampfstoffe

Noxe	Wirkung	Sofortmaßnahmen
S-Lost (Yperit, Senfgas)	Störungen der DNA-Synthese nach 4–12 h bullöse Erytheme mit anämischem Zentrum, systemische Wirkung Lungenödem	Kleidung entfernen, Haut mit 70%igem Alkohol abtupfen, Agentumnitricum-, Chloramin-, Hexamethylentetramin, kaliumpermanganat- oder wasserstoffperoxidhaltige Lösung auftragen
N-Lost	Bullöse Dermatitis	
Phosgenoxim	Wirkung wie S-Lost und N-Lost	
Lewisit und arsenhaltige Verbindungen	Blasenförmige Hautveränderungen, tiefe Ulzerationen, Brennen, Stechen, Erythem, schmerzhafte Nekrosen	Spezielles Antidot: British anti Lewisit (BAL) sofort bis zu 1 h nach Exposition (tiefe i.m. Injektion), Hautsalben 10% BAL nur in den ersten Minuten sinnvoll

schen sind auch neuere BAL-Analoga, so z.B. das DMPS im Handel als Dimaval-Kapseln oder i.v.-Injektionslösung, erhältlich. Die Dosierung hier liegt bei 200 mg per os 3 × täglich. Zur lokalen Applikation sind BAL-haltige Hautsalben im Handel; diese sollten jedoch nur in den ersten Minuten zur Anwendung kommen, da bei späterer Applikation eher eine Verschlimmerung des Hautbefundes eintreten kann. Im Augenbereich sollten Spülungen mit Natriumbikarbonatlösung durchgeführt sowie 4%haltige BAL-Augensalben appliziert werden.

Literatur

1. Albrecht GJ, Kiese M, Szinicz L, Sies H (1975) Probleme der Lostvergiftung: Zum molekularen Verständnis der Alkylierungsreaktion mit Stickstofflostverbindungen. Wehrmed Monatsschr 19:12–14
2. Anton S (1991) Treatment of chemical warfare injuries. Lancet 337:230
3. Brockmeyer M (1985) Dokumentation von Schleimhautveränderungen bei Kampfgas-(Lost-)Exponierten. Laryngol Rhinol Otol 64:532–534
4. Curreri PW, Asch JM, Pruitt BA (1970) The treatment of chemical burns: specialized diagnostic, therapeutic and prognostic consideration. H Trauma 10:634–642
5. Krüger M (1991) Chemische Kampfstoffe (C-Waffen). Dermatosen Beruf Umwelt 6:179–193
6. Moeschlin S (1972) Klinik und Therapie der Vergiftungen. Thieme, Stuttgart
7. Petres J, Müller R (1980) Verätzungen. In: Korting GW (Hrsg) Dermatologie in Praxis und Klinik, Bd II. Thieme, Stuttgart, S 15.25–15.37
8. Simon-Weidner R, Dreher R (1968) Zur Behandlung der Flußsäureverätzungen. Med Welt 19:495–497
9. Zelger J, Hochleitner H (1959) Verätzungen einschließlich Hautschädigungen durch Kampfstoffe. In: Gottron HA, Schönfeld W (Hrsg) Dermatologie und Venerologie, Bd III/1. Thieme, Stuttgart, S 70–83

Vergleich von Wirkung und Heilungsverlauf einer Behandlung mit Argon-Laser bzw. Dye-Laser bei Naevi flammei

A. MAICHLE, H. BREUNINGER, W. SCHIPPERT und P. NAU

Zusammenfassung

In einer Vergleichsstudie wurde an 20 Patienten die Wirkung und der Regenerationsverlauf einer Laserbehandlung von Naevi flammei untersucht. Dabei wurden an ein und demselben Patienten sowohl ein Areal mit Argon- als auch mit Dye-Laser (MDS 10 Argon-Dye-Laser der Firma Aesculap meditec) behandelt. Der Effekt bzw. der Heilungsverlauf wurde engmaschig mit konventioneller und vergrößernder Auflichtphotographie dokumentiert. Bezüglich des Patientenkollektivs wurde auf ein breites Spektrum hinsichtlich des Lebensalters und der Lokalisation des Naevus flammeus geachtet. Es zeigte sich, daß hinsichtlich der Wirkung im Langzeitvergleich kein signifikanter Unterschied zu erkennen war. Unmittelbar nach der Therapiesitzung bzw. an den direkt folgenden Tagen schien der Spontaneffekt, jedoch auch die Traumatisierung, beim Argon-Laser größer zu sein. Die Wirkung im Dye-Vergleichsareal erschien zunächst etwas weniger effizient, wurde von dem Patienten jedoch insgesamt besser toleriert. Nach ca. 4 Wochen war der Effekt in beiden Bereichen jedoch kaum noch unterscheidbar. Wegen der höheren zur Verfügung stehenden Energie beim Argon-Laser, die eine höhere Spotgröße ermöglicht, war die Behandlungszeit hierbei deutlich kürzer.

Einleitung

Bei Naevi flammei handelt es sich um angeborene Erweiterungen von Kapillargefäßen der Haut, die isoliert oder kombiniert mit anderen Fehlbildungen auftreten können. Aufgrund der gut zugänglichen Lage dieser Gefäßveränderungen wurden bereits Mitte der 60er Jahre erstmals Therapieversuche mit Laserstrahlen durchgeführt [5]. Seit über 10 Jahren ist nun die Behandlung mit dem Argon-Laser bei den meisten Formen von Naevi flammei die Methode der Wahl [2, 7]. Hierbei handelt es sich um einen Gasionenlaser mit kontinuierlicher bzw. in Intervallen getakteter Emmission im sichtbaren blau-grünen Spektralbereich (488 und 514 nm). Die hiermit zu erzielenden kosmetischen Ergebnisse sind im allgemeinen, vor allem bei Erwachsenen, gut. Durch nicht selektive Absorption in Gefäßen (z.B. Melanin) und thermische Effekte kann es jedoch zu Hypo- bzw. Hyperpigmentation und Narbenbildung kommen. Da dies in hohem Prozentsatz bei Kindern und Jugendlichen auftritt, verstärkt bei Extremitätenlokalisation, wird im allgemeinen eine Argon-Laser-Therapie nicht vor dem 18. Lebensjahr durchgeführt [3, 6, 14]. Um dem Ziel, diese unerwünschten Nebenwirkungen zu minimieren, nahezukommen, wurde vor einigen Jahren der Farbstofflaser (Dye) entwickelt [10]. Im Prinzip wird dabei das Licht einer Argon-Laserquelle durch ein spezielles Medium geleitet und damit eine Transformation in den gelben Spektralbereich (577 bzw. 585 nm) erreicht. Dies ist allerdings mit einem nicht unbeträchtlichen Energieverlust verbunden. Durch gepulste Energieabgabe (Einzelimpulse im Mikro- bis Nanosekundenbereich) kann eine Minimierung der thermischen Diffusionszeiten und damit eine Gewebeschonung erreicht werden. Es ist hiermit also eine weitgehend selektive Absorption am Hämoglobinmolekül (Absorptionsgipfel 577 nm) und damit eine gefäßspezifische Koagulation bei weitgehender Schonung der benachbarten Strukturen möglich [4, 9]. Aufgrund einer Kompromißbildung zwischen spezifischer Absorption, guter Tiefenpenetration und günstiger Energieverteilung im Zielgefäß hat sich in tierexperimentellen Untersuchungen die Wahl einer Wellenlänge von 585 nm als Optimum erwiesen [11]. Dabei wurden in bisherigen Untersuchungen noch nie Narben bzw. Pigmentverschiebungen beobachtet.

In der von uns durchgeführten Therapiestudie sollte nun ein direkter Vergleich von Argon- und Dye-Lasereffekt erfolgen. Ein besonderes Augenmerk wurde dabei auf die Traumatisierung und den Heilungsverlauf gerichtet.

Material und Methodik

Zur Durchführung dieser Studie verwendeten wir einen MDS 10 Argon-Dye-Laser der Firma Aesculap meditec, mit dem sowohl Argon- als auch Dye-Laserbehandlungen möglich sind. Behandelt wurde ein Kollektiv von 20 Patienten, davon waren 12 weiblichen, 8 männlichen Geschlechts. Der Altersbereich lag zwischen 17 und 46 Jahren, der Durchschnitt war bei 25 Jahren. Es wurde darauf geachtet, Naevi flammei an verschiedenen Körperbereichen und verschiedener Konsistenz und Farbstruktur miteinzubeziehen. In jeder Sitzung wurde an ein und demselben Patienten je ein Bereich mit Argon- und mit Dye-Laser behandelt. Diese Areale lagen immer direkt benachbart und waren von derselben Struktur. Die Lasereinstellungen waren beim Argon 4–5 W Leistung, 0,1 s Impulsdauer und 3 mm Spotgröße. Beim Dye 1,3 W Leistung (= Maximum), 0,2 s. Impulsdauer und 1–2 mm Spotgröße je nach Struktur des Naevus flammeus. Die Areale wurden in 4wöchigen Abständen erneut behandelt, nach der 5. Sitzung erfolgte eine abschließende Beurteilung und Herausnahme aus der Studie. Vor und nach der Behandlung und zum Teil auch zwischenzeitlich erfolgte eine konventionelle und auflichtmikroskopisch vergrößerte (7,5- bis 12,5fach) photographische Dokumentation.

Zur Anästhesie wurde vom Patienten ca. 1 h vor der Behandlung Emla-Creme (Firma Asta) okklusiv aufgetragen und kurz vorher gründlich abgewischt [1]. Nach der Therapie wurde jeweils ein Kühlbeutel für 20–30 min aufgelegt. Während der Behandlung trugen alle Patienten Laserschutzbrillen bzw. bei entsprechender Lokalisation Schutzhaftschalen.

Ergebnisse

Direkt nach der Therapie war die Traumatisierung im Argon-Areal generell ausgeprägter. Bereits makroskopisch war eine deutliche Bläschenbildung zu erkennen, auflichtmikroskopisch bestätigte sich eine ausgedehnte epidermale Schädigung. Im Dye-Areal war die Bläschenbildung wesentlich diskreter, in einigen Fällen waren

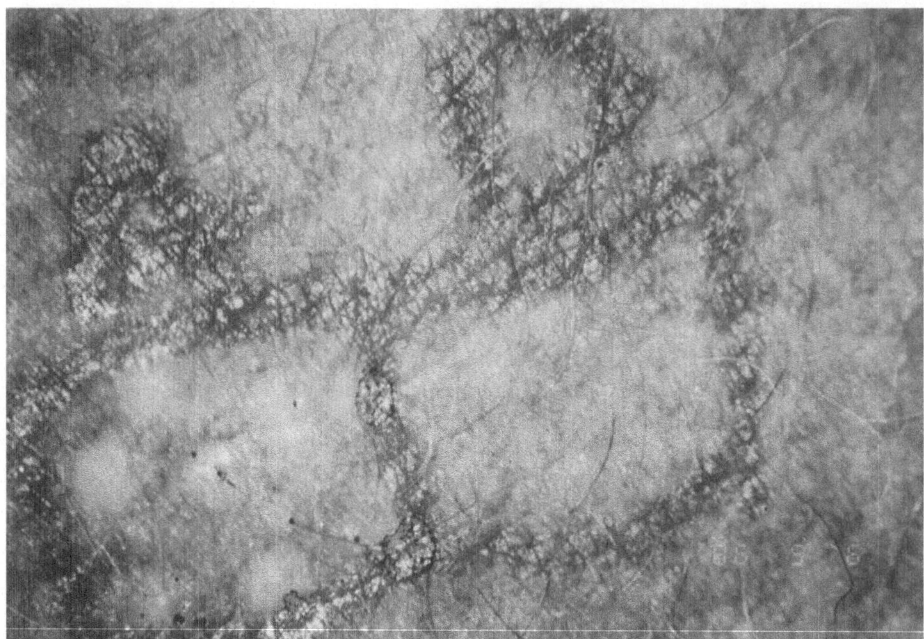

Abb. 1. Zustand direkt nach der ersten Behandlung eines Naevus flammeus. Im Argon-Areal (mit *A* markiert, *links*) ist die Traumatisierung deutlich ausgeprägter als im Dye-Areal (mit *D* markiert, *rechts*)

kaum Strukturveränderungen zu sehen (Abb. 1). Einheitlich wurde von allen Patienten die Dye-Laserbehandlung als wesentlich weniger schmerzhaft eingestuft.

1 Woche nach der Behandlung war die Wundheilung im Dye-Bereich nahezu abgeschlossen. Man konnte im Gegensatz zum Argon-Bereich nur noch geringe Traumatisierungsspuren erkennen. Im Argon-Areal dauerte die Regenerationsphase ca. 1–2 Wochen länger. Der Behandlungseffekt erschien hier zunächst besser zu sein (Abb. 2). 4 Wochen nach der Sitzung war die Regeneration in allen Fällen abgeschlossen. Im Vergleich der beiden Areale konnten keine Unterschiede in der Effektivität festgestellt werden (Abb. 3). Nach 5 Behandlungen war der Effekt, bei insgesamt gutem Therapieerfolg, in beiden Vergleichsarealen identisch.

Insgesamt konnte bei allen Patienten ein zufriedenstellender Therapieerfolg erzielt werden. Nach 5 Sitzungen war in keinem Fall ein signifikanter Unterschied hinsichtlich des Therapieergebnisses zwischen den Vergleichsarealen festzustellen. Dies war unabhängig vom Alter des Patienten bzw. von der Lokalisation des Naevus flammeus. Bei Extremitätenlokalisation war der Erfolg weniger deutlich bzw. es waren mehr Sitzungen notwendig, bis ein erkennbarer Effekt zu erzielen war. Innerhalb der Vergleichsareale war jedoch auch hier kein Unterschied zu erkennen.

Die Akzeptanz der Therapie durch die Patienten war beim Dye-Laser einheitlich wesentlich höher. Dies war bedingt durch die geringere Schmerzverursachung während der Behandlung und in der direkt anschließenden posttherapeutischen Phase. Zusätzlich fühlten sich alle Patienten durch die geringere Traumatisierung und die früher abgeschlossene Regeneration weniger beeinträchtigt.

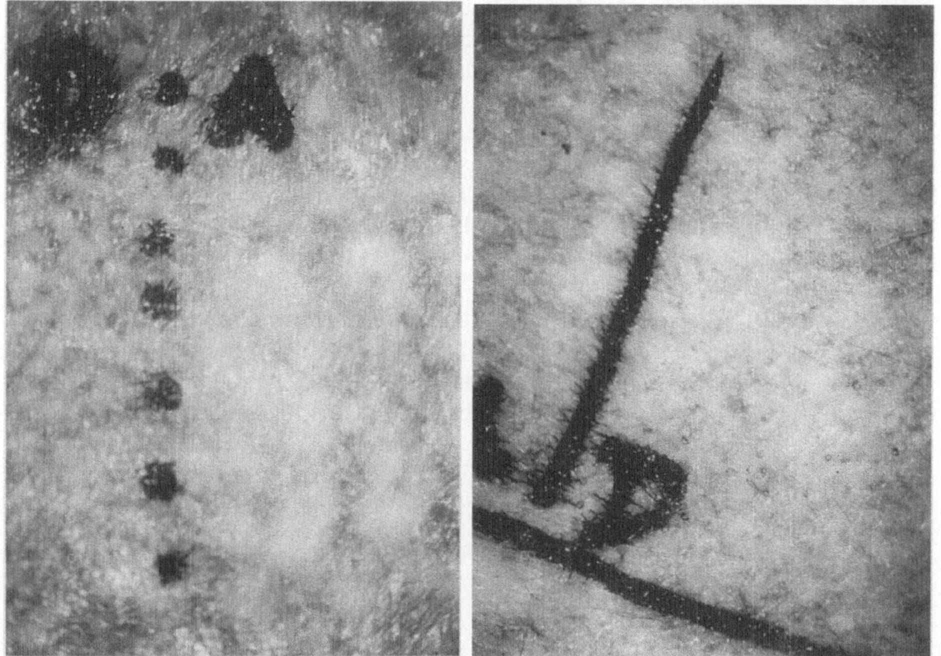

2   **3**

Abb. 2. 1 Woche nach Behandlung. Die Regeneration ist im Dye-Areal *(D, links)* deutlich fort-geschritten

Abb. 3. 4 Wochen nach Behandlung. Die beiden Areale erscheinen weitgehend identisch *(A links, D rechts)*

Bei keinem der Patienten konnte eine Narbenbildung beobachtet werden. Gering-gradige Depigmentierungen waren in einigen Argon-Arealen zu verzeichnen. Da es jedoch erfahrungsgemäß bis zu 6 Monate nach Therapieende zu Repigmentierungen kommen kann, ist eine endgültige Aussage über persistierende Pigmentverschiebun-gen verfrüht.

Die Behandlungsdauer pro Sitzung war im Dye-Areal deutlich höher als im Ar-gon-Areal. Dies ist dadurch zu erklären, daß beim Argon-Laser wesentlich mehr En-ergie zur Verfügung steht und damit eine höhere Spotgröße ermöglicht wird.

Diskussion

In dieser Studie wurden Effektivität und Regenerationsverlauf einer Behandlung von Naevi flammei mit Argon- bzw. Dye-Laser in direktem Vergleich untersucht. Dabei ergaben sich hinsichtlich der Wirkung keinerlei Unterschiede zwischen beiden La-serarten. Mit beiden konnte ein guter Therapieerfolg erreicht werden. Hinsichtlich der Traumatisierung und des Regenerationsablaufes erwies sich jedoch der Dye-La-ser als deutlich günstiger. Auch durch die geringere Schmerzverursachung wurde diese Behandlung von den Patienten besser toleriert.

In der Literatur wird bei der Argon-Lasertherapie in bis zu 5% der Fälle über das Auftreten von Narben, in bis zu 20% der Fälle über persistierende Pigmentverschiebungen berichtet [3, 14]. Dies konnte von uns nicht in diesem Maße beobachtet werden. Bei 2 der insgesamt 20 Patienten kam es zu geringgradigen Depigmentierungen im Argon-Areal, wobei die Persistenz wegen der noch zu kurzen Beobachtungsdauer nicht beurteilt werden konnte. In Übereinstimmung mit der bestehenden Literatur konnten wir in den Dye-Laser-Arealen weder Narbenbildung noch persistierende Pigmentverschiebungen feststellen [4, 8]. Da diese typischen Nebeneffekte der Argon-Lasertherapie vor allem bei der Behandlung von Naevi flammei im Kindes- und Jugendalter auftreten, könnte mit dem Dye-Laser der Therapiebeginn u.U. früher erfolgen und das Risiko unerwünschter Wirkungen vermindert werden. In anderen Untersuchungen konnte dies bestätigt werden [12, 13].

Der unserer Ansicht nach größte Einwand gegen eine Dye-Lasertherapie ist der deutlich höhere Zeitaufwand gegenüber der Argon-Laserbehandlung (nach unserer Erfahrung ca. doppelte Zeitdauer). Dies ist ausschließlich auf die höhere Energie des Argon-Lasers zurückzuführen. Durch die Einführung energiereicher Dye-Lasergeräte dürfte sich dies jedoch in Zukunft ausgleichen.

Literatur

1. Arendt-Nielsen L, Byerring P (1988) Laser-induced pain for evaluation of local analgesia: A comparison of topical application (EMLA) and local injection (lidocaine). Anesth Analg 67:115–123
2. Cosman B (1980) Experience in argon laser therapy of port wine stains. Plast Reconstr Surg 65:119–129
3. Dickson JA, Huether S, Rotering R (1984) Hypertrophic scarring in argon laser treatment of port wine stains. Plast Reconstr Surg 73:771–779
4. Garden JM, Tan OT, Parrish JA (1987) The pulsed dye laser: It's use at 577 nm wavelength. J Dermatol Surg Oncol 13:134–138
5. Goldman L, Blaney DJ, Kindel DJ, Franke EK (1963) The effect of the laser beam on the skin. J Invest Dermatol 40:121–122
6. Landthaler M, Haina D, Brunner R, Waidelich W, Braun-Falco O (1986) Effects of argon, dye and Nd: YAG lasers on epidermis, dermis and venous vessels. Las Surg Med 6:87–93
7. Landthaler M, Hohenleutner E, Donhauser G, Braun-Falco O (1991) The argon laser in dermatotherapy. In: Steiner R, Kaufmann R, Landthaler R, Braun-Falco O (eds) Lasers in dermatology. Springer, Berlin Heidelberg New York Tokyo, pp 44–59
8. Polla LL, Tan OT, Garden JM, Parrish JA (1987) Tunable pulsed dye laser for the treatment of benign cutaneous vascular ectasia. Dermatologica 174:11–17
9. Strempel H, Kohnemann R, Matthias E (1987) Über die Wirkung gepulster Farbstofflaserstrahlen auf die Kapillargefäße der Haut. Z Hautkr 62:1076–1085
10. Strempel H (1991) The short pulse dye laser in the treatment of port wine stains. In: Steiner R, Kaufmann R, Landthaler R und Braun-Falco O (eds) Lasers in dermatology. Springer, Berlin Heidelberg New York Tokyo, pp 147–153
11. Tan OT, Murray S, Kurban AK (1989) Action spectrum of vascular specific injury using pulsed irradiation. J Invest Dermatol 92:868–871
12. Tan OT, Sherwood K, Gilchrest BA (1989) Treatment of children with port wine stains using the flash-lamp-pulsed tunable dye laser. N Engl. J Med 320:416–421
13. Tan OT (1991) Dye laser for benign cutaneous vascular lesions: Clinical and technical development. In: Steiner R, Kaufmann R, Landthaler R, Braun-Falco O (eds) Lasers in dermatology. Springer, Berlin Heidelberg New York Tokyo, pp 60–72
14. Wheeland RG (1988) Lasers in skin disease. Thieme, Stuttgart New York

Ulcus cruris

Ulzerationen im Bereich der unteren Extremitäten – Eine Übersicht

R. P. A. MÜLLER

Zusammenfassung

Ulzerationen im Bereich der unteren Extremität sind Substanzverluste vielfältigster Genese und nur eine exakte Diagnostik und Ursachenanalyse verspricht erfolgreiche Therapieansätze. Die untere Extremität ist auf Grund ihrer Anatomie, Exposition und Druckbelastung häufiger Sitz von Ulzerationen. Im Vordergrund des Interesses stehen, da zahlenmäßig am häufigsten, die venös bedingten Ulzera, aber auch arterielle, neurogen bedingte, sowie gemischte Ulzerationen haben die untere Extremität als Prädilektionsstelle. Die sog. „typischen Lokalisationen" weisen gelegentlich auf deren Genese hin, doch gerade bei kombinierten Ursachen erfordern Diagnostik und Therapie oft eine interdisziplinäre Zusammenarbeit.

Einleitung

Die untere Extremität ist aufgrund ihrer Anatomie, speziellen Mechanik und Exposition häufiger Sitz von Ulzerationen unterschiedlichster Genese. Einerseits würde die Besprechung aller Ulkusformen der unteren Extremität den vorgegebenen Rahmen dieser Arbeit sprengen und andererseits erfolgt an anderer Stelle eine ausführlichere Beschreibung einzelner Ulkustypen. Daher ist diese Arbeit vielmehr als eine Art Einleitung für das folgende Kapitel konzipiert und versucht neben der kursorischen Abhandlung des Themas auf einige seltenere Ulkusformen der unteren Extremität einzugehen. Die obengenannten Besonderheiten der unteren Extremität machen eine Einteilung derselben in 4 Zonen sinnvoll: Gesäß und Hüfte, Oberschenkel und Knie, Unterschenkel und oberes Sprunggelenk, Fuß und Zehen. In allen 4 Zonen können Ulzerationen gleicher Ätiologie auftreten, doch sind gewisse Ulkustypen geradezu charakteristisch für einzelne Zonen. Diese zonale bzw. topographische Zuordnung sollte bei differentialdiagnostischen Überlegungen stets mit einbezogen werden. So finden sich z. B. Dekubitalulzera häufig in den Zonen „Gesäß und Hüfte" und „Fuß und Zehen", dagegen sind venös bedingte Ulzera fast ausschließlich im Unterschenkelbereich lokalisiert. Neoplastische Ulzerationen haben oft den Oberschenkel als Prädilektionsstelle (z. B. Ulcus granulomatosus beim M. Hodgkin). Diabetogene und neurogene Ulzera haben häufig ihren Sitz im Fußbereich (Tabelle 1).

Gesäß und Hüfte

Die Zone „Gesäß und Hüfte" zeichnet sich in der Regel durch einen ausgeprägten Muskel-Fett-Mantel aus und ist durch den Übergang zum starren Beckenskelett rela-

Tabelle 1. Übersicht der häufigsten Ulkustypen in den 4 Zonen der unteren Extremität

Gesäß und Hüfte	– Cumarin-Nekrosen –Trochanter und Sakraldekubitalulzera – Ulzera nach i.m.-Injektionen „dependency ulcer"
Oberschenkel und Knie	– Ulcus neoplasticum – Ulcus exogenicum – Ulcus haematopoeticum
Unterschenkel und oberes Sprunggelenk	– Ulcera crurum diverser Genese – Erythema-induratum-Bazin – Necrobiosis lipoidica diabeticorum (Oppenheim-Urbach-Syndrom)
Fuß und Zehen	– Ulcus arteriosum – Ulcus trophoneuroticum – Ulcus infectiosum – Fersendekubitalulkus

tiv bewegungseingeschränkt. Dieser Weichteilmantel ergibt nahezu eine Kugelform dieser Zone und solch eine Geometrie begünstigt zentral und tangential angreifende Noxen. Die Weichteilmasse ihrerseits kann für endogene Ulzerationsursachen ein begünstigendes Terrain darstellen (z. B. Cumarin-Nekrose).

Cumarin-Nekrosen

Ätiologisch wird eine Hypersensitivitätsvaskulitis auf Cumarine diskutiert. Die primäre Cumarinwirkung an den Kapillarwänden hat eine Erythrozytendiapedese mit nachfolgender Ecchymosenbildung und Venolenkompression zur Folge. Die sekundäre Thrombosierung der Venolen führt zu Hämorrhagien und Nekrosen im Korium und subkutanen Fettgewebe. Der Gewebeuntergang zieht die Ausbildung tiefreichender Ulzerationen nach sich. Prädilektionsstellen sind die Brust (36%) und die untere Extremität (60%), hier wiederum sind es die Hüfte und der proximale Oberschenkelabschnitt, welche häufigster Sitz sind.

Dekubitalulkus

Eine längerfristige, lokale Druckeinwirkung, oft kombiniert mit weiteren Faktoren, wie Angiopathien, Kachexie, Dysproteinamie etc., kann zur Ausbildung eines Dekubitalulkus führen. Die Prädilektionsstellen sind das Gesäß und die Hüfte sowie die Fersen. Eine wichtige ärztliche Aufgabe besteht im Erkennen wesentlicher Faktoren im Vorfeld der Entstehung von Dekubitalulzera. Die richtige Einschätzung des Krankheitsverlaufes und der jeweiligen Patientensituation sind wichtige Voraussetzungen der Ulkusprävention.

Oberschenkel und Knie

Die Zone „Oberschenkel und Knie" besitzt ebenfalls einen ausgeprägten Muskel-Fett-Mantel und wird daher im proximalen Abschnitt der ersten Zone ähneln, im distalen Bereich wird die spezielle Beweglichkeit des Kniegelenks die Terrainfaktoren mitbestimmen. Diese Zone ist interessanterweise häufig Sitz von neoplastisch bedingten Ulzera. Der tumorbedingte Gewebezerfall von Melanomen, malignen fibrösen Histiozytomen und malignen Lymphomen kann zu bizarren Ulkusformen in dieser Lokalisation führen. Der relativ große Körperoberflächenanteil dieser Zone einerseits und die relative Stammferne bei abnehmender Schutzmöglichkeit durch die oberen Extremitäten andererseits exponiert diese Zone für den Angriff exogener Ulkusnoxen. Physikalische und chemische Noxen führen zu Verbrennungen und Verätzungen, die ihrerseits als Ulzera klinisch imponieren.

Verätzungen

Säuren und Laugen führen zu Koagulations- bzw. Kolliquationsnekrosen an der Haut. Bei der Koagulationsnekrose resultiert meist ein scharfrandiges Ulkus mit perifokalen Entzündungszeichen. Dagegen zeichnet sich die Laugenverätzung durch die Bildung eines flachen, schmierig belegten und schwer abgrenzbaren Ulkus aus.

Verbrennung

Ausmaß und Einwirkdauer der thermischen Energie auf das Hautorgan bestimmen den Grad der Schädigung. Diese kann vom lokalen Erythem bis zur tiefen Ulkusbildung reichen. Der lokale Schaden kann aber auch durch eine metabolische Störung, Toxinbildung und Infektion in die sog. Verbrennungskrankheit übergehen. Daher ist bei der Ausbildung verbrennungsbedingter Ulzera stets die sofortige chirurgische Intervention anzustreben. Dabei kommt der Ulkusausschneidung größte Bedeutung zu, die rekonstruktiven Maßnahmen sollten erst später erfolgen.

Unterschenkel und oberes Sprunggelenk

Die Zone „Unterschenkel und oberes Sprunggelenk" ist gekennzeichnet durch die kontinuierliche Abnahme des Muskelmantels und die relative körperferne Lage. Charakterisiert wird dieser Abschnitt als häufigster Sitz von Ulzerationen im Bereich der unteren Extremität. Das „Ulcus cruris" – diese Bezeichnung besagt nur, daß das Ulkus im Unterschenkelbereich lokalisiert ist – ist in 80–90% der Fälle venös bedingt, also ein „Ulcus cruris venosum", und nur 10–20% der Ulzera haben eine andere Genese. Somit ist der Begriff „Ulcus cruris" ein polyätiologischer Begriff mit einer topographischen Zuordnung. Außer der venösen Ursache differenziert man in Ulcera crurum arteriosum, hypertonicum (Martorell), infectiosum, neoplasticum, neurogenicum, traumaticum, mixtum, haematopoeticum und trophicum.

Ulcus cruris venosum

Bei dieser Ulkusform stehen die hämodynamischen Parameter im Vordergrund. Die Genese der Ulzera kann in einem der drei Venensysteme oder in einem Kombinationsschaden liegen. Beim Verschluß der subfaszialen Venen kann es zur Ausbildung postthrombotischer Ulzera kommen. Insuffiziente Vv. perforantes zeigen oft das Bild eines „blow out" und in diesem Bereich können Ulzera entstehen. Bei Störungen am epifaszialen System kann die Ulkusentstehung entweder akut-phlebitisch oder chronisch erfolgen. Die Venenklappeninsuffizienz führt zu einer Hypervolämie, diese zu einer venösen Hypertonie mit Erhöhung des Kapillardruckes. Als kutane Manifestationen dieser Störungen diagnostiziert man ein Ödem, dann die Dermatoliposklerose und ein Stauungsekzem und schließlich das Ulcus cruris venosum. Das biochemische und mikromorphologische Korrelat der klinisch eruierbaren Zeichen sind die lokale Gewebehypoxie durch die sich ausbildende perikapilläre Fibrinmanschette. Diese ist wiederum eine Folge des druckbedingten „Endothelstretching" mit nachfolgender Extravasation.

Erythema induratum Bazin

Diese selten, aber häufig ulzerierende Hauterkrankung hat ihre Prädilektionsstelle an den Unterschenkelbeugeseiten und zeigt ein saisonales Verhalten. Prädisponiert sind pyknische Frauen mit gesteigerter Kälteempfindlichkeit. Als pathogenetische Ursache wird eine abnorme Reaktion auf Kälteeinwirkung oder auf hormonale Störungen angenommen. Auch mikrobiell-allergische Prozesse werden diskutiert. Wenn die granulomatösen, subkutanen Knoten zerfallen, dann entstehen serös bis eitrig belegte Ulzerationen. Differentialdiagnostisch kommen für diesen Ulkustyp in dieser Lokalisation in Frage: Ulkus bei der Necrobiosis lipoidica diabeticorum, bei Syphilis und beim Lupus vulgaris.

Fuß und Zehen

Die Zone „Fuß und Zehen" nimmt auf Grund ihrer terminalen Strombahn, der maximalen Druckbelastung als Standfläche und ihrer extremen Beweglichkeit eine Sonderstellung im Hinblick der zu besprechenden Ulzerationen ein. Im Bereich der terminalen Gefäßstrombahnen können sich hämodynamische und biochemische Dysfunktionen früher und gravierender auswirken. Diese Angiopathien, seien sie idiopathischen, diabetogenen oder konstitutionellen Ursprungs, können zu einer Ischämie und Infarzierung dieser Zone führen. Die spezielle Druckbelastung dieser Zone kann neben der Gefäßsituation eine Ulkusentstehung begünstigen. So entstehen an Druck- oder Verletzungsstellen bei entsprechender Disposition tiefe, schwertherapierbare Ulzera vom Typ des Malum perforans. Wie an anderer Stelle ausführlicher dargestellt, entsteht aus der Kombination von Angiopathie (oft diabetogen), Neuropathie und Fehlbelastung eine therapeutische crux, das erwähnte Malum perforans, und dieses Krankheitsbild bedarf der interdisziplinären Zusammenarbeit sowie einer starken Patientencompliance.

Moderne Wundauflagen
in der Therapie des Ulcus cruris

K. Schmidt, W. Stieler und R. Stadler

Zusammenfassung

Moderne Wundauflagen stellen eine wichtige Hilfe bei der symptomatischen Therapie des Ulcus cruris dar. Doch nicht alle Wundauflagen sind für jeden Wundtyp gleichermaßen geeignet. Klinischer Aspekt, Stadium der Wundheilung, Ausmaß von Exsudation und Vorhandensein von Belägen, Nekrosen und Superinfektion müssen bei der Auswahl der Wunddressings berücksichtigt werden. Häufige Verwendung bei der Lokaltherapie des Ulcus cruris finden hydrokolloidale und geruchsabsorbierende Wundauflagen, Calcium-Alginate, Polyurethanschaumstoff-Dressings, nichthaftende feuchte Wundauflagen und transparente Polyurethanfilme, deren Einsatzgebiete und Charakteristika im einzelnen dargestellt werden.

Einleitung

Neben der in erster Linie anzustrebenden Kausaltherapie des Ulcus cruris sowie begleitenden allgemeinen Maßnahmen wie konsequenter Kompressionstherapie, Gehtraining, Gewichtsreduktion und Einstellung von Stoffwechselstörungen ist eine gezielte Lokaltherapie zur adäquaten Wundversorgung notwendig. Bei dieser symptomatischen Therapie des Ulcus cruris stellen die in den letzten Jahren zunehmend angebotenen modernen Wundauflagen eine wichtige Hilfe dar. Gegenüber der herkömmlichen Lokaltherapie mit verschiedensten Externa, die zu Kontaktsensibilisierungen führen kann und häufige Verbandswechsel erfordert, zeigen die modernen Wundauflagen deutliche Vorteile. Die relativ einfache Handhabung und insbesondere die Möglichkeit, einige Wundauflagen erst nach mehrtägigen Intervallen zu wechseln, können eine gewisse Zeitersparnis bedeuten. Die Anwendung dieser Wunddressings ist auch bei polyvalent Sensibilisierten möglich.

Die Anforderungen an moderne Verbandssysteme sind hoch:

- Sterilität
- Material: nicht toxisch, nicht sensibilisierend
- leichte Applizierbarkeit
- Wirtschaftlichkeit
- atraumatischer Verbandswechsel
- Anpassungsfähigkeit an Wunde und Wundumgebung
- Absorptionsfähigkeit
- Gasaustausch

So sollten Wundauflagen primär steril sein und nicht aus toxischen oder sensibilisierenden Materialien bestehen. Leichte Applizierbarkeit, Wirtschaftlichkeit in der Anwendung, Schutz vor sekundärer Kontamination und die Gewährleistung eines atraumatischen Verbandswechsels sind weitere Forderungen. Unter der Vorstellung, ein optimales Wundmilieu für den Heilungsprozeß zu schaffen, ist die Aufrechterhaltung einer hohen Feuchtigkeit an der Grenzschicht vom Verband zur Wunde wichtig. Dies wird gewährleistet durch eine gute Anpassungsfähigkeit des Wunddressings an Wunde und Wundumgebung und ein Verbandsmaterial, das die Absorption überschüssigen Exsudats und toxischer Substanzen sowie die Möglichkeit des Gasaustausches gewährleistet [5].

Häufige Verwendung bei der Lokaltherapie des Ulcus cruris finden hydrokolloidale Wundauflagen, geruchsabsorbierende Dressings, Calcium-Alginate, Polyurethan-Schaumstoff-Dressings, ferner nichthaftende feuchte Wundauflagen und transparente Polyurethanfilme. Diese Wundauflagen sind jedoch nicht für alle Wundtypen gleichermaßen geeignet. Klinischer Aspekt, Stadium der Wundheilung, Ausmaß von Exsudation und Vorhandensein von Belägen, Nekrosen und Superinfektion müssen bei der Auswahl des Wunddressings berücksichtigt werden.

Hydrokolloidale Wundauflagen

Hydrokolloidale Wundauflagen haben inzwischen eine weite Verbreitung gefunden. Sie bestehen aus einer innenliegenden Schicht aus hydrokolloidalen, flüssigkeitsabsorbierenden Mikrogranula (oft basierend auf Carboxymethylcellulose sowie Polysacchariden und Proteinen dispergiert in Adhäsiven wie Polyisobuthylen) und einer außenliegenden wasserabweisenden Polyurethanschicht.

Durch Kontakt mit Wundexsudat kommt es je nach Produkt zur Gelbildung, das beim Verbandswechsel teilweise auf der Wunde zurückbleibt und dann weiterer mechanischer Entfernung bedarf, oder zu einem Anschwellen der hydrokolloidalen Schicht, wobei kleine Partikel beim Verbandswechsel in der Wunde zurückbleiben. Nach neueren Untersuchungen kommt es während der Anwendung von gelierenden Hydrokolloiden zur Inkorporation von Mikropartikeln, die bis zu 6 Monate später in der Subkutis nachweisbar sind [7].

Hydrokolloide tragen durch Gelieren oder Anschwellen ihrer hydrokolloidalen Schicht zur Erhaltung eines feuchten Wundmilieus und damit zu einer schnelleren Wundheilung bei. Die zumindest anfangs fehlende Permeabilität für Luft- und Wasserdampf führt zur Stimulation der Angiogenese. Weitere Charakteristika der Hydrokolloide sind der Schutz der Wunde vor Kontamination und die Schmerzlinderung durch das Abdecken im Wundgebiet freiliegender Nervenfasern. Indikationen für hydrokolloidale Wundauflagen sind granulierende Wunden mit geringer bakterieller Besiedlung, wobei eine phasenübergreifende Anwendung auch im Sinne einer Epithelisierungsförderung möglich ist. Kontraindikationen sind stark infizierte Wunden, freiliegende Sehnen und Knochen, Wunden mit starker Exsudation und Ulzera mit fehlender Granulationstendenz.

Die einfache Handhabung dieser selbstklebenden Wundauflagen durch Andrücken der Verbandsränder auf die Wundumgebung sowie die Möglichkeit, den Verband je nach Exsudatmenge mehrere Tage auf der Wunde zu belassen, machen dieses Wundpflaster auch für die ambulante Weiterbetreuung der Patients attraktiv.

Polyurethanschaumstoffauflagen

Polyurethanschaumstoffauflagen bestehen aus einem offenporigen Polyurethanschaum, der direkt auf die Wunde appliziert wird und dessen obere Schicht von einem okklusiven Film abgedeckt sein kann. Der Kontakt des Polyurethanschaumes mit dem Wundbett wirkt granulationsfördernd, Exsudat und Zelldetritus werden absorbiert. Einsatzgebiet für diese Wunddressings sind sowohl Exsudations- und Reinigungsphase als auch Granulationsphase. Kontraindiziert sind trockene Wunden, da durch das fehlende Exsudat ein Kontakt zwischen Wunde und Dressing nicht zustande kommt. Wir verwenden diese Wundauflagen hauptsächlich zur Förderung eines gut vaskularisierten Transplantatbettes.

Geruchsabsorbierende Auflagen

Zu den geruchsabsorbierenden Dressings, wegen ihrer trocknenden Wirkung auch Xero-Dressings genannt, gehören silberimprägnierte Aktivkohlegewirke mit umgebendem Polyamidvlies und mehrschichtige Systeme, die Aktivkohlelagen enthalten. Die in Verbandsmaterialien enthaltene Aktivkohle zeichnet sich durch eine sehr große Oberfläche sowie einer zur Aufnahme von Diaminen wie Putrescin und Kadaverin, die hauptsächlich für den Geruch nekrotisierender Wunden verantwortlich sind, idealen Porengröße aus [4]. Neben der guten Geruchsneutralisation ist die Adsorption von Bakterien, Zelldetritus und Sekret für diese Gruppe von Wundauflagen charakteristisch. So zeigten laborchemische Untersuchungen eine um das 10^5fache Reduktion von Bakterien durch Aktivkohle [2]. Eine antimikrobielle Wirkung kann durch einen Silberzusatz erreicht werden.

Xero-Dressings sind indiziert bei sezernierenden, infizierten, belegten und übelriechenden Wunden. Wie die Polyurethanschaumstoffauflagen sollten geruchsabsorbierende Dressings nicht bei sehr trockenen Wunden eingesetzt werden, da nur durch das Wundsekret der Kontakt zwischen Wunde und Dressing hergestellt werden kann. Die Applikation erfolgt direkt auf die Wunde, eine anschließende Fixierung der Wundauflage ist notwendig.

Calcium-Alginat-Auflagen

Calcium-Alginate bestehen aus zu Fasern versponnenen unlöslichen Salzen der aus marinen Braunalgen gewonnenen Alginsäure. Durch den Kontakt mit Wundsekret entsteht aus dem unlöslichen Calcium-Alginat das lösliche Natrium-Alginat. Die hieraus resultierende Gelbildung trägt zur Erhaltung eines feuchten Wundmilieus bei, schützt die Wunde vor Austrocknung und führt damit zu einer beschleunigten Wundheilung. Zelldetritus, Bakterien und Sekret werden während der Gelbildung absorbiert.

Wegen ihrer hohen Sekretaufnahmekapazität werden Calcium-Alginate bei stärker sezernierenden Wunden eingesetzt; Mazerationen der Wundränder durch Exsudat können dadurch weitgehend vermieden werden. Möglicherweise führen Calcium-Alginate auch zu einer Keimreduktion im Wundgebiet. Als Ursache hierfür werden ein mechanischer Einschluß von Bakterien durch die Gelbildung und ein milder antibakterieller Effekt durch im Wundexsudat vermehrt enthaltenes und in das Gel inkorporiertes Lysozym diskutiert [4]. Kontraindikationen für Calcium-Alginate sind mit Krusten oder trockenen Nekrosen bedeckte Wunden.

Die Applikation erfolgt direkt auf die Wunde, bei trockeneren Wunden kann durch das Anfeuchten des Alginats mit physiologischer Kochsalzlösung eine Gelformation induziert und damit ein feuchtes Wundmilieu geschaffen werden [3]. Der Verbandswechsel gestaltet sich aufgrund der Gelbildung atraumatisch. Bei infizierten Wunden sollte ein täglicher Verbandswechsel erfolgen, andernfalls können Alginate auch mehrere Tage – in Abhängigkeit von der Menge des Exsudats – auf der Wunde belassen werden.

Nichthaftende feuchte Wundauflagen

Nichthaftende feuchte Wundauflagen bestehen aus Viskose- oder Baumwollfasergewirken. In Abhängigkeit von der Imprägnierung werden wirkstoffreie (Öl-in-Wasser-Emulsion) und wirkstoffhaltige (PVP-Jod, Framycetin, Perubalsam, Chlorhexidin, Neomycin, Fusidinsäure) Dressings unterschieden. Nichthaftende feuchte Wundauflagen sind luft- und wasserdampfdurchlässig und ermöglichen einen atraumatischen Verbandswechsel. Die wirkstoffreien Wundauflagen werden überwiegend zur Epithelisierungsförderung und im Rahmen phlebochirurgischer Maßnahmen zur Abdeckung von Wundnähten und Spalthautentnahmestellen eingesetzt. Bei superinfizierten flachen Wunden ist der Einsatz von nichthaftenden, antiseptisch imprägnierten Dressings zu erwägen.

Semipermeable transparente Polyurethanfilme

Semipermeable transparente Polyurethanfilme sind wasserdampf- und luftdurchlässig, jedoch impermeabel für Wasser und Mikroorganismen [6]. Dies gewährleistet den Schutz vor Superinfektion. Die Okklusion steigert die Feuchtigkeit des Wundmilieus und damit die Epithelisierung [1]. Eine Wundinspektion ist jederzeit möglich.

Tabelle 1. Indikationen der einzelnen Wundauflagen

Wundauflage	Indikation
1. Hydrokolloide	Granulierende und epithelisierende Wunden mit geringer bakterieller Besiedlung
2. Polyurethanschaumstoff	Förderung und Anregung der Granulation
3. Geruchsabsorbierende Dressings	Übelriechende, infizierte, stärker belegte Wunden
4. Calcium-Alginate	Stärker sezernierende Wunden
5. Nichthaftende feuchte Wundauflagen	Epithelisierende Wunden, Abdeckung von OP-Nähten
6. Semipermeable Polyurethanfilme	Epithelisierende Wunden

Diese Folien können im Rahmen der Ulkustherapie zur Abdeckung von Wundnähten und älteren Spalthautentnahmestellen sowie zum Schutz frisch epithelisierter Wunden eingesetzt werden.

Die Indikationen der wichtigsten Wundauflagen sind in Tabelle 1 zusammengefaßt. Die Hauptindikation für hydrokolloidale Wundverbände sind die Granulations- und die Epithelisierungsphase, die der Calcium-Alginate und der geruchsabsorbierenden Wundauflagen eher die Exsudations- und Reinigungsphase, wobei Calcium-Alginate auch bei sezernierenden, granulierenden Wunden gut einsetzbar sind. Haupteinsatzgebiet für Polyurethanschaumstoff-Dressings sind Reinigungs- und Granulationsphase. In der Epithelisierungsphase können hydrokolloidale Wundauflagen und Calcium-Alginate, aber auch nichthaftende feuchte Dressings und Polyurethanfilme verwendet werden. Die hier dargestellten Gruppen von Wundauflagen ermöglichen somit eine phasenadaptierte und phasenübergreifende Therapie des Ulcus cruris und sind mittlerweile in dessen Behandlungskonzept voll etabliert.

Literatur

1. Eaglstein WH (1985) Experiences with biosynthetic dressings. J Am Acad Dermatol 13: 701–725
2. Frost UR, Jackson SW, Stevens PJ (1980) Adsorption of bacteria onto activated charcoal cloth: an effect of potential importance in the treatment of infected wounds. Microbios Lett 13:135–140
3. Thomas S (1989) Pain and wound management. Nurs Times Comm Outlook (Suppl) 85: 11–15
4. Thomas S (1990) Wound management and dressings. Pharmaceutical Press, London
5. Turner TD (1985) Which dressing and why? In: Westaby S (ed) Wound care. Heinemann, London, pp 58–69
6. Wheeland RG (1987) The newer surgical dressings and wound healing. Dermatol Clin 5(2):393–407
7. Young SR, Dyson M, Hickman R, Lang S, Osborn C (1991) Comparison of the effects of semi-occlusive polyurethane dressings and hydrocolloid dressings on dermal repair: 1. Cellular changes. J Invest Dermatol 97:586–592

Phlebochirurgische Maßnahmen bei venösen Ulcera cruris

W. STIELER und R. STADLER

Zusammenfassung

Venöse Ulcera cruris können mittels konservativer Maßnahmen und operativer Eingriffe wie Ulkuskürettage, Ulkusumschneidung, defektdeckender Operationen u. a. oft relativ schnell zur Abheilung gebracht werden. Die Ursachen venöser Ulcera cruris bleiben durch derartige – weitgehend symptomatische – Maßnahmen meist unberücksichtigt, so daß Ulkusrezidive häufig vorprogrammiert sind. Phlebochirurgische Maßnahmen können dagegen zu einer dauerhaften Abheilung von z. T. auch jahre- oder jahrzehntelang bestehenden venösen Ulcera cruris führen. Voraussetzung für ein erfolgreiches operatives Vorgehen sind dabei eine genaue präoperative Diagnostik sowie eine adäquate Vor-, Begleit- und Folgebehandlung. Mittels Ultraschall-Doppler, Phlebodynamometrie und Phlebographie werden Ausmaß und Schweregrad venöser Abflußstörungen bestimmt. Wichtig ist die genaue Lokalisation insuffizienter Perforansvenen. Venöse Abflußstörungen bei posthrombotischem Syndrom sind nur dann inoperabel, wenn die varikös veränderten Venen essentieller Bestandteil eines Umgehungskreislaufs sind. Alter und Allgemeinbefinden des Patienten, Zustand und Größe des Ulkus sowie Ausmaß der venösen Abflußstörungen bestimmen Art und Umfang des operativen Eingriffs. In Frage kommen insbesondere Krossektomie, komplette oder partielle Varizenexhairese, Unterbrechung insuffizienter Perforansvenen oder lokale Phlebektomie. Gleichzeitig oder einige Tage später können defektdeckende Maßnahmen durchgeführt werden. Anhand von Fallbeispielen werden verschiedene Möglichkeiten phlebochirurgischer Vorgehensweisen bei venösen Ulcera cruris dargestellt.

Einleitung

Unterschenkelgeschwüre werden zu etwa 70% durch eine gestörte venöse Mikrozirkulation verursacht. Die große sozialmedizinische Bedeutung venöser Ulcera cruris geht aus der Tatsache hervor, daß mehr als 1% der Bevölkerung in den Industrienationen davon betroffen sind. Am häufigsten liegt venösen Mikrozirkulationsstörungen eine Klappendestruktion der tiefen Unterschenkelvenen bei postthrombotischem Syndrom zugrunde. Mit ähnlichen hämodynamischen Veränderungen geht auch die tiefe Leitveneninsuffizienz bei primärer Varikosis einher, bei der es ebenfalls zur Klappenzerstörung im tiefen Venensystem kommt. Die zunehmende Drucksteigerung im subfaszialen Venensystem führt schließlich zur Strömungsumkehr in den Perforansvenen. Die Folge sind intermittierende Rückströmungen von venösem Blut peripher bis in die Hautvenolen. Die venöse Hypertonie führt zu Kapillarerweiterungen mit vermehrten transendothelialen Eiweißverlusten. In der Folge bilden sich perikapilläre Fibrinmanschetten aus, die eine Sauerstoffdiffusionsbarriere darstellen. Die sich immer häufiger und länger einstellende lokale Gewebshypoxie führt über eine Dermatoliposklerose mit Pigmentverschiebungen schließlich zum Zelltod mit Ausbildung eines Ulcus cruris.

Allerdings ist die Strömungsumkehr in den Vv. perforantes (sog. „blow outs") nicht allein als ursächlich für die Ausbildung venöser Mikrozirkulationsstörungen anzusehen. Diesbezüglich weniger bedeutsam, jedoch keineswegs zu vernachlässigen, sind Refluxe im epifaszialen Venensystem bei insuffizienter Stammvarikosis meist der V. saphena magna (sog. „blow down").

Insofern muß eine kausale Therapie venöser Ulcera cruris nicht nur die Unterbrechung insuffizienter Perforansvenen gewährleisten, sondern sie sollte auch die Beseitigung einer insuffizienten Crossklappe bzw. die Beseitigung insuffizienter Stammvenenanteile zum Ziel haben [6, 11]. Von Mai 1990 bis Februar 1992 wurden in der Hautklinik Minden insgesamt 2074 größere phlebochirurgische Eingriffe (Exhairesen der V. saphena magna bzw. V. saphena parva, Teilexhairesen der V. saphena magna und Krossektomien) durchgeführt. Mehr als 220mal war ein postthrombotisches Syndrom für die venösen Abflußstörungen verantwortlich. Stellvertretend für insgesamt 32 Patienten mit venösen Ulcera cruris, die wir in diesem Zeitraum operativ versorgt haben, möchten wir im folgenden 3 Patienten vorstellen, bei denen phlebochirurgische Maßnahmen, z.T. in Kombination mit defektdeckenden Maßnahmen, zu einer bis jetzt anhaltenden Abheilung der mitunter jahrelang vorbestehenden Ulcera cruris führten.

Präoperatives Vorgehen und allgemeinphlebochirurgische Maßnahmen

Sowohl konservative Maßnahmen als auch adjuvante operative Eingriffe wie Ulkuskürettage, Ulkusumschneidung oder defektdeckende Operationen führen oft relativ schnell zu einer Abheilung venöser Ulcera cruris. Durch derartige, überwiegend symptomatische Maßnahmen bleiben jedoch die Ursachen venöser Ulcera cruris unberücksichtigt. Dagegen können sorgfältig durchgeführte phlebochirurgische Eingriffe die Ursachen venöser Mikrozirkulationsstörungen zumindest teilweise beseitigen und damit zu einer dauerhaften Abheilung von venösen Ulcera cruris führen.

Um ein erfolgreiches operatives Vorgehen zu gewährleisten, ist neben einer ausreichenden phlebochirurgischen Erfahrung des Operateurs insbesondere auch ein standardisiertes präoperatives Vorgehen notwendig:

- Anamnese
- Klinische Untersuchung
- Labordiagnostik (Hb, HK, Blutfette u.a.)
- EKG, Röntgenthorax
- Angiologische Diagnostik
- Beseitigung von Störfaktoren der Wundheilung (z.B. Stoffwechselerkrankungen)
- Interne Antibiose nach Antibiogramm (Ulkusabstriche)
- Rasieren der Beine
- Anzeichen von Varizen und insuffizienten Perforantes im Stehen
- Chirurgisches Wunddébridement
- Ca. 3–4 h vor OP antiseptische Umschläge im Ulkusbereich (z.B. Rivanol, Betaisodona-Lösung)

Andere mögliche Ursachen für ein Ulcus cruris sollten differentialdiagnostisch ausgeschlossen werden [7]. Von entscheidender Bedeutung für Art und Umfang des geplanten phlebochirurgischen Vorgehens ist eine subtile angiologische Diagnostik [3]. Bei allen Patienten mit venösen Ulcera cruris führen wir neben der Phlebographie bzw. der Farbduplexsonographie auch die dopplersonographische Untersuchung sowie die Phlebodynamometrie durch.

Zur kausalen Therapie venöser Ulcera cruris stehen unterschiedliche phlebochirurgische Eingriffe, die z. T. auch kombiniert zum Einsatz kommen, zur Verfügung:

- Krossektomie
- Exhairese der V. saphena magna (seltener auch der V. saphena parva) incl. Krossektomie
- Ligatur oder Diszision insuffizienter Perforansvenen
- Paratibiale Fasziotomie nach Hach
- Endoskopische subfasziale Perforantendiszision
- Phlebektomie von Seitenastvarizen
- Gegebenenfalls kombiniertes Vorgehen mit defektdeckenden Operationen

Obwohl bei der Mehrzahl der Patienten insuffiziente Perforansvenen im Vordergrund stehen, liegt doch sehr häufig gleichzeitig eine hämodynamisch relevante Stammveneninsuffizienz meist der V. saphena magna vor. Krossektomie sowie Exhairese bzw. Teilexhairese der V. saphena magna führen wir überwiegend in Regionalanästhesie durch. Das Ulcus cruris wird kurz vor Beginn des operativen Eingriffs mit einer transparenten Polyurethan-Wundauflage abgedeckt, um eine potentielle Kontamination der Schnittstellen zu vermeiden. Zunächst erfolgt die Krossektomie über einen 3–4 cm langen Schnitt, den wir in die Leistenbeuge legen. Entscheidend für den Erfolg der Krossektomie ist die sorgfältige Unterbindung sämtlicher einmündender Seitenäste. Die Ligatur der V. saphena magna muß niveaugleich an der V. femoralis erfolgen. Um Sensibilitätsstörungen im Ausbreitungsgebiet des N. saphenus zu verhindern, führen wir die Exhairese stets nach distal durch. Zur Vermeidung möglicher Wundinfektionen erfolgt die Varizenexhairese lediglich bis etwa 5 cm proximal des Ulcus cruris. Liegt das Ulkus nicht über oder in unmittelbarer Nähe der V. saphena magna, so führen wir die Exhairese komplett durch. In diesem Fall beginnen wir mit einem kleinen Schnitt vor dem Innenknöchel, über den die V. saphena magna aufgesucht und bis zur Crosse hin sondiert wird, was zumindest bei nicht vorverödeten Patienten meist möglich ist. Eine gleichzeitig vorhandene Seitenastvarikosis wird durch Phlebektomien versorgt. In gleicher Sitzung erfolgt die Unterbindung bzw. die Diszision insuffizienter Perforansvenen in der Ulkusumgebung. Um stärkeren Einblutungen insbesondere in den Zugkanal vorzubeugen, wird eine Drainage eingelegt und ein Kompressionsverband angewickelt.

Die Phlebektomie von Seitenastvarizen führen wir über kosmetisch später kaum störende, etwa 6 mm große Inzisionen durch [5]. In Abhängigkeit von der Größe der zu entfernenden Varizenkonvolute verwenden wir Präparierklemmen unterschiedlicher Größe. Nach Anklemmen der Varize zu beiden Seiten wird diese in der Mitte durchtrennt und jeweils nach beiden Seiten hin herausgezogen, gelegentlich auch unterbunden. Die Diszision bzw. Unterbindung direkt im Ulkusbereich lokalisierter, insuffizienter Perforantes führen wir erst nach Spontanheilung bzw. nach defektdeckenden Maßnahmen meist in Lokalanästhesie durch [2, 6]. Kommt es trotz konsequenter konservativer Ulkustherapie (Kompressionsbehandlung, phasenübergreifende Therapie mit Wunddressings) dennoch nicht oder nur sehr langsam zu einer Ulkusabheilung, so ist der Einsatz der paratibialen Fasziotomie nach Hach bzw. der endoskopischen Perforantendissektion nach Hauer zu erwägen [1, 3].

- Frühzeitige Mobilisation
- Konsequente Kompressionstherapie
- Fortführen der internen Antibiose nach Antibiogramm (bis ca. 7. postoperativer Tag)
- Phasenadaptierte bzw. phasenübergreifende Lokaltherapie des Ulkus (z. B. hydrokolloidale Wundauflagen)
- Gegebenenfalls defektdeckende Maßnahmen und Unterbrechung insuffizienter Perforantes im abgeheilten Ulkusbereich

Postoperativ werden die Patienten frühzeitig mobilisiert. Wichtig ist eine konsequente Kompressionstherapie sowie das Fortführen der präoperativ eingeleiteten internen Antibiose nach Antibiogramm bis etwa zum 7. postoperativen Tag [3].

Differenziertes Therapiekonzept

Basierend auf den Erfahrungen in der Behandlung venöser Ulcera cruris mittels phlebochirurgischer Maßnahmen stellen wir ein differenziertes Therapiekonzept vor, das auch die individuellen Besonderheiten des einzelnen Patienten berücksichtigt (Tabelle 1). Die Entscheidung für die eine oder andere Vorgehensweise ist nicht allein abhängig vom Alter und Allgemeinzustand des Patienten, sondern auch von verschiedenen weiteren Faktoren, wie z. B. der Ulkusgröße, dem Zustand der umgebenden Haut bzw. des umgebenden subkutanen Fettgewebes und vom Vorhandensein von Risikofaktoren für eine koronare Herzkrankheit.

1. Bei kleinen oder mittelgroßen Ulzera, die bereits frisches Granulationsgewebe und eine beginnende randständige Epithelisierung aufweisen, führen wir zunächst die Exhairese der V. saphena magna von der Leiste bis ca. 5 cm proximal des Ulkus durch. Gleichzeitig werden hämodynamisch wirksame insuffiziente Perforansvenen der Ulkusumgebung durch Ligatur oder Diszision unterbrochen. Da bei kleineren Ulzera mit gut granuliertem Wundgrund eine relativ rasche Spontanheilung zu erwarten ist, führen wir hier in der Regel keine defektdeckenden Maßnahmen durch. Nach Spontanheilung kann in Lokalanästhesie die Unterbrechung direkt im ehemaligen Ulkusbereich verbliebener insuffizienter Perforantes sowie die Phlebektomie verbliebener Venenreste erfolgen.

2. Das operative Vorgehen bei großflächigen Ulcera cruris mit eher schlecht vaskularisiertem Wundgrund unterscheidet sich zunächst nicht von dem kleiner oder mittelgroßer Ulzera. Da hier jedoch die Spontanheilung häufig sehr langwierig ist, führen wir etwa 1–2 Wochen postoperativ nach Wundgrundoptimierung defektdeckende Maßnahmen durch. Gute Erfahrungen haben wir mit der Mesh-graft-Plastik gemacht. Nach vollständiger Transplantateinheilung kann ggf. noch die Unterbrechung verbliebener insuffizienter Perforansvenen erfolgen.

Tabelle 1. Therapiekonzept zur phlebochirurgischen Versorgung venöser Ulcera cruris bei gleichzeitiger Insuffizienz der V. saphena magna (Vsm)

Ausgangssituation	Operatives Vorgehen	Operative Nachbehandlung
1. Ulkus klein oder mittelgroß, sauber granuliert mit beginnender randständiger Epithelisierung	Krossektomie mit Exhairese der Vsm bis ca. 5 cm proximal des Ulkus. Phlebektomie und Unterbrechung insuffizienter Perforantes in der Ulkusumgebung	Unterbrechung relevanter Perforantes im Bereich des (spontan) abgeheilten Ulkus
2. Ulkus großflächig und/oder mit schlecht vaskularisiertem Wundgrund. Voraussichtlich protrahierter Wundheilungsverlauf	Wie unter 1.	Nach Wundgrundoptimierung defektdeckende Maßnahmen. nach Ulkusabheilung wie unter 1.
3. Ulkus mit deutlicher, umgebender Dermatoliposklerose und geringer Spontanheilungstendenz	Wie unter 1., jedoch gleichzeitig Exzision des Ulkus unter Mitnahme der Faszie mit Unterbrechung sich darstellender Perforantes	Wie unter 2.
4. Ulkus nicht zu groß und mehr oder weniger kreisförmig oder ovalär mit gut vaskularisiertem Wundgrund	Wie unter 1., jedoch bei Krossektomie Entnahme eines spindelförmigen/ovalären Vollhauttransplantates. Transplantatfixierung auf dem Ulkus mit Überknüpfverband	Nach Transplantateinheilung wie unter 1.
5. Ulkus bei Patienten mit Risikofaktoren für eine KHK (Erhalt transplantatwürdiger Venensegmente)	Krossektomie, ggf. mit Teilexhairese der Vsm. Phlebektomie und Unterbrechung in der Ulkusumgebung	Weiteres Vorgehen abhängig von Zustand und Größe des Ulkus. Nach Ulkusabheilung wie unter 1.

3. Die Entscheidung für eine bestimmte operative Vorgehensweise ist auch in erheblichem Maße von der Beschaffenheit der das Ulkus umgebenden Haut abhängig. Bei Patienten mit deutlicher Dermatoliposklerose erweist sich häufig die Exzision des Ulkus unter Mitnahme der Faszie als erfolgversprechend. Gleichzeitig werden die sich dabei darstellenden insuffizienten Perforansvenen unterbrochen. Auch bei diesen Patienten kann gleichzeitig die Exhairese insuffizienter Stammvenenabschnitte incl. Krossektomie erfolgen. Die mögliche operative Nachbehandlung entspricht der bei Patienten mit großflächigen Ulzera und ungünstigen Wundgrundbedingungen.

4. Bei eher kleineren Ulzera mit gut vaskularisiertem Wundgrund kommt auch ein kombiniertes Vorgehen von phlebochirurgischen Maßnahmen gleichzeitig mit defektdeckenden Operationen in Frage. 1978 berichtete Junod über eine operative Vorgehensweise, bei der im Rahmen der Krossektomie ein ovaläres Vollhauttransplantat entnommen wird [4]. Anschließend werden aus diesem kleinen Vollhautlappen multiple kleine Hautinseln gestanzt und auf den Ulkusgrund transplantiert. Kaufmann et al. haben diese Vorgehensweise insofern modifiziert, als sie die aus der Leiste exzi-

dierte Hautspindel nach Entfettung direkt als Vollhauttransplantat verwenden und einnähen [6]. Aufgrund eigener Erfahrungen möchten wir noch eine alternative operative Vorgehensweise vorstellen, die sich insbesondere bei kleineren, mehr oder weniger kreisförmigen oder ovalären Ulcera cruris mit gut vaskularisiertem Wundgrund anbietet. Zunächst führen wir nach Ulkuskürrettage die Krossektomie ggf. mit Exhairese der V. saphena magna bis knapp proximal des Ulcus cruris durch. Im Rahmen der Krossektomie entnehmen wir ein spindelförmiges ovaläres Vollhauttransplantat, das wir ausdünnen und auf die Ulkusgröße exakt zurechtschneiden. Nach Wundgrundreinigung erfolgt die Fixierung des Vollhauttransplantates mit multiplen, in etwa 1 cm Abstand anzubringenden Einzelknopfnähten. Ein Fadenende wird dabei jeweils nur auf eine Länge von etwa 20 cm gekürzt. Anschließend bringen wir auf das eingenähte Vollhauttransplantat eine doppelte Lage einer nicht verklebenden feuchten Wundauflage (Adaptic), darüber in Betaisodona-Lösung getränkte Mullkompressen. Die verbliebenen langen Fadenenden werden dann über dem gefeuchteten und entsprechend anmodellierten Mullkompressen mehrfach verknotet. Den Überknüpfverband nehmen wir etwa am 7. postoperativen Tag ab. Als vorteilhaft bei dieser Vorgehensweise erweist sich die Möglichkeit, die Patienten frühzeitig, d. h. am 1. postoperativen Tag bereits zu mobilisieren. Ebenso ist eine Transplantatabhebung vom Wundgrund, z. B. durch Exsudat oder Blut, nicht möglich. Wundinfektionen haben wir nicht beobachtet, wenn der Überknüpfverband täglich mit Betaisodona-Lösung gut durchtränkt wird. Des weiteren kann durch die Kombination von phlebochirurgischen Maßnahmen gleichzeitig mit defektdeckenden Operationen die Ulkusabheilung erheblich beschleunigt werden.

5. Bei Ulkuspatienten mit Risikofaktoren für eine koronare Herzkrankheit (KHK) kommt nach Ausschluß entsprechender arterieller Verschlüsse der Bein- und Beckenarterien nur ein eingeschränktes phlebochirurgisches Vorgehen in Frage, um den Erhalt transplantatwürdiger Venensegmente zu gewährleisten [1, 10]. Bei Patienten mit manifester koronarer Herzkrankheit und insuffizienter V. saphena magna führen wir nur die Krossektomie ggf. mit Teilexhairese voraussichtlich nicht mehr transplantatwürdiger Venensegmente durch. Auch hier werden um das Ulkus lokalisierte insuffiziente Perforansvenen unterbrochen. Weniger häufig liegt bei Patienten mit venösen Ulcera cruris eine hämodynamisch relevante Stammvarikosis der V. saphena parva vor. Das operative Vorgehen hierbei unterscheidet sich prinzipiell wenig von dem bei Patienten mit Stammvarikosis der V. saphena magna. Allerdings kann die Exhairese der V. saphena parva auch gut in Lokalanästhesie durchgeführt werden. Bei der Präparation der Vene am Außenknöchel ist jedoch die enge topographische Beziehung zum N. suralis zu beachten.

Selbstverständlich können phlebochirurgische Maßnahmen auch bei älteren Patienten in gutem Allgemeinzustand durchgeführt werden [9]. Naturgemäß wird man sich bei diesen Patienten jedoch auf die operative Versorgung hämodynamisch relevanter Venenabschnitte beschränken. Ein postthrombotisches Syndrom gilt nur dann als Kontraindikation, wenn die zu entfernenden epifaszialen Venen einen essentiellen Bestandteil eines Umgehungskreislaufes darstellen [3, 8]. Obwohl bei Patienten mit Ulcus cruris und postthrombotischem Syndrom bzw. tiefer Leitveneninsuffizienz bei primärer Varikosis eine vollständige Beseitigung der ursächlichen Faktoren nicht mehr möglich ist, kann mittels phlebochirurgischer Maßnahmen die hämodynamische Situation eindrucksvoll und durchaus langfristig gebessert werden. Der auch heute noch teilweise existierende therapeutische Nihilismus bei Patienten mit venösen Ulcera cruris und postthrombotischem Syndrom scheint bei der Mehrzahl der Patienten nicht gerechtfertigt.

Literatur

1. Hach W (1988) Primäre Varikose: Moderne Aspekte der chirurgischen Therapie. Dtsch Ärztebl 85:2075–2082
2. Häger K, Lundskog O, May R (1974) Varizen. In: May R (Hrsg) Chirurgie der Bein- und Beckenvenen. Thieme, Stuttgart, S 83–104
3. Hauer G (1987) Die chirurgische Behandlung der Venenleiden. Fortschr Med 105: 407–411
4. Junod JM (1978) Die Behandlung von Beingeschwüren durch Hautlappendeckung. VASA 7:429–435
5. Kaufmann R, Landes E (1983) Die Phlebektomie – eine Alternative zur Varizensklerosierung? Phlebol Proktol 12:101–104
6. Kaufmann R, Vranes M, Landes E (1986) Dermatochirurgische Behandlungsmöglichkeiten des Ulcus cruris. Z Hautkr 61:923–939
7. Klüken N (1987) Differentialdiagnose des Ulcus cruris venosum. Phlebol Proktol 16: 44–47
8. Salfeld K (1983) Operative und konservative Behandlungsmöglichkeiten des postthrombotischen Syndroms. Orthopäd Prax 19:748–754
9. Salfeld K (1986) Varizenoperationen beim älteren Menschen. Z Hautkr 62:103–107
10. Sperling M (1988) Die Vena saphena – ihr Schicksal. Angio 10:271–291
11. Travers JP, Berridge DG, Makin GC (1989) Preventive role of surgery for varicose veins in venous ulceration by enhancement of skin oxygenation. 10ème Congrès Mondial Union International de Phlebologie, 25.–29. Sept. 1989

Stellenwert der Varizenexhairese bei der Therapie des postthrombotischen Ulcus cruris

B. Kahle, W. Hartschuh und D. Petzoldt

Zusammenfassung

Die Therapie eines postthrombotisch entstandenen Ulcus cruris ist oft langwierig. Mittels einer exakt durchgeführten apparativen Diagnostik läßt sich die venöse Hämodynamik charakterisieren. Die Duplexsonographie erlaubt dabei, die pathophysiologische Relevanz von Varizen zu bestimmen. Die selektive venenchirurgische Ausschaltung derartiger Varizen kann zur Abheilung von postthrombotischen Ulcera crurum führen.

Einleitung

Die schwerste Folge einer venösen Drainageinsuffizienz stellt das Ulcus cruris dar. Die häufigste Ursache dafür ist eine vorausgegangene tiefe Beinvenenthrombose mit ihren Folgen [10]. Lokaltherapeutische Maßnahmen in Verbindung mit Kompressionsverbänden bewirken nur in seltenen Fällen eine rasche und langandauernde Abheilung des Geschwürs. Daher steht in der Behandlung eines derartigen Ulkus, soweit als möglich, eine kausale Therapie wie die Ausschaltung hämodynamisch relevanter Perforansvenen, an erster Stelle.

In der vorliegenden Arbeit wurde die Verbesserung der venösen Hämodynamik nach durchgeführter selektiver Venenexhairese bei Patienten mit postthrombotischen Ulcera crurum untersucht. Dabei war unsere Zielsetzung, dadurch eine beschleunigte Abheilung der Ulzera zu erreichen.

Ergebnisse

Es wird von 8 Patienten berichtet, bei denen seit Jahren ein postthrombotisch entstandenes Ulkus bestand. Konsequent durchgeführte Kompression in Verbindung mit wundreinigenden und granulationsfördernden Externa hatten keine Abheilung erbracht. Anhand funktioneller apparativer Meßmethoden in Verbindung mit der Duplexsonographie (Picker CS9300) wurde die hämodynamische Relevanz von sekundären Varizen und insbesondere von insuffizienten Perforatoren bei diesen Patienten nachgewiesen. Dabei wurden Refluxstrecken und jeweiliges Flußvolumen mittels der Duplexsonographie gemessen und gleichzeitig das tiefe Beinvenensystem auf die Durchgängigkeit und Wandbeschaffenheit hin untersucht (Abb. 1 und 2). Es zeigten sich jeweils proximal der Ulzera insuffiziente Perforantesvenen, die ein Kaliber von 8–10 mm im Durchmesser aufwiesen. Bei proximaler Kompression und distaler ma-

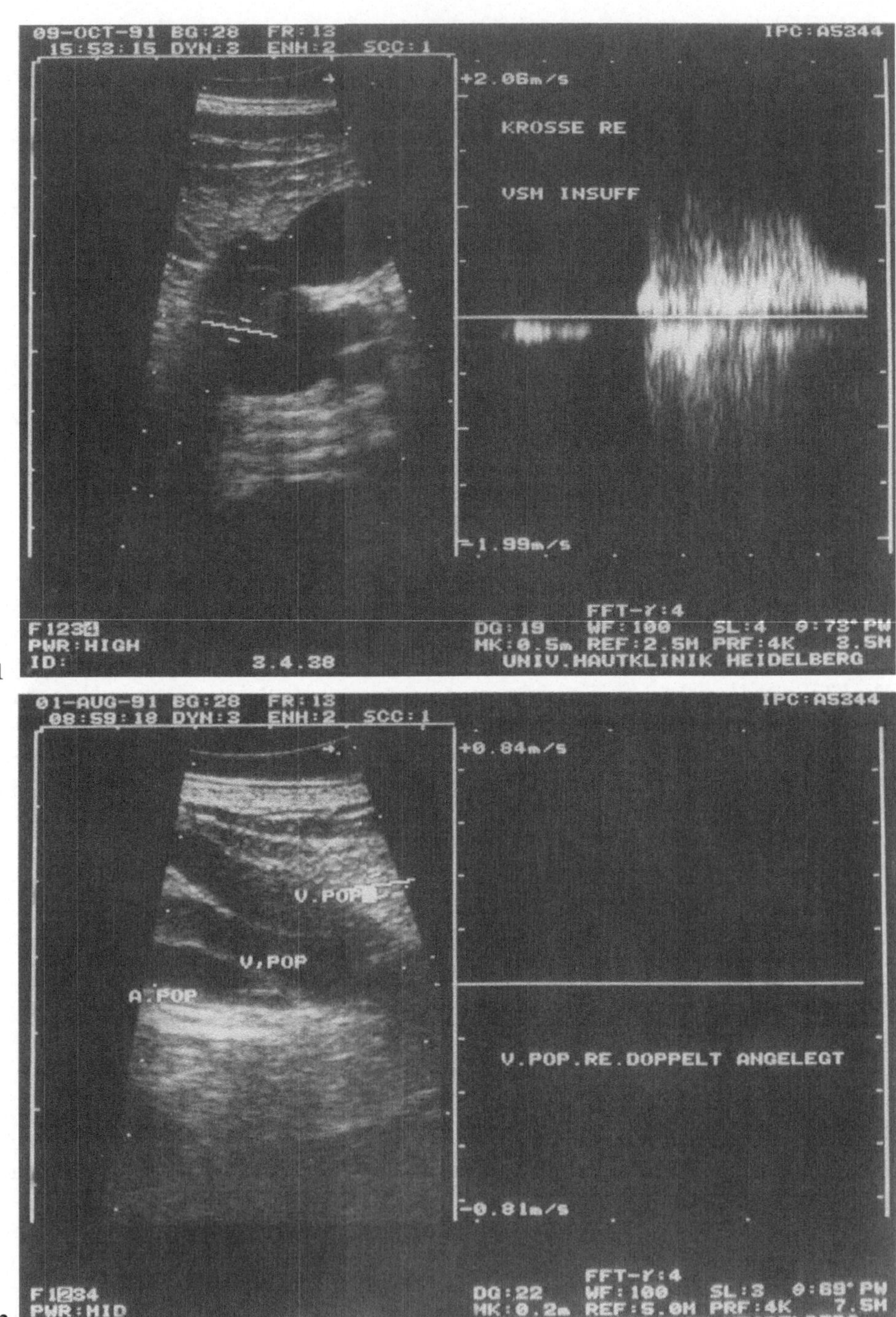

Abb. 1. Einmündungsstelle der V. saphena magna in die V. femoralis. In der *rechten Bildhälfte* wird der Reflux in der V. saphena magna bei Durchführung eines Valsalva-Preßmanövers dargestellt

Abb. 2. Übersichtsaufnahme der Kniekehle. Dabei wird eine doppelt angelegte V. poplitea dargestellt. Beide Gefäße sind völlig glattwandig und suffizient.

nueller Dekompression stellten sich langanhaltende Refluxstrecken dar. Bei bestehender freier Durchgängigkeit der tiefen Leitvenen und nachdem sichergestellt wurde, daß den betreffenden Varizenabschnitten keine Kollateralfunktion zukam, wurde die Indikation zur Exhairese der hämodynamisch bedeutsamen Varizen gestellt. Die selektive Exhairese erfolgte in Lokalanästhesie, wobei das Hauptaugenmerk auf die Ausschaltung ulkusnah gelegener Perforatoren gerichtet war. In Verbindung mit einer postoperativ durchgeführten unterstützenden intermittierenden pneumatischen Kompression konnte ein Abheilen der Ulzera innerhalb von 4–5 Wochen erzielt werden. In einem Nachbeobachtungszeitraum von bis zu 2 Jahren ist bei keinem der Patienten ein Rezidivulkus aufgetreten.

Diskussion

Unter dem Begriff „postthrombotisches Syndrom" werden verschiedene Symptome zusammengefaßt, die als Folgen einer tiefen Beinvenenthrombose bestehen bleiben oder sich im Verlauf von Jahren ausbilden. Das postthrombotische Frühsyndrom umfaßt den akuten thrombotischen Verschluß einschließlich der Ausbildung einer sekundären Varikose. Es beschreibt einen kompensierten Zustand der venösen Abflußbedingungen nach einem Verschluß der tiefen Strombahn. Die Dekompensation des zuvor hämodynamisch stabilen Funktionszustandes wird als postthrombotisches Spätsyndrom bezeichnet [5]. Durch eine zunehmende Stase kommt es über Ausdrucksformen wie Corona phlebectatica paraplantaris und Ödemen zur Ausbildung trophischer Störungen der Haut bis hin zum Ulcus cruris, das sich vorwiegend im Innenknöchel ausbildet [2, 3]. Nach einer abgelaufenen Thrombose stehen zur Bewältigung des anfallenden Blutvolumens die Ausbildung von Kollateralen sowie Rekanalisationsmechanismen zur Verfügung, wobei die Rekanalisation in 53,4% unvollständig bleibt, und in 11% völlig ausbleibt [9]. Nach einer Latenzzeit von wenigen Jahren bildet sich, je nach Länge der thrombotisch verlegten tiefen Venenstrecke, eine sekundäre Varikose aus [6, 15]. Die exakte Abklärung einer sekundären Varikose ist von großer klinischer Bedeutung, da eine Aussage dahingehend getroffen werden muß, inwieweit eine manifeste Varikose ohne Verschlechterung des Krankheitsbildes einer invasiven Therapie zugeführt werden kann [1, 12]. Einem varikös degenerierten oberflächlichen Venenabschnitt kann trotz der manifesten Insuffizienz eines Klappenapparates eine Kollateralfunktion bei geschädigten tiefen Leitvenen zukommen. Die Entfernung eines derartigen Abschnittes würde somit zu einer Verschlechterung der venösen Hämodynamik führen. Die Ausbildung eines Ulcus cruris nach einer tiefen Beinvenenthrombose wird mit 8–28% angegeben [7, 13, 14]. Dabei kommt der postthrombotischen Klappeninsuffizienz in den Unterschenkelvenen mehr Bedeutung zu als einer zentralen Abflußbehinderung, die durch eine intakte venöse Pumpe gut kompensiert werden kann [1, 3, 4, 8, 11]. Die Differenzierung zwischen einem Ulcus venosum und einem Ulcus postthromboticum war lange Zeit nur durch eine Phlebographie möglich [5]. Die Duplexsonographie als ein neues bildgebendes nichtinvasives Verfahren erlaubt neben einer exakten morphologischen Diagnostik die Erfassung und Interpretation funktioneller Daten [13]. Die hämodynamische Relevanz einer Perforansinsuffizienz bei Betätigung der Wadenmuskelpumpe läßt sich anhand dieser Methode objektivieren. Gleichzeitig kann das tiefe

Leitvenensystem auf seine Suffizienz hin überprüft werden. Postthrombotische Residuen werden als Wandunregelmäßigkeiten sichtbar. Bei unvollständiger Rekanalisation werden oberflächliche und tiefe Kollateralgefäße auf ihre funktionelle Bedeutung hin untersucht. Es kann somit mittels der Duplexsonographie eine zuverlässige Aussage dahingehend getroffen werden, ob ein selektives Ausschalten von Varizen eine Verbesserung der Hämodynamik bewirkt und so als eine kausale therapeutische Maßnahme gesehen werden kann.

Durch Ausschaltung insuffizienter Venenstämme oder einzelner relevanter Perforatoren kann die bestehende chronische venöse Hypertension gesenkt werden. In diesen Fällen besteht bei postthrombotischen Ulcera crurum die Indikation zu einer operativen Vorgehensweise.

Literatur

1. Arnoldi CL, Haeger K (1967) Ulcus crurum venosum – crux medicorum. Läkartidningen 64:2149–2157
2. Bjordal R (1981) Die Zirkulation in insuffizienten Venae perforantes der Wade bei venösen Störungen. In: May R, Partsch H, Staubesand J (Hrsg) Venae perforantes. Urban & Schwarzenberg, München
3. Cockett FB (1955) The pathology and treatment of venous ulcers of the leg. Br J Surg 179: 260–278
4. Feuerstein W (1984) Zur Pathogenese des postthrombotischen Beingeschwürs. Phlebol Proktol 13:21–23
5. Hach W (1979) Postthrombotisches Syndrom. In: Hach W (Hrsg) Phlebographie der unteren Extremität, 3. Aufl. Schnetztor, Konstanz, S 147–148
6. Kriessmann A, Rupp N (1977) Natürlicher Verlauf der venösen Drainageinsuffizienz bei Becken- und tiefen Beinvenenthrombosen. Vasa 6:124–131
7. Madar G, Widmer LK, Zeup E, Maggs M (1986) Varicose veins and chronic venous insufficiency – disorder or disease? A clinical epidemiological review. Vasa 15:126–134
8. May R (1981) Das postthrombotische Syndrom. In: Vinazzer H (Hrsg) Thrombose und Embolie. Springer, Berlin Heidelberg New York Tokyo
9. Netzer CO (1968) Die Strömungsverhältnisse beim postthrombotischen Zustandsbild. In: Kappert A, May R (Hrsg) Das postthrombotische Zustandsbild der Extremitäten, 1. Aufl. Huber, Bern Stuttgart, S 11–22
10. Partsch H (1989) Das offene Bein: Klinische Pathophysiologie. In: Partsch H (Hrsg) Phlebologiekurs, 5teilige Fortbildungsreihe der „Arbeitsgemeinschaft Phlebologie der österreichischen Gesellschaft für Dermatologie und Venerologie". Zyma Venoratin-Service, S 136–144
11. Partsch H, Weidinger P, Mostbeck A, Olbert F, Denck H (1980) Funktionelle Spätergebnisse nach Thrombektomie, Fibrinolyse und konservativer Therapie von Becken- und Beinvenenthrombosen. Vasa 9:53–61
12. Senn A, Nachbur B (1968) Möglichkeiten und Grenzen der chirurgischen Therapie beim postthrombotischen Zustandsbild. In: Kappert A (Hrsg) Das postthrombotische Zustandsbild der Extremitäten. Huber, Bern
13. Stapff M, Spengel FH (1989) Duplex Sonographie zur Diagnose von tiefen Bein- und Beckenvenenthrombosen. Herz 14:335–340
14. Widmer KL, Zemp E, Widmer MT, Schmitt HE (1985) Late results in deep vein thrombosis of the lower extremity. Vasa 15:264–271
15. Wuppermann T (1986) Varizen, Ulcus cruris und Thrombose. Springer, Berlin Heidelberg New York Tokyo

Sanierung des Ulcus cruris venosum durch die paratibiale Fasziotomie

H. G. Kluess, A. Fratila, E. Rabe und H.-W. Kreysel

Zusammenfassung

Chronisch venöse Beingeschwüre bilden mit etwa 80% die Mehrzahl aller offenen Beine, sie kommen in ca. 1% der Bevölkerung vor. Ihre Therapie setzt ein grundlegendes Verständnis der pathogenetischen Zusammenhänge voraus. Venöse Stauung und Refluxe müssen beseitigt werden und die beeinträchtigte Mikrozirkulation im Bereich der indurierten Gewebeschichten ist zu verbessern. Neben konservativen Basismaßnahmen wie Kompression und Wundbehandlung bewirkt die 1981 von HACH eingeführte paratibiale Fasziotomie neben einer Unterbrechung von insuffizienten Perforansvenen durch breite Eröffnung der Unterschenkelfaszie eine nachhaltige Verbesserung der Stoffwechselvorgänge. Damit kann meßbar die lokale Sauerstoffspannung erhöht werden, langjährig bestehende Ulzera heilen in über 90% dauerhaft aus. Die relativ einfach durchzuführende Operationstechnik wird anschaulich beschrieben, auf Komplikationsmöglichkeiten und Kontraindikationen hingewiesen.

Einleitung

Chronisch venöse Beingeschwüre bilden mit etwa 80% die Mehrzahl aller offenen Beine [11]. Differentialdiagnostisch abzugrenzen sind arteriell bedingte und gemischt arteriovenöse Läsionen, die jeweils in etwa 5–10% vorliegen. Viel seltener sind weitere Ursachen in Betracht zu ziehen, einschließlich maligner Veränderungen (Spinaliome), die sich gelegentlich auch sekundär in sehr lange bestehenden Geschwüren bilden können. Die venösen Ulzera entstehen in etwa 50–60% der Fälle auf dem Boden einer primären Stamm- oder Perforansvarikosis oder sie sind Folge eines postthrombotischen Syndroms, während 1% auf venösen Fehlbildungen (Angiodysplasien) beruhen.

Die Ulzerationen treten im Endstadium der chronisch venösen Insuffizienz (CVI) auf, die nach Marshall [7] eingeteilt wird in:

Stadium 1: leichte Ödeme, Corona phlebectatica paraplantaris
Stadium 2: zunehmende Schwellung, Hautveränderungen (Dermatoliposklerose, Atrophie blanche)
Stadium 3: Ulcus cruris (a: Narbe, b: floride)

Die sozioökonomischen Auswirkungen sind enorm. Nach epidemiologischen Erhebungen sind ca. 1% der Bevölkerung [6] betroffen, also etwa 1 Million Ulkuspatienten in Deutschland.

Pathogenese der Ulkusentstehung und Therapieprinzipien

Der Schlüssel zu einer wirksamen Therapie liegt im grundlegenden Verständnis der pathogenetischen Zusammenhänge:

- Erhöhter hydrostatischer Venendruck
- Insuffiziente Perforantes („blow out")
- Hypoxie und verminderter Gewebemetabolismus
- Reduzierter Lymphabstrom
- Bewegungseinschränkung (Sprunggelenk)
- Gelegenheitstrauma/Heilungsstörung

Ausgehend von einem erhöhten peripheren Venendruck bei insuffizienten Venenklappen mit pathologischen Refluxen (Varikosis) und/oder behindertem venösen Abstrom (postthrombotisches Syndrom) kommt es zu einem Anschwellen der unteren Extremität. Dies beeinträchtigt zunehmend die Mikrozirkulation [11, 15], es finden sich eine Permeabilitätssteigerung mit Eiweißtranssudation, Kapillarthrombosen bei gestörtem Blutflußverhalten in der Endstrombahn und perikapilläre Fibrinmanschetten als zusätzliche Diffusionsbarriere [8]. Die regionale Sauerstoffsättigung ist meßbar verringert, der Zellmetabolismus alteriert [9]. Der Lymphabstrom wird, vor allem durch die Gewebsinfiltration und Faszienverhärtung, behindert [2]. Auch isoliert insuffiziente Perforansvenen können in den unmittelbar abhängigen Hautarealen Schädigungen hervorrufen [7]. Als Folge wird die Haut atrophisch und extrem leicht verletzlich, Bagatelltraumen ziehen nichtheilende Wunden nach sich. Induration und Vernarbung können die Sprunggelenksbeweglichkeit einschränken – arthrogenes Stauungssyndrom [3, 9].

Die folgenden Therapieprinzipien sind von Bedeutung:

- Beschleunigung der venösen Hämodynamik
- Unterbrechung venöser Refluxe
- Verbesserung der Mikrozirkulation
- Eröffnung der transfaszialen Kommunikation
- Reaktivierung der Muskelpumpe
- Wiederherstellung der Hautoberfläche

Entsprechend gilt es, den venösen Rückfluß, vor allem in aufrechter Körperhaltung, zu beschleunigen und venöse Refluxe zu unterbinden. Die Mikrozirkulation ist zu verbessern und die transfasziale Kommunikation zu eröffnen, um damit auch den Lymphabstrom wieder zu ermöglichen [2, 4]. Die Wadenmuskelpumpe kann durch Sprunggelenksmobilisation wieder in Gang gesetzt werden [3, 9]. Schließlich ist die Ulkusheilung zu fördern und die Kontinuität der Hautoberfläche wieder herzustellen.

Konservative Maßnahmen bestehen in der essentiellen Kompressionstherapie und initialen Hochlagerung [7, 10]. In Einzelfällen können Perforansvenen durch Sklerosierung verschlossen werden. Lokale Wundpflege mit Reinigung und Granulationsförderung gehören selbstverständlich dazu. Ein dauerhafter Heilerfolg ist oft nicht erreichbar, Rezidive sind häufig.

Viele operative Methoden sind in den letzten 100 Jahren versucht worden [1, 4, 12], die meisten mit hohen Komplikationsraten, manche wohl auch verstümmelnd, wie beispielsweise die Spiralschnitte nach Rindfleisch-Friedel (1908) oder die En-bloc-Resektion nach Homans (1928). Die offene Perforansdissektion nach Linton und Hardy (1938) wird heute noch durchgeführt, ist aber mit einer erheblichen Belastung und Gefährdung des Patienten verbunden. Die perkutane Perforansligatur und die endoskopische Perforantendiszision nach Hauer können indiziert sein [5], letztere bedarf allerdings der entsprechenden Ausrüstung und Übung. Hauttransplantate alleine führen selten zu dauerhaftem Erfolg, da die Ursache damit nicht beseitigt wird.

Die paratibiale Fasziotomie

Um den skizzierten Anforderungen gerecht zu werden, bevorzugen wir die paratibiale Fasziotomie (PTF), wie sie von Hach et al. 1981 eingeführt wurde [2, 4, 12]. Hiermit gelingt es, vorhandene Refluxe zu unterbrechen und gleichzeitig durch breite Eröffnung der narbig indurierten Faszienplatte die lokale Mikrozirkulation anhaltend zu reaktivieren.

Die PTF ist indiziert bei lange bestehenden bzw. rezidivierenden venösen Ulzera, wenn andere Maßnahmen, z.B. auch eine frühzeitige Varizensanierung, keine Heilung bewirken. Die Methode ist, gewissermaßen prophylaktisch, in Erwägung zu ziehen bei lange bestehender CVI im Stadium 2, wenn mit Ulzerationen zu rechnen ist [2, 13]. Als Kontraindikationen gelten, neben schweren Allgemeinerkrankungen und einer AVK, akute Venenthrombosen, eine Infektion des betroffenen Beines (z.B. Erysipel), sowie das Vorliegen einer Sprunggelenksankylose. Ein Malignomverdacht ist histologisch sicher auszuschließen.

Der Operationsablauf

Der Eingriff ist in Intubations- oder rückenmarknaher Leitungsanästhesie vorzunehmen, auch eine Kurznarkose ist möglich. Bei vorgesehener Varizensanierung kann diese in gleicher Sitzung vorangehend erfolgen. Ulzera sind mit einer Klebefolie abzudecken. Eine perioperative systemische Antibiose, wenn vorhanden nach Antibiogramm, ist unbedingt zu empfehlen.

Die etwa 5 cm lange Hautinzision ist streng außerhalb der Hautveränderungen [4, 14] im proximalen bis mittleren Unterschenkeldrittel unmittelbar medial der Tibiakante anzulegen (Abb. 1). Nach Präparation wird die Unterschenkelfaszie an ihrem knöchernen Ansatz längs inzidiert. Durch Vorschieben einer leicht geöffneten langen Metzenbaumschere unterhalb der Faszie entlang dem Tibiaverlauf auf den Innenknöchel zu werden die Perforansvenen durchtrennt (Abb. 2). Um eine Verletzung der A. tibialis posterior zu vermeiden, ist darauf zu achten, daß die dorsale Scherenbranche parallel zum Schienbein geführt wird.

Anschließend ist die Faszie selbst ebenfalls durch Vorschieben der Schere in gleicher Weise zu spalten. Nötigenfalls kann die Dissektion auch nach proximal erweitert werden. Durch Austasten mit dem Finger sind evtl. verbliebene Perforantes stumpf zu unterbrechen [4]. Ein schwallartiger Blutstrom zeigt den Erfolg der Dissektion an und ist durch manuelle Kompression und Hochhalten des Beines für wenige Minuten leicht zu kontrollieren. Der Wundverschluß erfolgt nach Einlegen einer subfaszialen Redon-Drainage durch einfache Hautnähte. Zum Abschluß ist das Sprunggelenk passiv durchzubewegen [12].

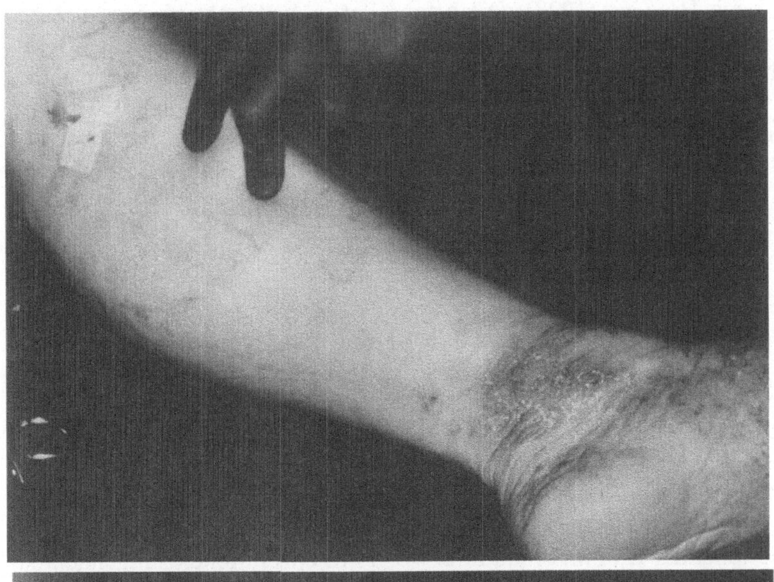

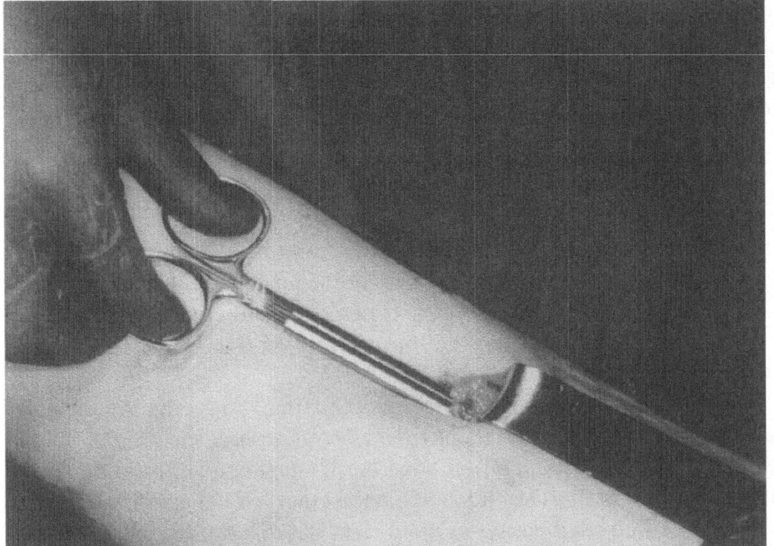

Abb. 1. Lage der Hautinzision streng proximal der Hautveränderungen – zu beachten ist der schon angelegte Wundverband nach vorausgegangenem Teilstripping der V. saphena magna

Abb. 2. Perforantendissektion. Vorschieben der Metzenbaum-Schere in Richtung Innenknöchel

Mit einem Kompressionsverband kann und soll der Patient am nächsten Tag bereits aufstehen. Eine konsequent angeleitete Krankengymnastik ist essentiell, um die Sprunggelenks-Wadenmuskel-Pumpe zu reaktivieren. Plastische Hautdeckungen sind nur bei ausgedehnten Ulzerationen zu erwägen, insofern hierdurch die Heilungszeit weiter abgekürzt werden kann.

Als schwerwiegendste Komplikation ist eine Verletzung der Tibialarterie in weniger als 1% zu erwarten [12, 14]. Deren Vorkommen kann durch die Verwendung eines von Hach entwickelten neuartigen Instrumentariums (sog. Fasziotom) weitestgehend vermieden werden. Sensible Nervenausfälle sind möglich.

Blutungen, Hämatome, Lymphfisteln und Wundinfektionen treten insgesamt in ca. 5–10% der Fälle auf, lassen sich aber gut beherrschen [4, 12, 14].

Resultate

Die Ergebnisse sind ermutigend: Die Beschwerden, vor allem Schmerzen und Schwellungen, gehen deutlich zurück, die meisten Ulzera heilen innerhalb von 1–3 Monaten vollständig ab. 1500 seit 1981 von Hach ind Bad Nauheim operierte Patienten zeigen eine Heilungsrate von über 90%. Aus einer kontrollierten Studie mit 5jähriger Nachbeobachtung wird über eine Dauerheilung von 96% berichtet [12].

Die Erklärung hierfür liefern kontrollierte Messungen des transkutanen Sauerstoffpartialdruckes (tcPO2). Verglichen mit gesunden Personen, liegen die tcPO2-Werte bei Patienten mit hochgradiger CVI deutlich niedriger [9]. In postoperativen Kontrollen nach PTF kann eindrucksvoll der Anstieg von durchschnittlich 25 mmHg auf knapp 60 mmHg demonstriert werden (PAFAS-Studie, Bad Nauheim, Vanderpuye 1991, persönliche Mitteilung).

Somit ist die paratibiale Fasziotomie als relativ einfaches und rasch durchzuführendes Verfahren zur effektiven Behandlung venöser Beingeschwüre anzusehen, dessen Erfolg auch an seiner zunehmenden Verbreitung erkennbar wird [12, 13].

Literatur

1. Bischof J (1988) Zur Geschichte der operativen Varizenbehandlung. In: Bischof J, Großmann K, Scholz A (Hrsg) Phlebologie – Von der Empirie zur Wissenschaft. Fischer, Jena, S 13–55
2. Hach W (1987) Indikation und Kontraindikationen der paratibialen Fasziotomie. In: Cockett F, Klüken N (Hrsg) Venae perforantes. Schattauer, Stuttgart New York, S 61–69
3. Hach W, Langer C, Schirmers U (1983) Das arthrogene Stauungssyndrom. Vasa 12: 109–113
4. Hach W, Vanderpuye R (1985) Operationstechnik der paratibialen Fasziotomie. Med Welt 36: 1616–1618
5. Hauer G (1987) Operationstechnik der endoskopischen subfascialen Discision der Perforansvenen. Chirurg 58: 172–175
6. Madar G, Widmer LK (1990) Varicosis und chronisch venöse Insuffizienz – geringfügige Gesundheitsstörung oder Krankheit? Eine kritische Literaturübersicht. Phlebol Proktol 19: 69–79
7. Marshall M (1987) Praktische Phlebologie. Springer, Berlin Heidelberg New York Tokyo
8. Partsch H (1990) Pathogenese des Ulcus cruris venosum. In: Partsch H (Hrsg) Phlebologie-Kurs II. Facultas, Wien, S 166–169
9. Schmeller W, Maack A (1990) Multilokuläre Sauerstoffpartialdruckmessung („oxygen mapping") an der unteren Extremität Venengesunder und Venenkranker. Akt Dermatol 16: 181–186
10. Schmeller W (1992) Pathophysiologie der venösen Makrozirkulation bei chronischer Veneninsuffizienz und arthrogenem Stauungssyndrom. Phlebologie 21: 46–51

11. Schneider W, Walker J (1984) Kompendium der Phlebologie – Die chronische Venen-Insuffizienz in Theorie und Praxis. Wolf & Sohn, München
12. Vanderpuye R (1991) Die paratibiale Fasziotomie. Phlebologie 20:76–77
13. Vanscheidt W, Wokalek H, Glatt E, Schöpf E (1989) Paratibiale Fasziotomie bei Atrophie blanche. Phlebol Proktol 18:40–42
14. Vanscheidt W, Hirtler B, Schöpf E (1991) Paratibiale Fasziotomie. Vasomed 4/91:34–35
15. Vanscheidt W, Laaff H, Lauber A, Schöpf E (1992) Pathogenetische Endstrecke der venösen Ulcera cruris. Phlebologie 21:72–76

Prophylaxe und Therapie des Ulcus cruris: endoskopische Perforansvenendiszision und antegrade paratibiale Fasziotomie

G. Sattler, K. Mössler und M. Hagedorn

Zusammenfassung

Die Methode der endoskopischen Perforansvenendiszision wird beschrieben. Eigene Erfahrungen an 44 Patienten, bei denen in 23% die Perforansvenendiszision durch eine paratibiale Fasziotomie ergänzt wurde, zeigten nur bei 3 Patienten vorübergehende Parästhesien und hämatombedingte Extensionsbehinderungen.

Einleitung

Das Ulcus cruris venosum steht am Ende der dermatologischen Manifestation des chronischen venösen Stauungssyndroms. Eine wesentliche pathogenetische Rolle bei seiner Entstehung stellen insuffiziente Cockett-Perforansvenen dar, welche sich primär oder im Rahmen einer durch eine länger bestehende Stammvarikose bedingten sekundären tiefen Leitveneninsuffizienz ausprägen. Um den dermatologisch relevanten Folgen der venösen Stauung zu entgehen, muß bei der operativen Therapie neben der Krossektomie und Stammvenenexhairese im besonderen eine vollständige Sanierung der insuffizienten Perforantes am medialen Unterschenkel erfolgen. Bei genauer Betrachtung des Verlaufs von Perforansvenen, gestützt durch anatomische Untersuchungen und endoskopische Beobachtungen, erscheint die exakte präoperative Lokalisierung von insuffizienten Perforantes schwierig. Man muß an dem Tastbefund eines „blow-outs" zweifeln, wenn die korrelierende Faszienlücke, die zweifellos nicht immer unterhalb des sog. „blow-outs" liegt, in 1–2 cm Tiefe inmitten dermatosklerotisch veränderten Gewebes nur ca. 3–4 mm groß ist. Das Phlebographiebild ist eine zweidimensionale Darstellung und zeigt nicht die Ebene der Muskelfaszie auf. Die Doppler-Ultraschalluntersuchung vermag zwischen epi- und subfaszialen Gefäßverläufen nur unzureichend zu unterscheiden. Lediglich die Duplexsonographie ist in der Lage, die Fasziendurchtrittstelle größerer insuffizienter Perforansvenen genau zu lokalisieren. Allerdings erfordert ihre Anwendung am Unterschenkel große Erfahrung des Untersuchers.

Vor nahezu 20 Jahren hat Reinhard Fischer (St. Gallen) die endoskopische Perforantensanierung am medialen subfaszialen Unterschenkelbereich, zunächst mit einem Spatel, später mit einem offenen Kinderrektoskop, eingeführt. Hauer ließ das von ihm verwendete Mediastinoskop erstmals mit einer optischen Einheit (Winkeloptik) verbinden. Unter Verwendung eines modifizierten Thorakoskops (K. Storz, Tuttlingen) konnten wir zusätzliche Erkenntnisse hinsichtlich der intraoperativen Diagnostik und Therapie von insuffizienten Perforansvenen erlangen.

Material und Methode

Unser 30 cm langes und 1 cm durchmessendes Endoskop ist mit einer fest arretierten Winkeloptik ausgestattet. Mit der Stablinsenoptik ist es möglich, das Auge des Operateurs an das Ende des Instrumentes zu verlagern, ohne daß gleichzeitig das endoskopische Instrumentarium die Sicht einschränkt. Mit Hilfe einer Videokamera und eines Monitors können mehrere Personen gleichzeitig den Operationsablauf verfolgen, außerdem besteht die Möglichkeit der Lehre und Dokumentation.

Als weiteres Instrumentarium setzen wir eine bipolar ausgelegte Präparier- und Koagulationszange, eine Endoskopschere (Abb. 1 a) und diverse Präparierinstrumente nach R. Fischer ein (Abb. 1 b). Ein speziell für unser Endoskop hergestelltes Fasziotomiebesteck (nach R. Fischer) kann in das Instrument eingeführt und angeflanscht werden.

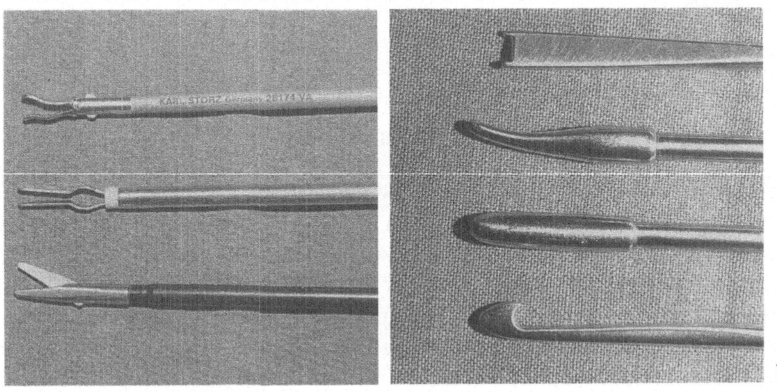

a
b

Abb. 1. Präparierhaken, Koagulationszange, Endoskopschere (a). Stumpfes Instrumentarium zur Präparation: Spatel, Dorn, Olive, Haken (von *oben* nach *unten*) (b)

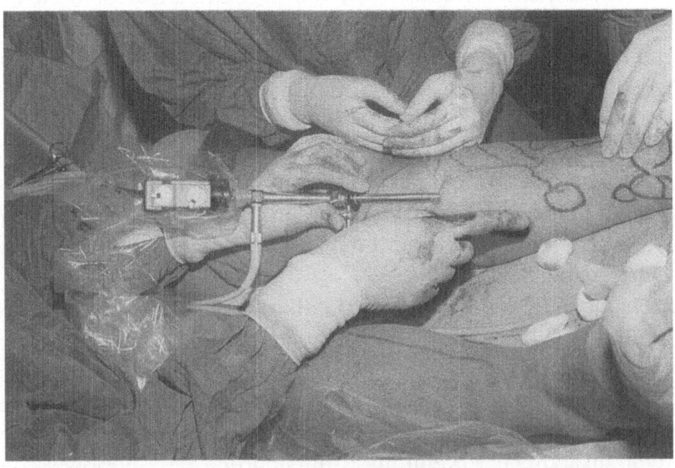

Abb. 2. Operationssitus mit in den Subfaszialraum eingeführtem Endoskop

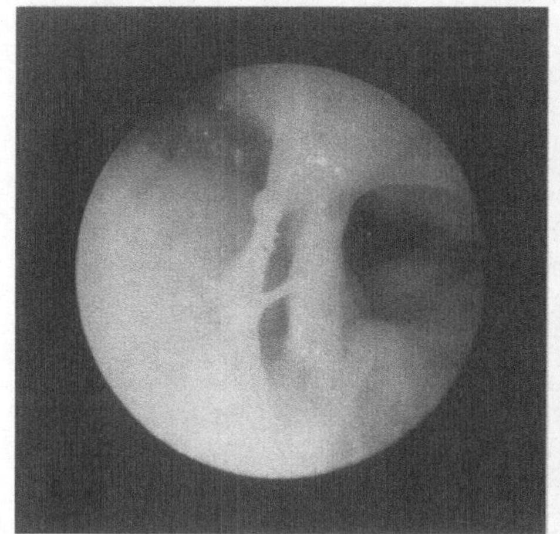
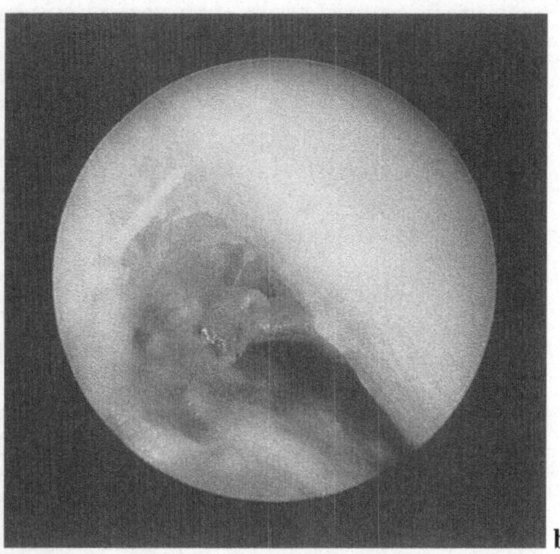

a
b

Abb. 3a, b. Perforansvene im Subfaszialraum nach Präparation (**a**). Perforansvene nach Koagulation und Durchtrennung mit der Endoskopschere (**b**)

Die Operation erfordert das Anlegen einer Blutleere, die in nahezu idealer Weise durch die von Löfqvist beschriebene Rollmanschette erzielt wird. Der Eingriff wird in Allgemeinanästhesie und häufig als Ergänzung zu einer Stripping-Operation der V. saphena magna durchgeführt. Für den operativen Zugang wird nach Möglichkeit die distale Inzision, die zur partiellen Resektion der V. saphena magna angelegt wurde, genützt und liegt mediodorsal und 10–15 cm kaudal vom Kniegelenkspalt (Abb. 2). Nach Spaltung der Muskelfaszie wird das Endoskop in den Subfaszialraum eingeführt und durch das lockere Bindegewebe bis zum Retromalleolargebiet vorgeschoben. Durch pendelartiges Zurückziehen des Instrumentes wird der lufthaltige Endoskopieraum geschaffen.

Der endoskopische Operationsabschnitt erfolgt in Rückenlage mit Flexion und Abduktion des Beines im Knie- und Hüftgelenk. Nach Reinigung und Benetzen der Linse mit einem Antibeschlagmittel wird der mediodorsale Unterschenkel von distal nach proximal inspiziert. Teilweise ziehen Perforansvenen solitär oder paarig quer durch den Endoskopieraum, teilweise sind sie in bindegewebige Septen im Bereich der Linton-Linie eingebettet (Abb. 3a). In solchen Fällen können sie mit Hilfe des Zusatzinstrumentariums, der Präparierolive und des Präparierdorns (s. Abb. 1b) gelöst werden. Anschließend wird das venöse Gefäß mit der Präparierzange von der Wurzel separiert, koaguliert und selektiv mit der Endoskopschere durchtrennt (Abb. 3b).

In Fällen einer fortgeschrittenen Dermatosklerose, die sich häufig auch als Dermatolipofasziensklerose äußert, kann oder sollte eine antegrade Fasziotomie unter Sicht angeschlossen werden. Am Ende der Operation wird die Rollmanschette über den bereits angelegten Kompressionsverband abgerollt.

Ergebnisse

Im Zeitraum von März bis Dezember 1991 wurden in der Hautklinik Darmstadt bei 44 Patienten (28 Frauen, 16 Männer) an 61 Extremitäten phlebologische Eingriffe

Endoskopische selektive Perforansvenendiszision:
(3/91 - 12/91)

Parameter	Männer	Frauen	Gesamtzahl
Patienten	16	28	44
Extremitäten	19	42	61
Chronische venöse Insuffizienz			
STADIUM I	0	3	3
STADIUM II	9	21	30
STADIUM III	9	19	28
Ulcus Cruris	5	9	14

Tabelle 1. Patienten

Häufigkeit Lokalisation von insuffizienten Perforansvenen

Methode	Anzahl
Pressphlebographie	
COCKETT I	0
COCKETT II	22
COCKETT III	28
SHERMAN	14
BOYD	3
Ohne Zuordnung	32
Gesamt:	99
Endoskopisch	124
Endoskopische Paratibale Fasziotomie	14

Tabelle 2. Zusammenfassung der präoperativ mittels aszendierender Preßphlebographie diagnostizierten und der endoskopisch aufgefundenen und diszidierten insuffizienten Perforansvenen am medialen Unterschenkel

mit einem endoskopischen Operationsabschnitt vorgenommen. In 3 Fällen lag eine chronische venöse Insuffizienz ersten Grades, in 30 Fällen zweiten Grades und in 28 Fällen dritten Grades vor. An 14 Extremitäten bestand ein Ulcus cruris venosum (Tabelle 1). Phlebographisch wurden präoperativ 99 insuffiziente Perforansvenen lokalisiert, endoskopisch wurden 124 insuffiziente Perforansvenen aufgefunden und diszidiert. Bei 14 (23%) Operationen wurde die endoskopische Perforansvenendiszision durch eine endoskopische paratibiale Fasziotomie ergänzt (Tabelle 2). Vorübergehende Parästhesien und hämatombedingte Extensionbehinderungen wurden bei jeweils 3 Patienten beobachtet.

Diskussion

Die Diszision von insuffizienten Perforansvenen wird seit vielen Jahren von namhaften Phlebochirurgen durchgeführt und hat durch den Einsatz von neuen endoskopischen Instrumenten und Optiken eine erhebliche Weiterentwicklung erfahren. Somit können umfassend alle insuffizienten Perforansvenen und auch solche, die der präoperativen Diagnostik entgangen waren, über eine einzige Hautinzision saniert werden. Durch die Lage der Inzision bleiben Regionen mit trophisch geschädigtem Gewebe unberührt. Somit ist die Methode als wenig invasiv anzusehen und gibt zudem Gelegenheit, die Begleitarterien und -nerven zu schonen. Weiterhin ermöglicht die subfasziale Diszision der insuffizienten Perforante eine definitive Unterbrechung vor einer möglichen Aufgabelung. Eine Durchtrennung der Perforansvene am proximalen Insuffizienzpunkt des betroffenen Venenabschnittes vermag sie jedoch nicht zu leisten.

Es sei an dieser Stelle ausdrücklich darauf hingewiesen, daß das Verlassen der Muskelfaszie als operative und visuelle Leitschiene unbedingt zu vermeiden ist, um unerwünschte Verletzungen von essentiellen Leitungsbahnen im Subfaszialraum (N. tibialis, A. tibialis posterior) zu vermeiden. Postoperative Komplikationen nach endoskopischer Perforansvenendiszision äußerten sich in unserem Krankengut in Form von hämatombedingter Extensionbehinderung und Parästhesien in nur wenigen Fällen, die sich nach 1–6 Wochen vollständig zurückgebildet hatten. In der Literatur sind jedoch Läsionen des N. tibialis beschrieben, und bakteriell bedingte Wundheilungsstörungen, wie sie bei der ohne Blutsperre durchgeführten paratibialen Fasziotomie gesehen werden, sind denkbar.

Weitere Untersuchungen und Erfahrungen werden den Stellenwert der endoskopischen Perforansvenendiszision näher eingrenzen. Sicher ist jedoch, daß diese Methode wegen der z. T. schwerwiegenden Komplikationsmöglichkeiten und ihrer Validität sorgfältig erlernt und durchgeführt werden muß.

Ulzeromutilierende Neuropathie – Systematik, Klinik und Therapie neuropathischer Plantarulzera

S. Krausse und R. P. A. Müller

Zusammenfassung

Bei der ulzeromutilierenden Neuropathie handelt es sich um ein polyätiologisch bedingtes Syndrom neuropathischen Ursprungs, das durch Akroosteolysen, akrale Sensibilitätsstörungen und Ulzera im Bereich der druckexponierten Hautareale charakterisiert ist. Ursächlich ist meist eine primär axonale oder demyelinisierende Degeneration peripherer Nerven. Therapeutisch steht die Verordnung schuhorthopädischer Hilfsmittel imVordergrund, die in Verbindung mit lokaltherapeutischen Maßnahmen den chronischen Verlauf der Erkrankung oft günstig beeinflussen. Anhand eigener charakteristischer Fallbeobachtungen werden die vermuteten Pathomechanismen der ulzeromutilierenden Neuropathie diskutiert, die diagnostischen und differentialdiagnostischen Kriterien zusammengefaßt und ein Überblick über die zur Zeit verfügbaren Therapiemodalitäten gegeben.

Einleitung

Plantarulzera stellen eine ätiologisch heterogene Gruppe von Gewebeläsionen dar, deren Klassifikation aufgrund der nomenklatorischen Vielfalt und einer interdisziplinär oft von einander abweichenden Bewertung von Teilaspekten, Schwierigkeiten bereitet. Treten Plantarulzera in Verbindung mit sockenförmigen Sensibilitätsstörungen und Osteolysen im Bereich der Vorfüße auf, so handelt es sich um ein Krankheitsbild, das als hereditäre Störung erstmalig 1942 von Thevenard unter der Bezeichnung Acropathie ulcéro-mutilante familiale beschrieben wurde [23]. Diese Erkrankungsformen werden heute überwiegend gemäß der Klassifikation nach Dyck den Typen I und II den hereditären sensorischen und autonomen Neuropathien zugeordnet [6]. Nicht familiär gebundene sporadische Erkrankungsfälle wurden erstmalig 1957 von Bureau et al. publiziert [3] und fortan vielfach als eigene Entität multifaktorieller Genese unter der Diagnose Acroosteopathia ulceromutilans nonfamiliaris (Bureau-Barrière-Syndrom) geführt. Eine scharfe Abgrenzung gegenüber mehr deskriptiven Diagnosen wie Malum perforans, Akroosteolyse und neuropathisch infizierter Fuß ist hierbei in vielen Fällen ebenso wenig möglich, wie die Differentialdiagnose gegenüber Plantarulzera im Rahmen alkoholtoxischer, diabetischer und anderer Neuropathien. Die Abtrennung einer Acroosteopathia ulceromutilans im engeren Sinne erscheint somit entbehrlich.

Neuere Untersuchungen deuten darauf hin, daß familiären, sporadischen und symptomatischen Erkrankungsformen pathomorphologisch prinzipiell ähnliche Veränderungen am peripheren Nerven zugrunde liegen [16, 19], was einen Verzicht auf die Bezeichnung Acroosteopathia ulceromutilans (Bureau-Barrière) zugunsten einer

Einteilung in hereditäre, idiopathische und symptomatische ulzeromutilierende Neuropathien zweckmäßig erscheinen läßt. Die ulzeromutilierende Neuropathie wäre somit zu definieren als polyätiologisch bedingtes Syndrom neuropathischen Ursprungs, charakterisiert durch Akroosteolysen, akrale Sensibilitätsstörungen und Ulzera im Bereich der druckexponierten Hautareale.

Ätiopathogenese

Die häufigste Ursache ulzeromutilierender Neuropathien ist der Diabetes mellitus (Tabelle 1). In dem von Partsch analysierten Großkollektiv litten ca. 30% der Patienten an Diabetes [20]. Michel u. Hornstein berichten von 45% Diabetikern in einem Krankengut von 25 Patienten [16]. Weitere ätiopathogenetisch bedeutsame Faktoren sind Alkoholabusus und Malnutrition. Etwa 25–30% aller Patienten mit ulzeromutilierender Neuropathie sind dieser Gruppe zuzuordnen [16, 20]. Auch Vitamin-B12-Mangel kann gelegentlich ursächlich sein [16, 20]. Neben diesen nutritiv induzierten Erkrankungsformen kann es auch im Rahmen von Infektionskrankheiten, wie Lepra und Syphilis zu einer ulzeromutilierenden Neuropathie kommen. In einer um die Jahrhundertwende von Hueriez und Dupriez publizierten Arbeit lag bei 50% der Patienten mit Plantarulzera eine Lues vor [20]. Selten können auch Chemikalien, wie Vinylchlorid oder bestimmte Formen der Amyloidose zu entsprechenden Störungen führen [4, 8]. Bei bis zu 20% der Patienten liegt eine hereditäre ulzeromutilierende Neuropathie vor [20]. Idiopathische Erkrankungsformen ohne erkennbare Ursache für die trophischen Veränderungen lagen in dem von Partsch analysierten Patientengut in 15% der Fälle vor [20].

Die Pathogenese der ulzeromutilierenden Neuropathie ist bislang noch nicht vollständig geklärt. Es handelt sich aufgrund der Heterogenität der auslösenden Grunderkrankung offenbar nicht um einen einheitlichen pathogenetischen Ablauf, sondern um eine Kombination unterschiedlicher Faktoren, die zu der relativ homogenen Befundkonstellation aus Akroosteolyse, akraler Sensibilitätsstörung und Ulzeration führen. In ultrastrukturellen Untersuchungen wurde sowohl eine Schädigung der

Tabelle 1. Ätiologische Faktoren

Diabetes mellitus
Alkoholabusus
Malnutrition
Vitamin-B12-Mangel
Chemische Noxen (Vinylchlorid)
Lues
Lepra
Syringomyelie
Neuropathisch familiäre Amyloidose
Hereditär
– Typ I: Autosomal dominant
– Typ II: Rezessiv
„Idiopathisch"

Schwann-Zellen mit nachfolgendem Markscheidenzerfall, als auch eine primär axonale Degeneration peripherer Nerven festgestellt [19, 20]. Feingeweblich charakteristisch ist der oft nachweisbare phasenhafte Wechsel von axonaler Entzündung, Degeneration und Regeneration [5]. Prinzipielle pathomorphologische Unterschiede zwischen hereditären und idiopathischen Formen der ulzeromutilierenden Neuropathie wurden nicht nachgewiesen [19]. Auch bei diabetischen Neuropathien werden sowohl demyelinisierende, als auch primär axonale Degenerationsprozesse beobachtet [15]. Die oben beschriebenen Degenerationsprozesse betreffen einerseits das vegetative Nervensystem mit daraus resultierender Störung der Gefäßinnervation, zum anderen aber auch sensorische Afferenzen, wodurch es möglicherweise zu einer reduzierten Schmerzwahrnehmung mit nachfolgender Beeinträchtigung der Gewebetrophik kommt. Patienten mit ulzeromutilierender Neuropathie sind oft chronisch kälte- und nässeexponiert [11, 16]. Berufsgruppen wie Bau- und Forstarbeiter sind ebenso wie Obdachlose vermehrt betroffen. Hierbei handelt es sich offensichtlich um Realisationsfaktoren [22].

Klinik

Die ulzeromutilierende Neuropathie ist klinisch durch die Symptomtrias aus Akroosteolysen, akralen Sensibilitätsstörungen und tief penetrierenden, kallösen Ulzera an den druckexponierten Hautarealen charakterisiert [7, 8, 24] (Tabelle 2). Neben diesen Symptomen erster Ordnung beobachtet man eine Vielzahl weiterer, insbesondere neurologischer Störungen, wie abgeschwächter Achillessehnenreflex, reduzierte Nervenleitungsgeschwindigkeit und Hyperhidrosis, die als Symptome zweiter Ordnung eingestuft werden [7]. Von Planchon et al. wurde kürzlich über erhöhte Serum-IgA-Spiegel bei Patienten mit alkoholtoxischer ulzeromutilierender Neuropathie berichtet und dieser Laborparameter als diagnostisches Kriterium für diese Erkrankung empfohlen [21]. Böckers et al. wiesen eine erhöhte Ausscheidung von Sphingomyelin und Lecithin bei 3 türkischen Kindern mit familiärer ulzeromutilie-

Tabelle 2. Diagnostische Kriterien

Symptome erster Ordnung
Indolente Plantarulzera
Osteolysen
Akrale bis sockenförmige Sensibilitätsstörungen

Symptome zweiter Ordnung
Abgeschwächter bis aufgehobender Achillessehnenreflex
Erniedrigung der Nervenleitungsgeschwindigkeit
Meist Fehlen von Paresen
Dysproteinämie
Hyperhidrosis
Hyperämie der betroffenen Areale

Serum-IgA-Erhöhung?
Erhöhte Sphingomyelin- und Lecithinausscheidung bei heriditären Formen?

---

render Neuropathie nach [1]. Ob es sich hierbei um spezifische biochemische Veränderungen hereditärer Erkrankungsformen handelt, sollte zukünftig an größeren Kollektiven überprüft werden.

Radiologisch finden sich als Initialläsionen bei ulzeromutilierender Neuropathie charakteristischerweise Vakuolen in den Metatarsalköpfchen und Mittelphalangen vorwiegend des 1. und 2. Strahls [18, 19]. Im weiteren Verlauf kommt es zur progressiven ossären Destruktion mit Ausbildung einer konzentrischen Atrophie, im Röntgenbild imponierend als sog. „candle stick" [18]. Spontanfrakturen und Mutilationen, die zu dem Bild des „kubischen Fußes" führen können, sind die Folge [10, 18, 19]. Auch Gelenke werden im Zuge des fortschreitenden Prozesses miteinbezogen, so daß klinisch und radiologisch das Bild einer entzündlichen Gelenksaffektion im Vordergrund stehen kann [19]. Knochenläsionen können sich gelegentlich mit einer Latenz von Jahren nach Auftreten der Hautveränderungen entwickeln. Sie sind nicht Folge eines entzündlichen Prozesses [19]. Durch knochenszintigraphische Untersuchungen besteht die Möglichkeit, beginnende Osteolysen auf der ipsi- und kontalateralen Seite vor Auftreten klinischer und radiologischer Symptome sichtbar zu machen [9, 13].

Bei genauer neurologischer Untersuchung finden sich immer akrale bis sockenförmige Sensibilitätsstörungen, wobei in erster Linie die Temperatur- und Schmerzempfindlichkeitsqualitäten gestört sind [18, 19]. Charakteristisch ist der deutlich abgeschwächte oder aufgehobene Achillessehenreflex. Eine fast immer nachweisbare Hyperhidrosis bzw. Anhidrosis weist auf die Schädigung des vegetativen Nervensystems hin [18, 19]. Die motorische und sensorische Nervenleitungsgeschwindigkeit ist reduziert [19]. Obgleich motorische Ausfälle nicht zu dem Bild einer ulzeromutilierenden Neuropathie gehören, beobachtet man selten eine Peronäusparese [20].

Differentialdiagnostisch sollten in erster Linie vaskuläre Gewebeläsionen, z. B. im Rahmen einer peripheren arteriellen Verschlußkrankheit oder eines Diabetes mellitus ausgeschlossen werden. Bereits klinisch ist durch die palpablen Fußpulse bei ulzeromutilierender Neuropathie häufig eine Abgrenzung gegenüber diesen Erkrankungen möglich. Genauere Aussagen sind hier durch angiographische Untersuchungen möglich. Bakteriell bedingte Knochen- und Weichteildefekte im Plantarbereich zeigen im Gegensatz zur ulzeromutilierenden Neuropathie radiologisch ausgeprägte Periostreaktionen und Sklerosierungen [16]. Differentialdiagnostisch zu berücksichtigen sind fernerhin primär dermatogene Ulzera etwa im Rahmen einer Sklerodermie, eines Werner-Syndroms oder einer Acrodermatitis chronica atrophicans Herxheimer [9, 16]. Auch destruierende, exulzerierende Malignome der Haut und des Knochens sollten ausgeschlossen werden.

Therapie und Prognose

Da sich die Therapie in erster Linie an der Ätiologie der zugrunde liegenden Neuropathie orientiert, ist eine kausale Behandlung der ulzeromutilierenden Neuropathie in der Regel nicht möglich. Wichtig ist in vielen Fällen eine optimale Stoffwechseleinstellung eines vorliegenden Diabetes mellitus. Alkoholkarenz sollte insbesondere bei äthyltoxischer Neuropathie eingehalten werden. Bei Malnutrition empfiehlt sich eine hochkalorische, proteinreiche Ernährung, ggf. unter Substitution von Vitamin-B12-

Präparaten [20]. Diese wichtigen diätetischen Empfehlungen scheitern allerdings häufig an der mangelnden Patientencompliance. Die Indikation für systemisch zu verabreichende Antibiotika beschränkt sich auf Superinfektionen mit Allgemeinerscheinungen, da es sich primär nicht um eine Osteomyelitis handelt [20]. Neuerdings wurde über den günstigen Einfluß von Etretinat zur epidermalen Proliferationshemmung im Ulkusrandbereich berichtet [9, 13]. Erfahrungen in größeren Patientenkollektiven liegen mit dieser Substanz allerdings noch nicht vor. Auch die Anwendung von Liponsäure wurde empfohlen [2].

Von besonderer Bedeutung sind u. E. spezielle Vorfußentlastungseinlagen, die eine weitere Traumatisierung der betroffenen Areale verhindern. Neuartige Plantardruckdiagramme erlauben die graphische Erfassung der statischen und dynamischen Druckverhältnisse an der Fußsohle und ermöglichen damit eine gezielte schuhorthopädische Versorgung der gefährdeten Regionen im Plantarbereich bereits vor Auftreten klinischer Symptome. Lokaltherapeutisch sollte durch Keratinolytika und vorsichtiges mechanisches Abtragen eine Beseitigung der zum Teil ausgedehnten hyperkeratotischen Randwälle angestrebt werden. Im Ulkusbereich können Fibrinolytika, Antiseptika und granulationsfördernde Externa zur Anwendung kommen. Okklusiv wirkende Hydrokolloidverbände sollten u. E. aufgrund der Infektionsgefährdung zurückhaltend verordnet werden. Von Lishner et al. wurde über die lokale Anwendung einer 25%igen Dimethylsulfoxidlösung bei diabetischer ulzeromutilierender Neuropathie berichtet [12]. In einem Kollektiv von 20 Patienten konnte bei 14 Patienten eine vollständige Abheilung, bei weiteren 4 Patienten eine partielle Rückbildung der Plantarulzera erzielt werden. Uns liegen keine eigenen Erfahrungen mit dieser Substanz vor.

Der Wert operativer Verfahren in der Behandlung der ulzeromutilierenden Neuropathie wird kontrovers diskutiert [14, 17]. Obwohl eine kausale Beeinflussung der zugrunde liegenden Neuropathie durch operative Eingriffe nicht möglich ist, werden vor allem in der chirurgischen und orthopädischen Fachliteratur unterschiedliche operative Therapiemodalitäten empfohlen. Die Indikationen zu eingreifenderen Verfahren, wie insbesondere Amputationen von Zehen oder des gesamten Vorfußes, sollte nach unserer Auffassung zurückhaltend gestellt werden und schweren Verläufen mit Osteomyelitiden vorbehalten bleiben. Über Ulkusrezidive im Anschluß an operative Eingriffe wurde wiederholt berichtet [8, 13, 14]. Eigene Erfahrungen bestätigen dies.

Insgesamt muß die Prognose der ulzeromutilierenden Neuropathie mit Vorsicht gestellt werden, da i. allg. mit einem chronischen Verlauf über Jahre und Jahrzehnte gerechnet werden muß, der durch eine gezielte Lokaltherapie allenfalls abgeschwächt werden kann.

Literatur

1. Böckers M, Benes P, Bork K (1989) Persistent skin ulcers, mutilations and acro-osteolysis in hereditary sensory and autonomic neuropathy with phospholipid excretion. Report of family. JAAD 21:736–739
2. Braun-Falco O, Plewig G, Wolff HH (1984) Dermatologie und Venerologie, 3. Aufl. Springer, Berlin Heidelberg New York

3. Bureau Y, Barrière H, Kernèis JP, de Ferron A, Bruneau Y (1957) Acropathies ulcéro-mutilantes pseudosyringomyéliques non familiales des membres inférieurs. (A propos 23 observations). Bull Soc Franc Derm 64:187
4. Czernielewski A, Kiec-Swierczynska M, Gluszcz M, Wozniak L (1979) Dermatological aspects of the so called vinyl chlorid monomer disease. Dermatosen 27:108
5. Diem E, Wolf G, Oppolzer R (1975) Zur Kenntnis der nicht-familiären sogenannten sporadischen Acropathia ulceromutilans der unteren Extremitäten (Bureau-Barrière-Syndrom). Z Hautkr 50:13–24
6. Dyck PJ, Ohta M (1975) Neuronal atrophy and degeneration predominatly affecting peripheral sensory neurons. In: Dyck PJ, Thomas PK, Lambert FH (eds) Peripheral neuropathy. Saunders, Philadelphia, p 791
7. Eichhorn K, Schauder S (1989) Nicht familiäre Akroosteopathia ulcero-mutilans der Füße. Hautarzt 40:316–318
8. Garbe C, Vogel H-P, Tebbe B, Nüssel F, Marx P, Orfanos CE (1989) Akroosteopathia ulcero-mutilans bei hereditären Neuropathien. Dtsch Med Wochenschr 114:628–632
9. Göring H-D, Ziemer A, Fischer M (1991) Nicht-familiäre Akroosteopathia ulceromutilans (Typ Bureau-Barrière). Akt Dermatol 17:250–252
10. Kind R (1976) Zum Syndrom der Akroosteopathia ulcero-mutilans Thévenard. Z Hautkr 51:927–932
11. Köhn F-M, Malek B, Schill W-B (1991) Acroosteopathia ulceromutilans Bureau-Barrière. Akt Dermatol 17:39–42
12. Lishner M, Lang R, Kedar I, Ravid M (1985) Treatment of perforating ulcers (mal perforant) with local dimethylsulfoxide. J Am Ger Soc 33:41–43
13. Lindscheid K-R, Moldenhauer H, Zabel M (1990) Acroosteopathia ulceromutilans. Dermatol Bild 5:22–26
14. Martin JD, Delbridge L, Reeve Th S, Clagett CP (1990) Radical treatment of mal perforans in diabetic patients with arteriel insufficiency. J Vasc Surg 12:264–268
15. Mensing H (1986) Mit welchen dermatologischen Folgen, abgesehen von einer Akroosteopathie, ist bei Diabetespolyneuropathie zu rechnen? Z Hautkr 61:1277–1279
16. Michel U, Hornstein OP (1982) Akroosteopathia ulcero-mutilans der Füße. Klinik und Differentialdiagnose. Dtsch Med Wochenschr 107:169–175
17. Mühlbauer W, Spilker G (1983) Der chronische Fußsohlendefekt. Orthopäde 12:224–228
18. Neubert H, Pambor M (1978) Akropathia ulceromutilans. Beitrag zur Differentialdiagnose des Malum perforans. Dermatol Monatsschr 164:101–107
19. Partsch H (1971) Ulceromutilierende Neuropathien der unteren Extremitäten. Zum Krankheitsbild der „Acropathie ulcéro-mutilante". Hautarzt 22:283–289
20. Partsch H (1982) Ulzeröse Neuropathien am Fuß. In: Brunner U (Hrsg) Der Fuß – Diagnostische und therapeutische Aspekte der Arteriologie, Phlebologie und Lymphologie. Huber, Bern Stuttgart Wien, S 84–94
21. Planchon B, Mussini JM, Remi JP, Stalder JF, Barrier J, Barrière H (1983) La neuroacropathie ethylique. Acquisitions diagnostiques et pathogeniques recentes. Rev Med Interne 4:215–223
22. Reich P, Weber I, Wolf K (1987) Beitrag zur Klinik der Akroosteopathia ulcero-mutilans. Dermatol Monatsschr 173:135–140
23. Thévenard A (1942) L'acropathie ulcéro-mutilante familiale. Rev Neurol 74:193
24. Zapf W, Knopf B (1990) Acropathia ulcero-mutilans nonfamiliaris (Bureau-Barrière-Syndrom). Ein Fallbericht. Dermatol Monatsschr 176:333–335

Keloide und Operationsfolgen

Wann erfordern hypertrophe Narben und Keloide rekonstruktive Eingriffe?

G. SEBASTIAN und M. JATZKE

Zusammenfassung

Berichtet wird über die Ergebnisse einer „aktiven Therapie" bei 66 Patienten mit hypertrophen Narben und Keloiden, die zwischen 1989 und 1991 klinisch behandelt wurden. Ausgewertet wurden bei jedem Patienten folgende Parameter: Ursache, Größe, Lokalisation und funktionelle Charakteristiken der hypertrophen Narben bzw. Keloide, die eingesetzten chirurgischen Methoden sowie die postoperativen ästhetischen und funktionellen Ergebnisse. 48 Patienten wurden operiert, bei 18 Patienten erfolgte die Kryotherapie. Die in dem chirurgisch behandelten Patientenkollektiv ($n = 48$) eingesetzten operativen Maßnahmen (lokale Lappenplastiken, Hauttransplantationen) werden unter Berücksichtigung der Erkrankungslokalisation (Axilla, Hals, Hand, Ellenbeuge, Kniekehle und Kopf) dargestellt und diskutiert.

Einleitung

Die breite Palette konservativer Behandlungsmaßnahmen reicht bei flächenhaften und/oder strangartigen hypertrophen Narben bzw. Keloiden, die mit Einschränkungen der Beweglichkeit von Gelenken oder Deformierungen in verschiedenen Regionen der Körperoberfläche einhergehen, nicht aus. Die zumeist als dermatogene Kontrakturen imponierenden Veränderungen bedürfen unter Berücksichtigung einer ausgewogenen Indikationsstellung der operativen Korrektur. Bedacht und mit dem Patienten besprochen werden müssen neben den Erfolgsaussichten hinsichtlich der Funktionsverbesserung die zu erwartenden ästhetischen Resultate. Gerade bei funktionsverbessernden Eingriffen im Rahmen der Behandlung hypertropher Narben und Keloide entstehen nach lokalen Lappenplastiken und Hauttransplantationen zusätzliche Narben. Ihre Neigung zur Hypertrophie bzw. zum echten Keloid kann nicht ausgeschlossen werden. Um uns ein Urteil über die von uns durchgeführten funktionsverbessernden operativen Eingriffe bei hypertrophen Narben bzw. Keloiden bilden zu können, untersuchten wir die klinisch behandelten Patienten des 3-Jahreszeitraumes von 1989 bis 1991 nach und analysierten das Krankengut retrospektiv.

Patientengut und Behandlungsart

Von Januar 1989 bis Dezember 1991 behandelten wir 66 Patienten mit hypertrophen Narben bzw. Keloiden. Um das insgesamt umschriebene Krankengut nicht weiter zu selektieren, wurden hypertrophe Narben und Keloide, die beide durch ausgeprägte kutane Fibrosierungen gekennzeichnet sind, als eine Krankheitsentität betrachtet und

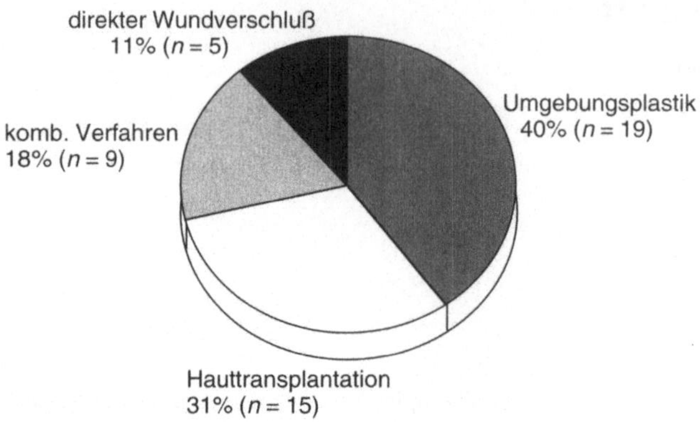

Abb. 1. Häufigkeit operativer Verfahren

im folgenden als kutane Fibrosierung (kF) bezeichnet. Die Patienten waren zum Zeitpunkt der Therapie zwischen 2 und 64 Jahre alt. Das Unfallereignis lag minimal 6 Monate, z. T. jahrelang zurück.

Die kF war in 52 Fällen das Ergebnis einer Verbrühung, 14mal trat sie nach Verbrennungen auf. Bei 48 Patienten waren ein- und mehrzeitige operative Eingriffe erforderlich, bei 18 wurde die Kryotherapie eingesetzt. Plastisch-rekonstruktive Eingriffe wurden bei den 48 chirurgisch behandelten Patienten am häufigsten in der Achselregion erforderlich, gefolgt von der Brustwand, dem Hals, der Hand, der Ellenbeuge und Kniekehle. Eher selten waren Eingriffe am Kopf. An erster Stelle rangierten Umgebungsplastiken als zumeist multipel angelegte Z-Plastiken, gefolgt von Hauttransplantationen unterschiedlicher Ausdehnung. Bei 9 Patienten kam die Kombination der lokalen Lappenplastik und der Hauttransplantation zum Einsatz. Lediglich in 5 Fällen war ein direkter Wundverschluß nach ausgedehnter Wundrandunterminierung i. S. einer Dehnungsplastik möglich (Abb. 1). Flügelfellartige kF imponierten axillär, am Hals und im Gesicht. Hier wurde den Z-Plastiken und deren verwandten Techniken der Vorzug gegeben, während großflächige Narbenexzisionen betont am Rumpf und den Knie- bzw. Ellenbeugen Indikationen für Hauttransplantationen waren. Wird die Häufigkeit der verwendeten rekonstruktiven Verfahren auf die jeweiligen Erkrankungslokalisationen reflektiert, ergibt sich die in Abb. 2 dargestellte Verteilung. Danach erlaubte es der Charakter der kF, am Kopf, Hals und den Axillen bevorzugt lokale Lappenplastiken anzuwenden. An der Brustwand, Ellenbeuge und Kniekehle sowie der Hand waren häufiger Hauttransplantationen erforderlich, während kombinierte operative Verfahren zur Defektversorgung in der axillären Region und dem Handbereich gleichberechtigt zum Einsatz kamen.

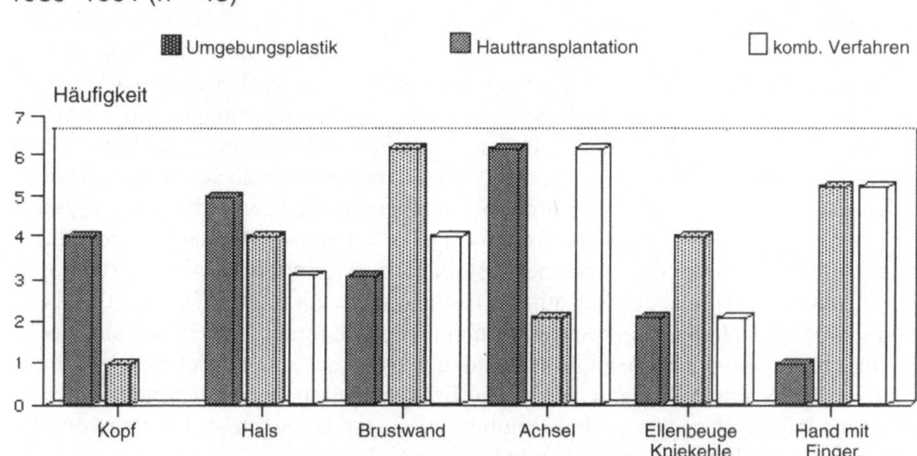

Abb. 2. Häufigkeitsverteilung der verschiedenen Rekonstruktionsverfahren

Ergebnisse

In der postoperativen Phase kam es nur bei einzelnen Patienten zu umschriebenen Lappenspitzennekrosen, die ohne die Notwendigkeit sekundärer Eingriffe rasch epithelisierten. Die Spalt- und Vollhauttransplantate heilten vollständig ein. Alle Patienten konnten 4–30 Monate nach Abschluß der Behandlung nachuntersucht werden. Beurteilt wurde das funktionelle Ergebnis, die Ästhetik und die Notwendigkeit einer postoperativen „konservativen Keloidprophylaxe". Die dermatogenen Kontrakturen waren postoperativ bei allen Patienten beseitigt. Bei 2 Patienten bestanden infolge von Gelenkkapselschrumpfungen im Ellenbogengelenk trotz physikalischer Maßnahmen Streckbehinderungen von 5 bzw. 8°. Eine postoperative über Monate durchgeführte konservative Keloidprophylaxe wurde bei allen Patienten vorgenommen. Das „ansprechende Äußere" (Ästhetik) wurde nach der wiedergewonnenen Körperform (Plastik) und dem Oberflächenrelief beurteilt. Summarisch hatten die postoperativen Ergebnisse nach Umgebungsplastiken einen besseren Score-Wert als die nach Hauttransplantationen.

Diskussion

Die Vielgestaltigkeit von klinischem Bild und Pathogenese der kF erfordert ein darauf abgestimmtes therapeutisches Vorgehen, wobei wir konservative und aktive Maßnahmen unterscheiden [3, 5]. Zu den aktiven Maßnahmen gehören nach unserer Einteilung die Kryotherapie und chirurgisch-rekonstruktive Eingriffe. Indikationen für die unterschiedlichen Anwendungsformen der Kryotherapie können alle, auch ältere, umschriebene kF sein, die mit ästhetischen Beeinträchtigungen und subjektiven Beschwerden einhergehen [1, 8]. Werden die genannten Veränderungen durch zusätzliche bewegungseinschränkende Kontrakturen kompliziert, sind operative Maßnahmen eine vordringliche Aufgabe. Erst nach Beseitigung der Einschränkungen können und müssen sich konservative Behandlungen anschließen. Während die durch strangartige kF bedingten Kontrakturen überwiegend durch lokale Lappenplastiken beseitigt werden können (bevorzugt werden multiple Z-Plastiken bzw. deren Modifikationen), müssen großflächige, mit Bewegungsbehinderungen einhergehende kF exstirpiert und die Defekte mit Hauttransplantationen versorgt werden [2, 4, 6, 7]. Dabei sollte die gesamte kF exzidiert werden. Um Rezidive zu vermeiden, ist neben dem unbedingt einzuhaltenden atraumatischen chirurgischen Arbeiten eine zeitlich angemessene postoperative „Keloidprophylaxe" über 4–15 Monate erforderlich. Wir verstehen darunter die topische Applikation fluorierter Kortikosteroide im Wechsel mit den eher unspezifisch auf das Bindegewebe wirkenden Externa, die aber stets mit einer gezielten Dauerkompression einhergehen muß. Dafür bieten sich speziell angepaßte Kompressionskleidungsstücke mit eingearbeiteten Pelotten bzw. individuell angefertigte Moulagen an [5]. Die Erfahrungen unserer Nachuntersuchung bestätigen, daß die chirurgische Beseitigung von Zugspannungen im Bereich von kF funktionell und ästhetisch ansprechende Ergebnisse bringen.

Literatur

1. Ernst K, Hundeiker M (1990) Kryochirurgische Behandlung von Keloiden. Akt Dermatol 16:107–109
2. Fewkes JL, Cheney ML, Pollack SV (1992) Illustrated atlas of cutaneous surgery. Lippincott, Philadelphia New York London
3. Horn K, Jatzke M, Sebastian G, Manitz U (1991) Operative Behandlung dermatogener Narbenkontrakturen. Hautnah Derm 7:30–35
4. Mc Kinney P, Cunningham B, Knote G (1984) Plastische Chirurgie. Grundzüge und Methoden. Urban & Schwarzenberg, München Wien Baltimore
5. Sebastian G, Scholz A (1990) Unsere Erfahrungen mit konservativen Therapiemethoden bei hypertrophen Narben und Keloiden. Dtsch Dermatol 38:872–877
6. Zoltan J (1977) Atlas der chirurgischen Schnitt- und Nahttechnik zur Erzielung optimaler Wundheilung. Volk und Gesundheit, Berlin
7. Zoltan J (1984) Atlas of skin repair. Akadémiai Kiadó, Budapest
8. Zouboulis Ch C, Orfanos CE (1990) Kryochirurgische Behandlung von hypertrophen Narben und Keloiden. Hautarzt 41:683–688

5 Jahre Erfahrungen mit der Kryotherapie von Keloiden

A. Scholz, G. Sebastian und I. Hackert

Zusammenfassung

Für die von uns behandelten Spätbefunde hypertropher Narben und Keloide wird der Terminus kutane Fibrosierung (kF) vorgeschlagen. Bericht über die Nachuntersuchung von 50 Patienten mit 94 Einzelherden einer kF, die von 1986–1991 behandelt wurden. Die Gruppe wurde mit folgenden Daten charakterisiert: Alter, Geschlecht, Lokalisation der kF, auslösende Faktoren, Anamnesedauer, Zeitabstand zwischen „Trauma" und Beginn der kF, Vorbehandlung. Beschreibung der von uns genutzten „Dreischlagtherapie": chirurgische Planierung, Kryospray, intrafokale Injektion von Triamcinolon. Die Nachuntersuchung ergab an den meisten Lokalisationen 75%, prästernal 72% und an der Schulter nur 58% gute und sehr gute Ergebnisse.

Einleitung

Hypertrophe Narben und Keloide sind benigne, umschriebene Bindegewebshyperplasien, für die es klinische, histologische und immunologische Untersuchungsmerkmale gibt. Auslösend sind mechanische Schädigungen verschiedenster Art (Operationen, Verbrühungen, Verätzungen, Impfungen), Infektionen, Fremdkörperreaktionen, endokrine Dysfunktion. Alle Beobachtungen sprechen dafür, daß für die Entstehung dieser Veränderungen die Zugwirkung auf die Narbenränder eine entscheidende Auslöserfunktion hat, weshalb bestimmte Lokalisationen bevorzugt sind: Prästernalregion, Schulter, Rücken, Trochanter- und Knieregion. Eine genetische Disposition wird diskutiert.

Hypertrophe Narben und Keloide unterscheiden sich neben der Wuchsform speziell im Verlauf. Hypertrophe Narben, die den Narbenrand kaum überschreiten, haben eine hohe, spontane Rückbildungstendenz. Keloide hingegen sind durch Wachstum über den Narbenrand und eine geringere Neigung zu spontaner Regression gekennzeichnet. Da sich ältere, nicht zurückgebildete Befunde der genannten Narbenfehlentwicklungen in ihrer Beeinflußbarkeit nicht unterscheiden, haben wir für beide Bilder den Terminus kutane Fibrosierung = kF vorgeschlagen [13]. Neben der kosmetischen Beeinträchtigung klagen die Patienten über Juckreiz, Spontanschmerz, Spannungsgefühl und Druckdolenz.

Es gibt eine Vielzahl therapeutischer Möglichkeiten, die allein oder in Kombination zu deutlichen Besserungen führen: Kortikoidapplikation lokal und intraläsional, verschiedene Lokaltherapeutika, operative Behandlungen, Röntgentherapie, CO_2 – oder Nd: YAG Laser, Silikon Gel Folie, langfristige Drucktherapie. Da für länger bestehende kF kein befriedigendes Behandlungskonzept besteht, wird von verschiedenen Autoren die Kryotherapie als Möglichkeit zur Therapieverbesserung genutzt [3–6, 8, 9, 14, 15]. Nach ersten eigenen Behandlungsversuchen haben wir die Kryotherapie konsequent bei älteren kF eingesetzt und berichten im Anschluß an erste Mitteilungen hier über die Nachuntersuchung einer von 1986 bis 1991 behandelten Patientengruppe [10, 11].

Material und Methode

Von Juli 1986 bis Dezember 1991 behandelten wir 50 Patienten mit 94 Einzelherden einer kF. Die Gruppe teilte sich in 30 Frauen und 20 Männer. Es waren überwiegend jüngere Patienten, die uns wegen einer therapeutischen Einflußnahme aufsuchten. In der Altersgruppe von 10–19 Jahren waren es 19, von 20–29 Jahren 15, von 30–39 Jahren 14 und über 40 Jahre 2 Patienten. Die zur kF führenden Ursachen sind in Abb. 1 aufgelistet. Um das „Alter" der kF einschätzen zu können, unterteilten wir das Material entsprechend der anamnestisch erfragten Anamnesedauer der kF (Tabelle 1).

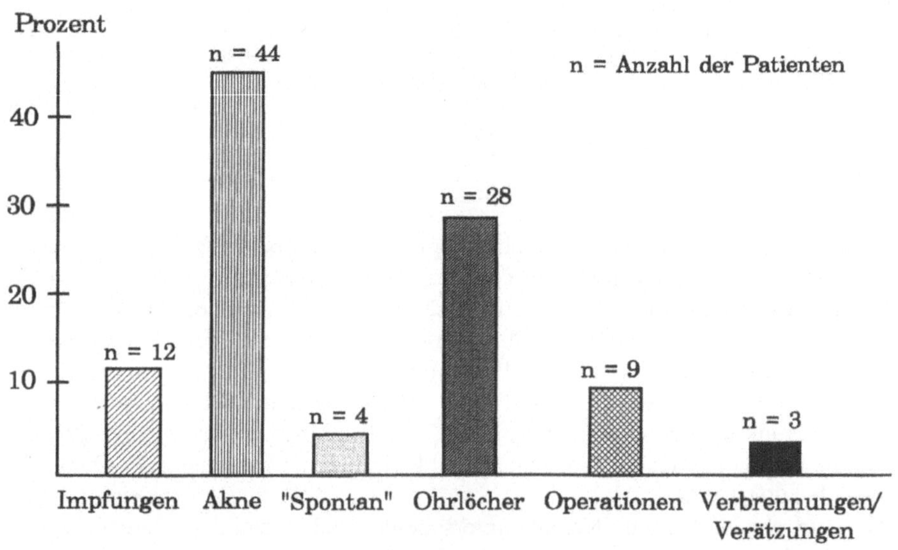

Abb. 1. Ursachen der Entwicklung kutaner Fibrosierungen

Tabelle 1. Dauer des Bestehens der kutanen Fibrosierungen

Zeitraum	Absolut	Prozent
–1 Jahr	39	42
2–3 Jahre	38	40
> 3 Jahre	17	18
Gesamt	94	100

Tabelle 2. Lokalisation der kutanen Fibrosierungen

Lokalisation	Absolut	Prozent
Brustregion	36	38
Schulterbereich	26	28
Ohrläppchen	28	30
Inguinalregion	2	2
Bauchwand	2	2
Gesamt	94	100

Tabelle 3. Formen der vor Beginn der Kryotherapie erfolglos eingesetzten Behandlungen

Therapieform	Absolut	Prozent
Kortikosteroide lokal	37	40
Kortikosteroide intrafokal	17	18
Operationen ein- und mehrfach	33	35
Transplantation	3	3
Radiatio	4	4
Gesamt	94	100

Eine meist vernachlässigte, von den Patienten erfahrbare Größe ist der zeitliche Abstand zwischen dem auslösenden „Trauma" und dem Beginn der Entwicklung einer kF. Dieser ist unterschiedlich und kann von einigen Wochen bis zu 1 Jahr betragen. Bei 66 Patienten (70,2%) war der Abstand unter 6 Monaten, bei 24 Patienten (25,5%) bewegte er sich zwischen 6 und 12 Monaten, bei 4 Patienten (4,3%) dauerte es länger als 1 Jahr, bis sich eine kF entwickelte. Die Lokalisation der kF ist der Tabelle 2 zu entnehmen. Unser Material muß als Negativauswahl betrachtet werden, da nur mit anderen Methoden vorbehandelte kF zu uns überwiesen wurden. Die Art und Weise der Vorbehandlung ist in Tabelle 3 aufgeführt.

Aus den in der Literatur erwähnten Anwendungsformen der Kryotherapie wählten wir die von Graham initiierte und von Glazer u. Sher angewandte „Dreischlagtherapie" als Methode für die von uns zu behandelnden Patienten aus [4, 5].

Nach entsprechender Lokalanästhesie wurde der über die Hautoberfläche hinausragende Anteil chirurgisch abgetragen, also die kF planiert. Anschließend wurde unter Schaumstoffabdeckung der unveränderten Umgebungshaut die Fläche der kF mit einer Dosis von 3×20 s mit dem in Dresden entwickelten Kryospraygerät IKG-3 (Hersteller, Fa. Christian Funke, Freital bei Dresden) behandelt. Der 3. Schritt bestand in der intrafokalen Applikation von Triamcinolon. In der Nachbehandlung führten wir eine kontinuierliche Kompressionstherapie durch. Hierzu nutzten wir am Körper und an den Extremitäten zugeschnittene, fest verschäumte Kunststoffkompressen. Für die kF an den Ohrläppchen nutzten wir flächenhaft aufliegende Ohrclips.

Ergebnisse

Der Heilungsverlauf entsprach den bei der Kryotherapie vorliegenden Erfahrungen [11]. Es kam weder zu Wundinfektionen noch zu Nachblutungen. Im Januar 1992 führten wir eine Nachuntersuchung durch, so daß der Abstand zwischen dem Abschluß der Behandlung und der Kontrolle 1–5 Jahre betrug. Die Ergebnisse sind in Tabelle 4 zusammengefaßt. Die 100%ige Besserung entsprach dem Befund: Abflachung der Läsion auf das Hautniveau mit hautfarbener Narbe, Schmerzfreiheit. Als 80%ige Besserung sahen wir an: deutliche Abflachung mit Resthypertrophie und Farbdifferenzen, wesentliche Verringerung der Schmerzen und des Spannungsgefühls. 50% Besserung entsprach einer Abflachung mit teilweise vorhandenem Wie-

Tabelle 4. Ergebnisse der Kryotherapie

Besserung	30%	50%	80%	100%
Brustregion	4	6	16	10
Schulterbereich	2	9	15	
Ohrläppchen		2	21	5
Inguinalregion			2	
Bauchwand			2	
Gesamt	6 = 7%	17 = 18%	56 = 59%	15 = 16%

derwachstum, dabei jedoch Besserung der Schmerzen. 30% entsprachen einer vorhandenen Verringerung der Vorwölbung, wenn auch durch Neuwachstum unbefriedigend, Reduktion des Juckreizes und der Schmerzen.

Diskussion

Unbefriedigende Behandlungsresultate von kF haben zur Suche nach alternativen Therapieverfahren geführt. Hier hat die Kryotherapie in den vergangenen 10 Jahren die Therapiepalette erfolgreich erweitert. Im amerikanischen Schrifttum, wo das Verfahren zuerst eingesetzt wurde, gibt es Vertreter des offenen Sprayverfahrens [4, 5] und des Kontaktverfahrens [7]. In Deutschland wird ebenfalls sowohl das Sprayverfahren [1, 3] als auch die Kontaktmethode [15] angewandt. Frische entzündliche kF sollen besser als ältere Effloreszenzen reagieren [6]. Zouboulis u. Orfanos berichteten 1990 über 53,6% ausgezeichnete und 32,1% gute Ergebnisse [15]. Unsere eigene Studie geht von einer Negativauswahl kF aus, da unsere Patienten erst nach einer erfolglosen Vorbehandlung zu uns kamen. 75% gute und sehr gute Ergebnisse unterstreichen den erfolgreichen Einsatz der Kryotherapie auch in unserem Material. In der komplizierten Prästernalregion erreichten wir 72% gute und sehr gute Resultate, im Schulterbereich jedoch nur 58% Besserung. Ernst u. Hundeiker berichteten 1990 in ihrer umfangreichen Studie von 247 Patienten, die sie innerhalb von 10 Jahren behandelt haben. Bei älteren Keloiden benutzten sie die Kombination einer Kryotherapie und intrafokaler Kortikoidinjektionen [3].

Die Erfahrungen aus der Literatur und aus der eigenen Nachuntersuchung bestätigen, daß es sich bei der Kryotherapie der kF um eine leicht erlernbare, nebenwirkungsarme und für den Patienten mit einer hohen Erfolgschance verbundene Therapiemethode handelt.

Literatur

1. Altmeyer P, Luther H (1989) Die dermatologische Kryochirurgie. Methode, Indikationen und Grenzen. Akt Dermatol 15:303–311
2. Breitbart E (1983) Kryochirurgie: Methodik und Ergebnisse, Hautarzt 34:612–619
3. Ernst K, Hundeiker M (1990) Kryochirurgische Behandlung von Keloiden. Akt Dermatol 16:107–109

4. Glazer SF, Sher AM (1984) Adjunctive cryosurgery in the surgical approach to keloids. In: Zacarian SA (ed) Cryosurgery for skin cancer and cutaneous disorders. Mosby, St. Louis Toronto Princeton, pp 91–95
5. Graham GG (1979) Cryosurgery for keloids. In: Lubritz R, Torre D (eds) Outline manual of dermatosurgery. Owen Laboratories, Chicago
6. Hirshowitz B, Lerner D, Moscona AR (1982) Treatment of keloid scars by combined cryosurgery and intralesional corticosteroids. Aesth Plast Surg 6:153–158
7. Meltzer L (1983) A cryoprobe for the therapy of linear keloid. J Dermatol Surg Oncol 9: 111–112
8. Mende B (1987) Keloidbehandlung mittels Kryotherapie. Z Hautkr 62:1348–1355
9. Muti E, Ponzio E (1983) Cryotherapy in the treatment of keloids. Ann Plast Surg 11: 227–232
10. Scholz A, Sebastian G (1988) 10-Jahresbericht zur Kryotherapie in der Dermatologie. Z Klin Med 43:271–274
11. Scholz A, Sebastian G (1989) Kryotherapie benigner Tumoren. In: Matthäus W (Hrsg) Kryotherapie in Ophthalmologie und Dermatologie und Grundlagen der therapeutischen Kälteanwendung. Fischer, Stuttgart New York, S 264–269
12. Sebastian G, Scholz A (1986) Komplikationen nach Ohrlochstechen. Med Akt 12: 556–557
13. Sebastian G, Scholz A (1990) Unsere Erfahrungen mit konservativen Therapiemethoden bei hypertrophen Narben und Keloiden. Dtsch Dermatol 38:872–877
14. Zacarian SA (1985) Cryosurgery for skin cancer and cutaneous disorders. Mosby, St. Louis Toronto Princeton
15. Zouboulis Ch C, Orfanos CE (1990) Kryochirurgische Behandlung von hypertrophen Narben und Keloiden. Hautarzt 41:683–688

Keloide und hypertrophe Narben –
Effizienz der Therapie mit Silastic-Gel-Folie

W. Schippert und H. Breuninger

Zusammenfassung

Keloide und hypertrophe Narben sind nicht selten auftretende Problemfälle in der Praxis des operativ tätigen Dermatologen. Es gibt zwar bereits eine ganze Reihe von etablierten Therapieverfahren wie Narbensalben, Kompressionsbehandlung, Kryochirurgie, intraläsionale Kortikoidinjektionen sowie die Techniken der plastischen Chirurgie und Strahlenchirurgie, daneben natürlich auch Kombinationen dieser Behandlungsmethoden. Naturgemäß sind jedoch diese Therapien mit dem Risiko von Nebenwirkungen bzw. dem Risiko eines Rezidivs belastet. Seit 2 ½ Jahren steht mit Silastic-Gel-Folie ein neues Therapieprinzip zur Verfügung, das für sich alleine, noch besser in Kombination mit plastisch chirurgischen Maßnahmen, die Behandlungsmöglichkeiten von Keloiden und hypertrophen Narben deutlich erweitert. Da das Patientenkollektiv mit ca. 18 behandelten Patienten zu klein und heterogen für eine statistische Auswertung ist, wird ein erster Erfahrungsbericht vorgelegt.

Einleitung

Es gibt eine Reihe von Faktoren, die bekanntermaßen die Entstehung von Keloiden und hypertrophen Narben begünstigen bzw. beeinflussen. Die wichtigsten davon sind: 1. die Lokalisation (prästernal oberes Drittel von Oberarmen und Rücken, Ohrläppchen), 2. das Alter (überwiegend vom Beginn der Pubertät bis zum ca. 40. Lebensjahr), 3. Verletzungsmechanismus bzw. Abheilungszeit und 4. eine individuelle bzw. auch rassisch determinierte Disposition des jeweiligen Patienten.

Aus dem Wissen um diese Fakten ergibt sich ein sehr wichtiger Ansatz für das Problem Keloid: die Vermeidung, d.h. daß jeder operativ tätige Arzt die Indikationsstellung für Eingriffe in kritischen Lokalisationen oder bei Patienten mit entsprechender Anamnese und im kritischen Alter oder gar bei Kombinationen dieser Faktoren äußerst streng stellen muß. Auch sind sicherlich in solchen Fällen besonders hohe Anforderungen an eine gründliche und rückhaltlose Aufklärung des Patienten über die mögliche Keloidentstehung anzulegen.

Material und Methoden

Silastic-Gel-Folie ist eine weiche, leicht haftende, semiokklusive Hautauflage aus medizinischen Silikonpolimeren. Chemisch gesehen ist das Silikonmaterial ein vernetztes venylentblocktes Polydimethylsiluxanpolimer ohne Zusätze im Füllstoff. Um eine höhere mechanische Widerstandsfähigkeit zu erreichen, wurde die Folie mit einem Polyestergewebe verstärkt. Die Folie kann in Größe und Form beliebig angepaßt werden.

Anwendung

Die Behandlung erfolgt ambulant. Der Patient schneidet aus den 10×10 cm großen Platten ein passendes Stück, das sein Keloid bzw. seine hyertrophe Narbe allseitig 1–2 cm überlappt und fixiert ist durch ein geeignetes Pflaster oder eine Binde lose und ohne Druck auf der Läsion. Die Folie kann an von Kleidung bedeckten Körperstellen 24 h verbleiben und wird lediglich zum Duschen bzw. Baden entfernt. Bei dieser Gelegenheit wird auch die Folie kurz in lauwarmem Wasser gereinigt und wieder aufgebracht. An freigetragenen Körperstellen kann die Applikation auch lediglich über Nacht erfolgen, der erwünschte Effekt stellt sich naturgemäß etwas später ein. Nach 10–14 Tagen wird das verwendete Folienstück trocken, spröde und brüchig und muß durch ein neues Stück ersetzt werden. Nebenwirkungen sind in der bisherigen Anwendung nicht aufgetreten, vereinzelt beobachtete Hautreizungen waren in der Regel durch mangelnde Hygiene bedingt und konnten nach entsprechender Aufklärung beseitigt werden.

Ergebnisse

Die Auswertung der bisher behandelten und nachkontrollierten Patienten ergibt folgende Resultate:

Bei 60–70% der Patienten findet sich ein gutes Ansprechen der hypertrophen Narben bzw. der Keloide auf die Behandlung mit Silastic-Gel-Folie im Sinne eines Flacher-, Blasser- und Weicherwerdens des Gewebes; gleichzeitig besserten sich in diesen Fällen in aller Regel auch die subjektiven Beschwerden wie Berührungsempfindlichkeit, Spontanschmerz usw. Die therapeutischen Erfolge waren ausgeprägter und beeindruckender bei frischen Keloiden bzw. frischen hypertrophen Narben; doch konnten auch bei älteren Läsionen noch gute Resultate gesehen werden. Über Gelenken, d. h. über mechanisch stark beanspruchten Hautarealen, scheint die Therapie mit Silastic-Gel-Folie weniger gute Ergebnisse zu bringen, das Ansprechen in diesen Fällen war deutlich geringer.

Literatur

1. Quinn KJ, Evans JH, Courtney JM, Gaylor JDS (1985) Non-pressure treatment of hypertrophics scars. Burns 12:102
2. Quinn KJ (1986) The application of silicone gel for treatment of hypertrophic scars and bum wounds, and consideration of the ideal bum dressing. PhD Thesis, University of Strathclyde, Glasgow
3. Quinn KJ (1987) Silicone gel in scar treatment. Burns 12:33
4. Ketchum LD (1977) Hypertrophic scars and keloids. Clin Plast Surg 4:301
5. Brody GS, Peng STJ, Landel RF (1981) The etiology of hypertrophic scar contracture: another view. Plast Reconstr Surg 67:673

Tumorpseudorezidive nach plastischer Wunddeckung

H.-P. Baum und S. Scheicher

Zusammenfassung

Hautdefekte nach Tumorresektion erfordern häufig eine plastische Wunddeckung mittels Nahlappentechniken oder freier Hauttransplantate. Abgesehen von echten Tumorrezidiven können sich entzündliche Pseudorezidive entwickeln als Folge follikulärer Retentionsphänomene, die wir bei 2 Patienten beobachteten. Mehrere Monate nach Exzision eines Basalioms bzw. eines Plattenepithelkarzinoms der Nase mit anschließender Vollhauttransplantation bildete sich eine zunehmende Entzündung des OP-Gebietes. Nachdem konservative Therapiemaßnahmen erfolglos geblieben waren, erfolgte unter der Verdachtsdiagnose eines Tumorrezidivs die operative Revision. Die Explantate waren histologisch tumorfrei. An der Transplantatbasis saßen jedoch in beiden Fällen follikuläre Retentionszysten mit ausgeprägter chronisch-granulierender Entzündung und Fremdkörpergranulomen in der Umgebung freigesetzter Hornlamellen. Tumortragende Hautareale sollten daher sowohl im Zentrum als auch in den Randpartien stets so tief exzidiert werden, daß das Wundbett frei ist von Follikelresten.

Einleitung

Die plastische Wunddeckung nach Resektion eines Hauttumors gehört zu den Standardtechniken der modernen operativen Dermatologie [5]. Je nach Größe und Lokalisation der Exzisionswunde stehen sowohl Nahlappenplastiken als auch freie Transplantate (Vollhaut, Spalthaut) zur Rekonstruktion des Defektes zur Verfügung. Der Wundverschluß sollte allerdings erst nach gründlicher histologischer Schnittrandkontrolle des Exzisates erfolgen. Durch Anwendung der 3-D-Histologie gelingt es, die Rate der Tumorrezidive bei Basaliomen von durchschnittlich 3,4–5% [4] auf 0,35% [2] zu senken. Die Tumorfreiheit des Wundbettes muß selbstverständlich gewährleistet sein, bevor die Wunde plastisch verschlossen wird. Andernfalls können sich unter dem kompakten Hautmantel, der jetzt über dem Wundgrund liegt, klinisch schwer erkennbare Tumorrezidive entwickeln. Wir berichten über 2 Patienten, bei denen sich keine echten Rezidive, sondern entzündliche Pseudorezidive entwickelten, weil bei der Tumorresektion tiefe Follikelanteile im Wundbett verblieben waren. Diese Adnexstrukturen gehen in der Regel nicht zugrunde, sondern proliferieren und bilden follikuläre Retentionszysten mit massiver Entzündungsreaktion und Fremdkörpergranulomen in der Umgebung von freigesetzten Hornlamellen. Das klinische Bild ist verdächtig auf ein Tumorrezidiv und erfordert eine operative Revision. Entzündliche Pseudorezidive lassen sich vermeiden, wenn die primäre Tumorexzision ausreichend tief erfolgt unter Beachtung der örtlichen Follikelausdehnung.

Kasuistik

Etwa 3 Monate nach Exzision eines soliden Basalioms am Nasenrücken mit zweizeitiger Defektdeckung durch ein freies Vollhauttransplantat bemerkte der 68jährige Patient ein zunehmendes Spannungsgefühl mit Hautrötung und Infiltration des OP-Gebietes. Bis zu diesem Zeitpunkt war die Wundheilung komplikationslos verlaufen. Die histologische Untersuchung des Hautexzisates hatte sowohl seitlich als auch in der Tiefe tumorfreie Resektionsränder ergeben. Unter der Annahme einer Infektion begannen wir sowohl eine antiseptische Lokaltherapie als auch eine systemische Antibiose. Die Behandlung blieb erfolglos, und die Hautbeschwerden nahmen zu. 4 Wochen später war das Hauttransplantat intensiv erythematös und ödematös aufgetrieben. Zu diesem Zeitpunkt erfolgte dann die Explantation des Transplantates unter dem Verdacht eines Tumorrezidivs. Bei der histologischen Aufarbeitung des Explantates ließen sich keine Anteile des Basalioms nachweisen. Stattdessen fanden sich in der Kontaktzone zwischen dem ehemaligen Wundbett und dem Transplantat mehrere follikuläre Retentionszysten (Abb. 1). Die Zysten waren z.T. rupturiert, so daß lamelläres Hornmaterial in das Korium ausgetreten war und zu einer massiven lymphohistiozytären Entzündung mit Ausbildung von Fremdkörpergranulomen (Abb. 2) geführt hatte. Bei erneuter Durchsicht der histologischen Schnittpräparate des primären Tumorexzisates fiel auf, daß der Hautabschnitt Follikel enthielt, deren Bulbi fehlten und offenbar im Wundgrund verblieben waren.

Bei einer 72jährigen Patientin wurde dasselbe Phänomen eines entzündlichen Pseudorezidivs beobachtet 5 Monate nach Exzision eines mäßiggradig differenzierten Plattenepithelkarzinoms des rechten Nasenflügels mit Wunddeckung durch ein freies Vollhauttransplantat. Auch hier zeigte die histologische Untersuchung des Ex-

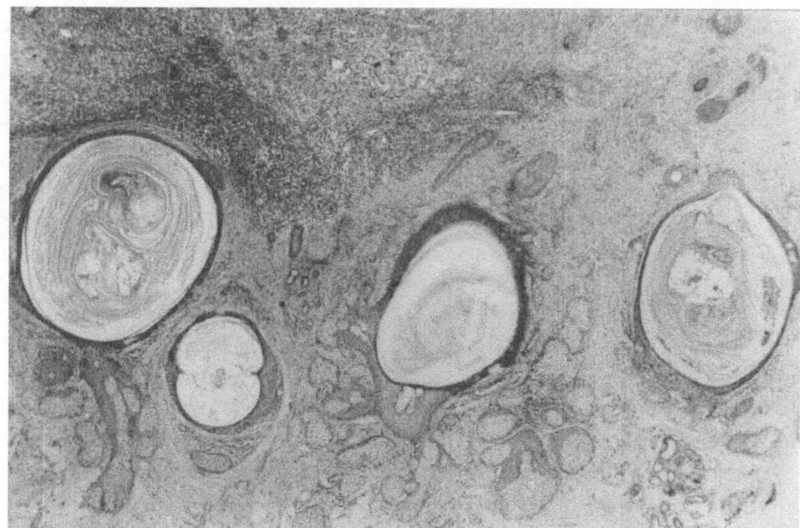

Abb. 1. Follikuläre Retentionszysten an der Transplantatbasis mit ausgeprägter granulierender und fibrosierender Entzündung. HE × 30

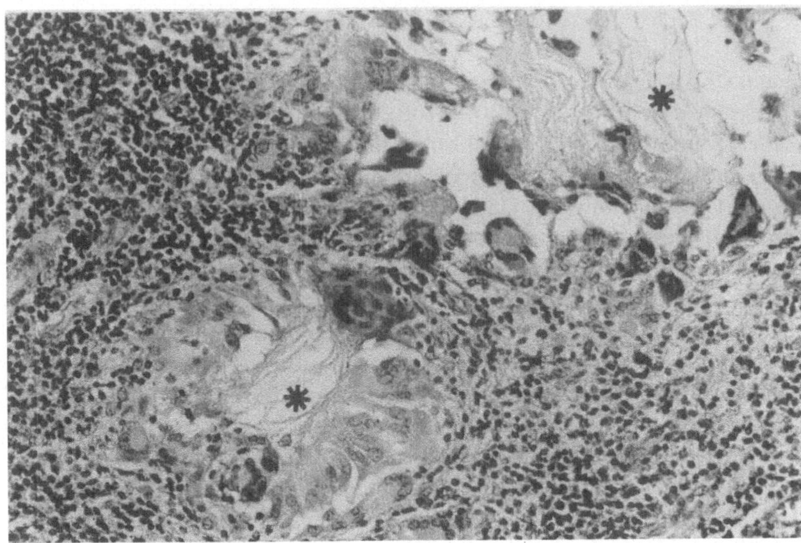

Abb. 2. Dichte lymphohistiozytäre Infiltrate und Fremdkörpergranulome in der Umgebung freiliegender Hornlamellen *(Stern).* HE × 200

plantates mehrere follikuläre Retentionszysten an der ehemaligen Transplantatbasis mit massiver granulierender Entzündung und Fremdkörperreaktion.

Diskussion

Die postoperative Rezidivhäufigkeit von Hauttumoren kann durch eine gründliche histologische Schnittrandkontrolle des Hautexzisates (3-D-Histologie) deutlich vermindert werden. Bei konsequenter Anwendung dieser Untersuchungstechnik ist ein Rückgang der Rezidivbasaliomrate von durchschnittlich 3,4–5% [4] auf 0,35% [2] zu beobachten. Neben dem echten Tumorrezidiv nach Exzision oder Radiatio [1] und dem Pseudorezidiv nach Radiotherapie [3], das auf einer Hyperplasie von Follikeltalgdrüsenkomplexen beruht, möchten wir auf einen Pathomechanismus hinweisen, der nach plastischer Deckung einer Hautwunde auftreten kann und zur operativen Revision zwingt. Es handelt sich um entzündliche Pseudorezidive, die ausgelöst werden durch tiefe Follikelreste, die im Wundbett verblieben sind und nach mehreren Monaten zu Retentionsphänomenen führen. Da die Bulbi und Papillen der Follikel nicht zugrunde gehen, nachdem die oberflächlichen Follikelanteile im Tumorresektat abgetragen worden sind, bilden sich unterhalb des Transplantates follikuläre Retentionszysten mit begleitender chronisch-granulierender Entzündung und Fremdkörperreaktion in der Umgebung rupturierter Zysten. Die Entzündung wird in Gang gesetzt, weil die in situ verbliebenen Follikelanteile durch das Transplantat keinen Zugang zur freien Hautoberfläche gewinnen können. Ähnliche Probleme können auch auftreten, wenn Epidermisanteile in die Tiefe verschleppt werden und dort als heterotope Epithelinseln weiterwachsen. Größere Hauttumoren, deren Wundbett plastisch gedeckt werden muß, sollten in Form einer Blockresektion entfernt werden, d. h. es empfiehlt sich, den tumortragenden Hautabschnitt als Platte zu exzidieren mit seitlichen Schnitträndern, die bis zum Wundgrund steil abfallen. Die Exzision sollte in allen Abschnitten bis in das subkutane Fettgewebe hinein erfolgen. Eine Verschmälerung der Exzisatdicke in den Randpartien, evtl. sogar mit flachen, zum Zentrum des Exzisates konvergierenden Resektionsrändern, ist unbedingt zu vermeiden, weil in dieser Zone tiefe Follikelanteile in situ verbleiben können. Entzündliche Pseudorezidive nach plastischer Wunddeckung entwickeln sich am ehesten in Hautpartien mit reichlicher Follikelausstattung und spärlichem subkutanen Fettgewebe (Nasenregion!). Vor der geplanten plastischen Deckung einer Hautwunde sollte durch die histologische Untersuchung sichergestellt sein, daß der tiefe Resektionsrand in allen Abschnitten unterhalb der Follikelbulbi verläuft.

Literatur

1. Baum HP, Zaun H (1991) Modifiziertes Proliferationsverhalten und operative Behandlung von Rezidivbasaliomen nach Radiotherapie. Z Hautkr 66 (Suppl 3):141–143
2. Breuninger H, Rassner G, Schaumburg-Lever G, Steitz A (1989) Langzeiterfahrungen mit der Technik der histologischen Schnittrandkontrolle (3-D-Histologie). Hautarzt 40:14–18
3. Nödl F (1953) Das Pseudorezidiv nach Röntgenbestrahlung. Strahlentherapie 90:475–484
4. Reymann F (1980) Basal cell carcinoma of the skin. Recurrence rate after different types of treatment. A review. Dermatologica 161:217–226
5. Rudolph R, Fisher JC, Ninnemann JL (1989) Hauttransplantationen. Thieme, Stuttgart New York

Sympathische Reflexdystrophie (Sudeck-Dystrophie) nach Nagelbiopsie

E. Haneke

Zusammenfassung

Eine sympathische Reflexdystrophie (Sudeck-Dystrophie) nach einem dermatochirurgischen Eingriff ist außerordentlich selten. Bei Entwicklung starker Schmerzen mit Schwellung, Rötung und anderen autonomen Dysfunktionen sollte jedoch an eine Sudeck-Dystrophie gedacht werden, da nur die frühzeitige Therapie eine komplette Ausheilung verspricht. Trotz dieses sehr seltenen unerwünschten Ereignisses sollte auf eine Nagelbiopsie nicht verzichtet werden, da sie wertvolle Informationen liefert, die meist mit keiner anderen Methode erhältlich sind und als Basis für eine sinnvolle Behandlung dienen können.

Einleitung

Das im deutschprachigen Schrifttum als Sudeck-Dystrophie bekannte Schmerzsyndrom wird heute zunehmend als sympathische Reflexdystrophie (SRD) bezeichnet [2], obwohl eine Dysfunktion des autonomen sympathischen Nervensystems mit Sicherheit nicht allein für die SDR-Symptomatik verantwortlich zu machen ist. Die SRD ist meist Teil eines multifaktoriellen Krankheitsprozesses, der bei der Diagnostik und Therapie unbedingt als Ganzes berücksichtigt werden muß. Die Bedeutung psychischer Faktoren ist in den meisten Fällen unbestreitbar [1, 2, 12, 21].

Wir beobachteten einen 62jährigen Patienten, bei dem sich nach einer Nagelbiopsie eine SRD entwickelte.

Fallbericht

Bei dem 62jährigen Patienten bestanden seit über 10 Jahren Nagelveränderungen an allen Zehen und am linken Zeigefinger, die auswärts als Onychomykose angesehen und weshalb bereits einige Zehennägel extrahiert und antimykotisch behandelt worden waren. Ca. 6 Wochen vor der Erstkonsultation entwickelten sich relativ schnell Veränderungen beider Daumennägel, dann auch der rechten Zeige- und Mittelfingernägel.

An beiden Daumen bestand eine ausgeprägte Onychomadese mit überwiegend dystrophischem distalem Nagelplattenanteil. Anstelle des linken Zeigefingernagels fanden sich nur noch unregelmäßig keratotische Auflagerungen. Die Lunula des rechten Zeigefingernagels war braun verfärbt. Die Zehennägel waren verdickt, verfärbt, nicht mehr transparent und zeigten subunguale Keratosen. Die klinische Diagnose einer Onychomykose der Zehennägel wurde histologisch im Nagelmaterial und kulturell (Trichophytum rubrum) gesichert. Da der klinische Befund der Fingernägel nicht eindeutig war, wurde eine laterale longitudinale Nagelbiopsie vereinbart.

Der Patient wurde angewiesen, am Abend und am Morgen vor der Biopsie die Hände gründlich – ähnlich wie beim chirurgischen Händewaschen – zu bürsten. Die Nagelbiopsie wurde in üblicher Weise durchgeführt [8, 10]: Die Leitungsanästhesie wurde an der Basis des rechten Zeigefingers mit 2,5 ml 2% Mepivacain ohne Vasokonstriktorzusatz nach mehrmaliger gründlicher Desinfektion vorgenommen. Dann wurde dem Patienten ein steriler Einmalgummihandschuh angezogen und in die Spitze des Fingerlings ein kleines Loch geschnitten. Durch Herabrollen des Fingerlings wurde dann eine komplette Blutleere erzielt [7]. Durch 2 parallele Inszisionen, die von der distalen dorsalen Falte des Endgelenks bis zum Hyponychium reichten und in der lateralen Nagelfurche bzw. durch den lateralen Nagelplattenanteil geführt wurden, wurde ein 2 mm breiter Streifen vom gesamten Nagelorgan für die histologische Untersuchung entnommen. Die Wundnaht erfolgte zur Rekonstruktion des lateralen Nagelwalls mittels Rückstich [9]. Anschließend wurde ein gepolsteter steriler Verband und eine Unterarmschiene angelegt. Die histologische Untersuchung zeigte eine Onychomykose bei koexistentem Lichen planus unguium.

Der erste Verbandwechsel wurde nach 24 h vorgenommen, die Operationswunde war reizlos. Die Wundheilung verlief anfänglich komplikationslos. Nach 5 Tagen stellte sich der Patient wegen sehr starker Schmerzen vor. Das Fingerendglied war gerötet und geschwollen. Deshalb wurden die Fäden nach einem antiseptischen Handbad entfernt und Ciprofloxacin sowie ein Analgetikum verordnet. Die Biopsiestelle war nach 2 Wochen verheilt. Trotz kontinuierlicher objektiver Besserung der klinischen Symptome sistierten die Schmerzen nicht. Allmählich entwickelte sich eine teigige Schwellung mit Verlust der Fingerbeweglichkeit. Der Patient hielt den Finger in leicht gebeugter Stellung immer steif, ohne jeden eigenen Versuch, die Beweglichkeit zu bessern oder auch nur zu testen. In der 6 Wochen nach der Biopsie angefertigten Röntgenaufnahme war bereits eine Entkalkung der Zeigefingerknochen zu erkennen. Im weiteren Verlauf bewegte er auch den Mittelfinger nicht mehr, der nun ebenfalls allmählich eine teigige Schwellung mit weitgehendem Verstreichen der dorsalen Gelenkfalten zeigte. Obwohl sich der Patient mehr und mehr auf seinen Finger konzentrierte, lehnte er eine Therapie mit Calcitonin und Stellatumblockaden ab und stimmte lediglich einer Behandlung mit Nimodipin zu, die er jedoch nach einiger Zeit ebenfalls abbrach.

Diskussion

Die Ätiologie und Pathogenese der SRD sind noch immer nicht geklärt [2, 18, 19]. Schmerzen mit Entzündung und Funktionsverlust bei autonomer Dysfunktion sind die Kennzeichen der SRD. Nach Casten u. Betcher [3] ist die SRD wohl am günstigsten als exzessive Reaktion der Extremität auf interne und/oder externe Traumen anzusehen und durch langfristige, unproportional starke Schmerzen, vasomotorische Störungen, verzögerte funktionelle Wiederherstellung und trophische Störungen gekennzeichnet.

Aus klinischer Sicht unterscheidet man 3 Stadien: Das Entzündungsstadium (Stadium I) ist durch starke Schmerzen gekennzeichnet, die vom zeitlichen Verlauf und in ihrer Intensität unproportional sind. Geringe Belastung, thermische Reize, selbst Lageänderungen können lang anhaltende Schmerzen auslösen. Hyperalgesie, Kausalgie und Hyperpathie sind typisch. Im Dystrophiestadium (Stadium II) läßt der Spontanschmerz allmählich nach bei anhaltenden Bewegungs- und Belastungsschmerzen, und es beginnt sich eine Fibrose mit Behinderung auch der passiven Beweglichkeit auszubilden. Röntgenologisch finden sich die charakteristischen fleckförmigen Knochenatrophien. Durchschnittlich nach 1 Jahr beginnt das Atrophiestadium (Stadium III) mit Gelenkversteifung, Kontrakturen, Muskelatrophie und kühler atrophischer Haut. Schmerzen sind nicht mehr vorhanden [1, 2, 18, 19].

Direkte Ursache der SRD ist oft ein Trauma oder eine Operation, doch werden auch Herzinfarkt, Apoplexie, Diabetes mellitus und andere systemische Faktoren genannt [2, 20]. Die Bedeutung psychischer Faktoren kann kaum überschätzt werden [12, 21]: Depression, Angst, unterdrückte Aggressionen, erhöhte Empfindlichkeit in den zwischenmenschlichen Beziehungen, ungenügende körperliche Befriedigung, aber auch Rentenbegehren und andere juristische Probleme sind bei eingehender Anamnese zu eruieren [2]. Auffallend ist, daß fast nur die obere Extremität betroffen ist.

Entsprechend der umstrittenen Ätiopathogenese gibt es verschiedenste Therapieempfehlungen [2, 13]. Soll die Behandlung erfolgreich sein, hat sie möglichst früh im ersten Stadium einzusetzen; dieses ist jedoch nur zu vermuten, da es keine eindeutigen objektivierbaren Laborparameter gibt.

Hinweise auf eine sympathische Reflexdystrophie

- Nicht in direktem zeitlichem und/oder lokalem Zusammenhang mit der direkten Ursache/Auslöser stehende, unverhältnismäßig starke und lang anhaltende Schmerzen, Schwellung, Rötung
- Hyperalgesie, Kausalgie, Allodynie, Hyperpathie
- Hyper- oder Hypothermie
- Störung von Schweißsekretion, Haar- und Nagelwachstum
- Knochenentkalkung

Grundlage der Behandlung ist eine effektive Schmerzbekämpfung, evtl. in Kombination mit Sedativa [18, 19], jedoch ohne Opiate [2], Entzündungshemmung mit hochdosierten nichtsteroidalen Antiphlogistika, aber auch mit Steroiden in niedriger Dosierung [4, 13], sowie absolut schmerzfreie physikalische Therapie [18, 19]. Alle anderen möglichen Komponenten des sympathisch vermittelten Schmerzsyndroms [15] sind diagnostisch abzuklären und nach Möglichkeit zu beseitigen. Stellatumblockaden sind in vielen Fällen [14], aber nicht immer [16] wirksam. Weiterhin wurden Nifedipin [17], verschiedene Formen von Sympatikusblockaden [5, 11], Calcitonin und Ultraschall [6] erfolgreich eingesetzt. Von überragender Wichtigkeit ist jedoch, den Patienten zu aktiver Mitarbeit zu motivieren, was häufig aufgrund der besonderen psychologischen Konstitution der SRD-Patienten auf große Schwierigkeiten stößt [1, 2].

Die Entwicklung einer SRD im Anschluß an eine Nagelbiopsie ist unseres Wissens bisher nur von Ingram et al. [13] beschrieben worden. Es handelt sich um ein

äußerst seltenes Ereignis bei operativen Eingriffen an der Haut und ihren Anhangs-
gebilden. Wegen der schwerwiegenden Folgen ist ihre Kenntnis unbedingt erforderlich. Da sie glücklicherweise sehr selten ist, sollte dieser Fallbericht aber den Dermatologen nicht davon abhalten, diese wertvolle diagnostische Methode der Nagelbiopsie vorzunehmen, da sie oft unabdingbare Voraussetzung für eine wirkungsvolle
Therapie ist.

Literatur

1. Amadio PC (1988) Pain dysfunction syndromes. J Bone Joint Surg [Am] 70:944–949
2. Amadio PC, Mackinnon SE, Merritt WH, Brody GS, Terzis JK (1991) Reflex sympathetic
   dystrophy syndrome: Consensus report of an ad hoc committee of the American Associati-
   on for Hand Surgery on the definition of reflex sympathetic dystrophy syndrome. Plast Reconstr Surg 987:371–375
3. Casten DF, Betcher AM (1955) Reflex sympathetic dystrophy. Surg Gynecol Obstet 100:
   97–101
4. Christensen K, Jensen EM, Noer I (1982) The reflex dystrophy syndrome response to
   treatment with systemic corticosteroids. Acta Chir Scand 148:653–655
5. Duncan KH, Lewis CR jr, Racz G, Nordyke MD (1988) Treatment of upper extremity
   reflex sympathetic dystrophy with joint stiffness using sympatholytic Bier blocks and
   manipulation. Orthopedics 11:883
6. Goodman CR (1971) Treatment of shoulder-hand syndrome: Combined ultrasonic application to stellate ganglion and physical medicine. NY State J Med 71:559–562
7. Haneke E (1988) Reconstruction of the lateral nail fold after lateral longitudinal nail biopsy.
   In: Robins P (ed) Surgical gems in dermatology. Journal Publ Group, New York, pp 91–93
8. Haneke E (1988) Exzisions- und Biopsieverfahren. Z Hautkr 63 (Suppl 2):17–19
9. Haneke E (1991) Cirugia dermatologica de la region ungueal. Monogr Dermatol 4:
   408–423
10. Haneke E, Baran R (1994) Nail surgery and traumatic abnormalities. In: Baran R, Dawber
    RPR (eds) Diseases of the nails and their management, 2nd ed. Blackwell, Oxford,
    pp 345–415
11. Hannington-Kiff JG (1977) Relief of Sudeck's atrophy by regional intravenous guanethi-
    dine. Lancet I:1132–1133
12. Hardy MA, Merritt WH (1988) Psychological evaluation and pain assessment in patients
    with reflex sympathetic dystrophy. J Hand Ther 1:155
13. Ingram GJ, Scher RK, Lally EV (1987) Reflex sympathetic dystrophy following nail biop-
    sy. J Am Acad Dermatol 16:153–156
14. Linson MA, Leffert R, Todd DP (1983) The treatment of upper extremity reflex sympathe-
    tic dystrophy with prolonged continous stellade ganglion blockade. J Hand Surg 8:153
15. Mackinnon SE (1988) Reflex sympathetic dystrophy: Clarifying the diagnostic dilemma.
    Diagnosis 5:143
16. Noordenbos W, Wall PD (1981) Implications of the failure of nerve resection and graft to
    cure chronic pain produced by nerve lesions. J Neurol Neurosurg Psychiatr 44:1068
17. Prough DS, McLeskey CH, Poehling GG, Koman LA, Weeks DB, Whitworth T, Semble
    EL (1985) Efficacy of nifedipine in the treatment of reflex sympathetic dystrophy.
    Anesthesiology 62:796
18. Scola E, Schliack H (1991) Das posttraumatische Sudeck-Syndrom. Dtsch Ärztebl 88:
    B1888–B1890
19. Scola E, Schliack H (1992) Diskussion. Dtsch Ärztebl 89:B910–B913
20. Subbarao J, Stillwell GK (1981) Reflex sympathetic dystrophy of the upper extremity:
    analysis of total outcome of management of 125 cases. Arch Phys Med Rehabil 62:
    549–554
21. Taenzer P, Melzack R, Jeans ME (1986) Influence of psychological factors on postopera-
    tive pain, mood and analgesic requirements. Pain 24:331

Sachverzeichnis

Springer-Verlag und Umwelt

Als internationaler wissenschaftlicher Verlag sind wir uns unserer besonderen Verpflichtung der Umwelt gegenüber bewußt und beziehen umweltorientierte Grundsätze in Unternehmensentscheidungen mit ein.

Von unseren Geschäftspartnern (Druckereien, Papierfabriken, Verpackungsherstellern usw.) verlangen wir, daß sie sowohl beim Herstellungsprozeß selbst als auch beim Einsatz der zur Verwendung kommenden Materialien ökologische Gesichtspunkte berücksichtigen.

Das für diese Zeitschrift verwendete Papier ist aus chlorfrei bzw. chlorarm hergestelltem Zellstoff gefertigt und im ph-Wert neutral.